Patologia da Reprodução
dos Animais Domésticos

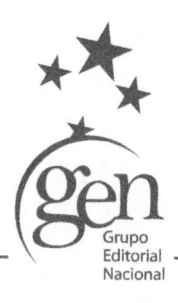

O GEN | Grupo Editorial Nacional – maior plataforma editorial brasileira no segmento científico, técnico e profissional – publica conteúdos nas áreas de ciências da saúde, exatas, humanas, jurídicas e sociais aplicadas, além de prover serviços direcionados à educação continuada e à preparação para concursos.

As editoras que integram o GEN, das mais respeitadas no mercado editorial, construíram catálogos inigualáveis, com obras decisivas para a formação acadêmica e o aperfeiçoamento de várias gerações de profissionais e estudantes, tendo se tornado sinônimo de qualidade e seriedade.

A missão do GEN e dos núcleos de conteúdo que o compõem é prover a melhor informação científica e distribuí-la de maneira flexível e conveniente, a preços justos, gerando benefícios e servindo a autores, docentes, livreiros, funcionários, colaboradores e acionistas.

Nosso comportamento ético incondicional e nossa responsabilidade social e ambiental são reforçados pela natureza educacional de nossa atividade e dão sustentabilidade ao crescimento contínuo e à rentabilidade do grupo.

Patologia da Reprodução
dos Animais Domésticos

Ernane Fagundes do Nascimento
Médico Veterinário.
Mestre em Medicina Veterinária – Área de Patologia Animal.
Doutor em Ciência Animal pela Universidade Federal de Minas Gerais (UFMG).
Professor Associado do Departamento de Clínica e Cirurgia Veterinárias
da Escola de Veterinária da UFMG.

Renato de Lima Santos
Médico Veterinário.
Mestre em Medicina Veterinária – Área de Fisiopatologia da Reprodução.
Doutor (PhD) em Patologia Veterinária pela Texas A&M University (EUA).
Livre-Docente em Anatomia Patológica pela Universidade Estadual Paulista
"Júlio de Mesquita Filho" (UNESP – Botucatu).
Especialista em Patologia Veterinária
pela Associação Brasileira de Patologia Veterinária (ABVP).
Professor Titular do Departamento de Clínica e Cirurgia Veterinárias
da Escola de Veterinária da Universidade Federal de Minas Gerais (UFMG).

Quarta edição

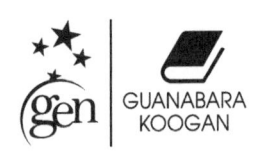

CIP-BRASIL. CATALOGAÇÃO NA PUBLICAÇÃO
SINDICATO NACIONAL DOS EDITORES DE LIVROS, RJ

N194p
4. ed.

Nascimento, Ernane Fagundes do
Patologia da reprodução dos animais domésticos / Ernane Fagundes do Nascimento, Renato de Lima Santos. - 4. ed. - Rio de Janeiro : Guanabara Koogan, 2021.
il. ; 28 cm.

Inclui bibliografia e índice
ISBN 978-85-277-3742-5

1. Medicina veterinária. 2. Animais domésticos - Reprodução. 3. Animais domésticos - Doenças. I. Santos, Renato de Lima. II. Título.

21-68665

CDD: 636.082
CDU: 636.06:591.16

Camila Donis Hartmann - Bibliotecária - CRB-7/6472

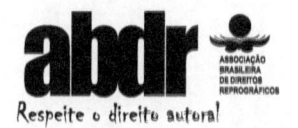

Colaboradores

Geovanni Dantas Cassali
Médico Veterinário.
Mestre em Medicina Veterinária – Área de Patologia.
Doutor em Ciência Animal pela Escola de Veterinária da Universidade Federal de Minas Gerais (UFMG).
Especialista em Patologia pela Associação Brasileira de Patologia Veterinária.
Professor Titular do Instituto de Ciências Biológicas da UFMG.
Autor do capítulo Patologia da Glândula Mamária.

Guilherme Ribeiro Valle
Médico Veterinário.
Mestre em Medicina Veterinária – Área de Fisiopatologia da Reprodução.
Doutor em Ciência Animal pela Escola de Veterinária da Universidade Federal de Minas Gerais (UFMG).
Professor Adjunto, Departamento de Medicina Veterinária da Pontifícia Universidade Católica de Minas Gerais (PUC-Minas).
Autor do capítulo Patologia Espermática.

Vicente Ribeiro do Vale Filho
Médico Veterinário.
Mestre em Medicina Veterinária – Área de Fisiopatologia da Reprodução e Inseminação Artificial.
Doutor (PhD) em Andrologia, Citogenética e Ginecologia pela University of Guelph – Ontario Veterinary College (Canadá).
Professor Titular do Departamento de Clínica e Cirurgia Veterinárias da Escola de Veterinária da Universidade Federal de Minas Gerais (UFMG).
Autor do capítulo Patologia Espermática.

*"Eu quase que nada sei,
mas desconfio de muita coisa."*
<small>JOÃO GUIMARÃES ROSA</small>

Prefácio

Nas últimas três décadas, a Medicina Veterinária apresentou notável progresso científico e tecnológico em suas diferentes áreas de atuação. O emprego de novas e avançadas técnicas de genética e de biologia molecular, o aprimoramento de medidas profiláticas e dos diagnósticos de numerosas doenças, bem como os melhoramentos genéticos e nutricionais associados aos avanços no conhecimento da reprodução animal levaram o nosso país a um importante patamar de respeitabilidade internacional na produção de alimentos de origem animal de excelente qualidade.

Diante desse contexto, o ensino das disciplinas básicas e aplicadas à reprodução animal torna-se fundamental no preparo de estudantes, médicos-veterinários e demais profissionais da área de saúde animal.

Patologia da Reprodução nos Animais Domésticos, de autoria dos renomados Professores e Pesquisadores Dr. Ernane Fagundes do Nascimento e Dr. Renato de Lima Santos, ambos docentes na graduação e pós-graduação da Escola de Veterinária da Universidade Federal de Minas Gerais (UFMG) e com grande experiência na área de patologia da reprodução animal, veio preencher, com seu lançamento em 1997, uma lacuna na bibliografia da Medicina Veterinária Brasileira. Sucesso desde seu lançamento, o conteúdo vem sendo revisado e atualizado nas suas edições posteriores, segunda e terceira edições, em 2003 e 2011, respectivamente, atualmente esgotadas. Mantendo essa filosofia editorial, os autores nos brindam agora, em 2021, com a quarta edição revisada, atualizada e ampliada. Deve-se ressaltar, como poderá ser visto nas referências bibliográficas contidas no final de cada capítulo, a relevante contribuição dos pesquisadores brasileiros nos diferentes temas abordados no livro.

A presente obra é clara, concisa e não pretende substituir os "Clássicos Tratados Internacionais de Reprodução Animal", muitas vezes de difícil acesso aos estudantes e demais profissionais. Ela, portanto, mantém o objetivo centrado na formação profissional e subsidia a especialização em reprodução animal, com abordagens que abrangem os temas embriologia, intersexualidade, patologia do sêmen e diferentes patologias dos órgãos dos sistemas genitais feminino e masculino. Nesta nova edição, além da profunda revisão do texto, foram substituídas seis figuras e incluídas 35 novas.

Com o lançamento desta quarta edição de *Patologia da Reprodução dos Animais Domésticos*, estão de parabéns os autores pela importância da obra, a Escola de Veterinária da UFMG, instituição responsável pela formação de muitos médicos-veterinários que se dedicam a essa nobre especialidade e, finalmente, à Editora Guanabara Koogan pela produção e distribuição do livro.

Sucesso!!!

José Carlos Nogueira
Professor Emérito do Instituto de Ciências Biológicas da Universidade Federal de Minas Gerais (ICB-UFMG)

Nota dos Autores à Primeira Edição

A Medicina Veterinária tem alcançado significativos progressos, ampliando espaço, acumulando, cada vez mais, conhecimentos e concebendo alternativas tecnológicas. Tal progresso tem exigido do profissional uma dedicação exclusiva a determinados segmentos, uma vez que lhe é praticamente impossível o domínio de todas as áreas de atuação. A reprodução animal, dentre as diferentes áreas, é a que tem assumido papel de destaque, tanto do ponto de vista científico, no que se refere à geração do conhecimento, quanto do constante interesse dos médicos veterinários. Dessa forma, a atualização do conhecimento da patologia da reprodução torna-se imprescindível para este profissional, seja ele veterinário de campo ou clínico de pequenos animais.

A reprodução dos animais domésticos abrange múltiplas particularidades anatômicas e funcionais, sendo relativamente complexa em todas as espécies. Fatores ambientais, metabólicos, sanitários e nutricionais podem influenciar a capacidade reprodutiva do indivíduo. Dessa forma, são várias as causas que podem, com intensidade variável, comprometer, temporária ou permanentemente, a fertilidade. A compreensão desses fatores é essencial, portanto, para o estabelecimento de um diagnóstico preciso.

O ótimo desempenho no setor de produção animal, objetivo fundamental do médico veterinário, depende essencialmente da eficiência reprodutiva das espécies de maior interesse. É notório que as alterações do sistema genital nas espécies domésticas são relevantes no contexto dos sistemas orgânicos, principalmente por interferirem com o processo reprodutivo.

A patologia da reprodução é uma área do conhecimento extremamente ampla, e, assim, não é nosso objetivo esgotar o assunto em toda a sua plenitude. O que procuramos é fornecer uma ferramenta útil para estudantes e profissionais de Medicina Veterinária.

Muitas das informações contidas neste livro fazem parte de uma linha de pesquisa iniciada em 1975. A característica básica dessas pesquisas é a descrição anátomo-histopatológica das alterações das gônadas e das vias genitais de diversas espécies domésticas de ambos os sexos. Obtivemos, a partir daí, um material rico em informações científicas que nos permitiu estabelecer um perfil das alterações do sistema genital nas espécies domésticas e que reflete a realidade brasileira, uma vez que os dados obtidos em vários estados abrangem todas as regiões do país.

Esta edição se alicerça no trabalho de várias pessoas, e, se fôssemos enumerar os nomes daquelas que de alguma forma contribuíram com dados essenciais para este livro, certamente cometeríamos muitas injustiças. Contudo, injustiça maior seria feita se não mencionássemos, com especial gratidão e saudade, os nomes dos professores Francisco Megale e José Maria Lamas da Silva.

Não só a linha de pesquisa como também as atividades docentes constituíram-se no grande estímulo para a elaboração deste livro, o qual esperamos que seja uma contribuição ao ensino da patologia veterinária, particularmente à patologia do sistema reprodutivo.

Sumário

Embriologia do Sistema Genital e Diferenciação Sexual | Intersexos

Embriologia do Sistema Genital e Diferenciação Sexual

EMBRIOLOGIA DO SISTEMA GENITAL E DIFERENCIAÇÃO SEXUAL

A embriologia é um ramo da ciência que fornece subsídios para o estudo da patologia. Dessa forma, a embriologia do sistema reprodutivo é essencial para uma melhor compreensão da patogênese de muitas condições anormais das gônadas e das vias genitais. Esse conhecimento é especialmente necessário para o estudo dos intersexos, das formações císticas do sexo oposto, das anomalias do desenvolvimento da genitália, das patologias da placenta e do feto e, ainda, das neoplasias gonadais.

A organização das gônadas e os modelos arquitetônicos básicos do trato genital estabelecem-se muito precocemente na embriogênese. Nesta etapa, ainda indiferenciada, cada indivíduo é anatomicamente bissexual, com capacidade para desenvolver as características fenotípicas de macho ou de fêmea, independentemente do sexo genético. Do ponto de vista morfológico, o embrião humano de 6 ou 7 semanas ainda é sexualmente neutro. Esse período corresponde à quarta semana na cadela e à sexta semana na vaca.

Durante a gonadogênese, a determinação do sexo genético, do sexo gonadal e do sexo fenotípico é interdependente e cada um depende dos eventos que ocorreram nos estágios anteriores. Durante o estágio indiferenciado das gônadas, todos os indivíduos são potencialmente capazes de desenvolver-se parcialmente, ou mesmo completamente, em machos ou fêmeas, independendo do sexo genético.

A determinação do sexo processa-se nos três seguintes níveis: genético, gonadal e fenotípico. O sexo genético é determinado durante a fertilização, quando um espermatozoide X ou Y penetra um óvulo, formando um zigoto de constituição XX ou XY. O sexo gonadal é determinado mais tarde, quando a gônada indiferenciada desenvolve-se em ovário ou testículo, certamente sob influência do sexo genético. Já o sexo fenotípico depende do desenvolvimento de estruturas derivadas do seio urogenital. Quando ocorre qualquer distúrbio no desenvolvimento desses três estágios, podem-se originar várias formas de intersexualidade.

A determinação do sexo genético ocorre no momento da fertilização e influencia o desenvolvimento da gônada indiferenciada. Os mecanismos por meio dos quais ocorre esta influência ainda não estão completamente esclarecidos. Contudo, sabe-se que o cromossomo Y modula de forma decisiva a diferenciação sexual masculina. Atualmente, tem sido proposto que o fator de diferenciação testicular (TDF) é codificado por um gene localizado no segmento curto do cromossomo Y, conhecido como *SRY*, correspondente à região determinante do sexo do cromossomo Y. Anteriormente, acreditava-se que o antígeno H-Y, sintetizado a partir da expressão do gene *H-Y*, presente no cromossomo Y, seria o responsável pelo desenvolvimento da gônada masculina.

O TDF (também conhecido como TDY), produto do gene *SRY*, é uma proteína constituída por 80 aminoácidos que tem a capacidade de se ligar a uma sequência específica de ácido desoxirribonucleico (DNA): (A/T)AACAA(T/A). Portanto, o TDF é considerado um fator de transcrição, influenciando a expressão de outros genes envolvidos na diferenciação sexual. Ao se ligar à molécula de DNA, o TDF induz dobras na cadeia de DNA com ângulos diferentes (60 a 85°), dependendo de cada sequência. A formação destas "dobras" na molécula de DNA é essencial para a função do TDF e seu ângulo influencia a expressão de genes nas proximidades do local de ligação do TDF. Reforçando o possível papel regulatório do TDF, recentemente têm sido identificados genes autossômicos envolvidos no processo de diferenciação sexual, como, por exemplo: o fator esteroidogênico 1 (SF-1) e o gene *SOX9*. Estudos recentes demonstraram que o TDF estimula a expressão de *SOX9*, que tem função decisiva na diferenciação testitular. Por sua vez, a expressão de *SOX9* é continuamente estimulada por fatores cuja expressão é desencadeada pela proteína SOX-9, como FGF-9 e SF-1. Além disso, outro gene autossômico, conhecido como *WT1*, que é requerido para o desenvolvimento geniturinário normal, aparentemente se liga a sequências localizadas acima da sequência codificadora do gene *SRY*, e, portanto, acredita-se que o *WT1* possa influenciar a expressão do *SRY*. No camundongo, a expressão do TDF ocorre durante apenas 2 dias, por volta do 10º dia de gestação, sendo restrita à crista gonadal. Contudo, em outras espécies, essa expressão de TDF pode ser mais persistente, ultrapassando o período de diferenciação gonadal, e não necessariamente restrita à crista gonadal. Por outro lado, embora a expressão de *SOX9* seja iniciada em resposta ao TDF, a mesma se mantém por período prologado mesmo após a interrupção da expressão do TDF.

A gônada é formada primitivamente por células germinativas, denominadas gonócitos, que são derivadas do interstício gonadal, localizado no saco vitelínico, de onde migram, por diapedese (nos mamíferos) ou por via sanguínea (nas aves), para o mesênquima, em um local denominado "crista gonadal". Nela multiplicam-se, ocorrendo nesta fase também a proliferação de células derivadas do revestimento da cavidade celomática, formando os cordões sexuais primordiais que envolvem os gonócitos. Os gonócitos tornam-se evidentes por volta de 15 a 20 dias no embrião, quando este tem cerca de 10 somitos. Até este momento, o indivíduo é sexualmente neutro. Se o indivíduo é portador, no seu genoma, do cromossomo Y, há proliferação e fusão dos cordões sexuais primordiais na medular da gônada embrionária, ocorrendo diferenciação para cordões testiculares, e a gônada se diferencia em testículo. Se o indivíduo for do sexo genético feminino (XX), não ocorrerá a expressão do TDF, e a gônada se diferencia em ovário.

A migração de gonócitos do interstício gonadal para o mesênquima, sobretudo para as pregas ou cristas gonadais, aparentemente se deve à ação de uma substância quimiotática, que atrai as células germinativas primordiais. Isto pode ser demonstrado *in vitro*, colocando-se em um meio de cultura células primordiais, que apresentam movimento constante e aleatório; se forem adicionadas células da crista gonadal a esse meio, imediatamente os gonócitos migrarão ou serão atraídos para estas células. Em embriões humanos, por volta da 5ª semana após a fecundação, grande número de células germinativas primordiais migra em direção à crista gonadal por movimento de diapedese. O direcionamento desta migração aparentemente é determinado pela ação de alguma substância quimiotática produzida pelo epitélio celômico. Componentes da matriz extracelular, como a fibronectina, também estão envolvidos neste processo. Na crista gonadal, as células germinativas primordiais darão origem às oogônias, no caso do embrião do sexo feminino. Na espécie humana, logo após a migração dos gonócitos, aos 24 a 30 dias de gestação, existem aproximadamente 1.700 gonócitos, ou futuras oogônias. Aos 60 dias de gestação, já são 600 mil oogônias e aos 150 dias aproximadamente 7 milhões destas células estão presentes no ovário. Ao nascimento, este número já se terá reduzido a aproximadamente 1 milhão de oogônias e, na fase da puberdade, será menor ainda, geralmente variando entre 300 mil e 400 mil oogônias. Nos bovinos, aos 95 dias observam-se folículos primordiais, aos 140 dias, folículos em crescimento, e aos 180 dias já há folículos antrais.

Quando há diferenciação da região medular, os cordões sexuais primários evoluem para formar canais seminíferos, que se anastomosam nos túbulos retos da *rete testis*, e estes, nos túbulos mesonéfricos e ductos mesonéfricos, ou de Wolff, os quais originarão as vias genitais masculinas internas. Essa diferenciação dos ductos mesonéfricos ocorre sob estímulo da testosterona produzida pelas células intersticiais de Leydig recém-diferenciadas. Parte desse hormônio é metabolizado em di-hidrotestosterona,

que irá estimular o seio urogenital a se distinguir, originando as vias genitais masculinas externas. Também já se sabe que, quando a gônada se diferencia para testículo, as células indiferenciadas de suporte, ou células dos cordões sexuais que envolvem os gonócitos, diferenciam-se em células de Sertoli sob estímulo da proteína SOX-9 (cuja expressão é iniciada em resposta à produção de TDF). As células de Sertoli, então, passam a secretar o fator inibidor de Müller (MIF), também conhecido como hormônio antimülleriano (HAM), que inibe o desenvolvimento dos ductos paramesonéfricos e, por conseguinte, das vias genitais femininas internas. Se a quantidade do MIF for pequena ou insuficiente, haverá desenvolvimento, ainda que não total, das vias genitais femininas internas. Da mesma forma, se a quantidade de di-hidrotestosterona for insuficiente ou ausente, haverá diferenciação das vias genitais femininas externas a partir do seio urogenital. Tal diferenciação poderá ser total ou parcial. Nos bovinos, a regressão dos ductos de Müller é evidente entre 50 e 55 dias e torna-se completa aos 67 dias de idade do embrião.

Na ausência do TDF, a gônada diferencia-se em ovário, e os cordões sexuais primários tendem a se degenerar. As células germinativas primordiais passam por várias divisões mitóticas e entram em fase de meiose, transformando-se em oócitos. Há uma segunda geração de cordões sexuais corticais, originando as células foliculares, que envolvem os oócitos, formando os folículos primordiais.

Em síntese, o desenvolvimento da genitália masculina ocorre de forma "ativa", ou seja, os ductos mesonéfricos (de Wolff) desenvolvem-se sob estímulo hormonal (testosterona) e o seio urogenital diferencia-se nos órgãos genitais masculinos externos sob estímulo da di-hidrotestosterona. Além disso, as células indiferenciadas de suporte, presentes na gônada masculina, secretam o MIF, que inibe o desenvolvimento dos ductos paramesonéfricos (de Müller). Já a genitália feminina se diferencia de forma tradicionalmente considerada "passiva", uma vez que, na ausência de estímulo da testosterona, não há o desenvolvimento dos ductos mesonéfricos, ocorrendo o desenvolvimento dos ductos paramesonéfricos por não haver produção de MIF. Neste caso, o seio urogenital origina os órgãos sexuais femininos externos, devido à ausência da di-hidrotestosterona (Figura 1.1). Contudo, embora esse conceito de desenvolvimento ativo e passivo no caso da diferenciação sexual masculina e feminina, respectivamente, seja amplamente difundido, estudos recentes demonstram que, embora os mecanismos de diferenciação ovariana sejam apenas parcialmente conhecidos, já está claro que há envolvimento de fatores específicos que direcionam a diferenciação gonadal no sentido feminino. Assim, o gene *RSPO1*, por intermédio da β-catenina, antagoniza a SOX-9, favorecendo a diferenciação ovariana e bloqueando a diferenciação testicular mediada por SOX-9. Outra proteína importante na diferenciação ovariana é a FOXL-2, que se liga e bloqueia a ação de SOX-9.

As informações a respeito da diferenciação sexual baseiam-se em embriologia experimental, segundo a qual, em coelhos, se as gônadas em diferenciação – ovário ou testículo – forem destruídas, haverá diferenciação dos ductos de Müller. Se, em um embrião masculino, destruirmos o testículo, os ductos de Müller daquele lado diferenciar-se-ão, enquanto no lado oposto haverá diferenciação dos ductos

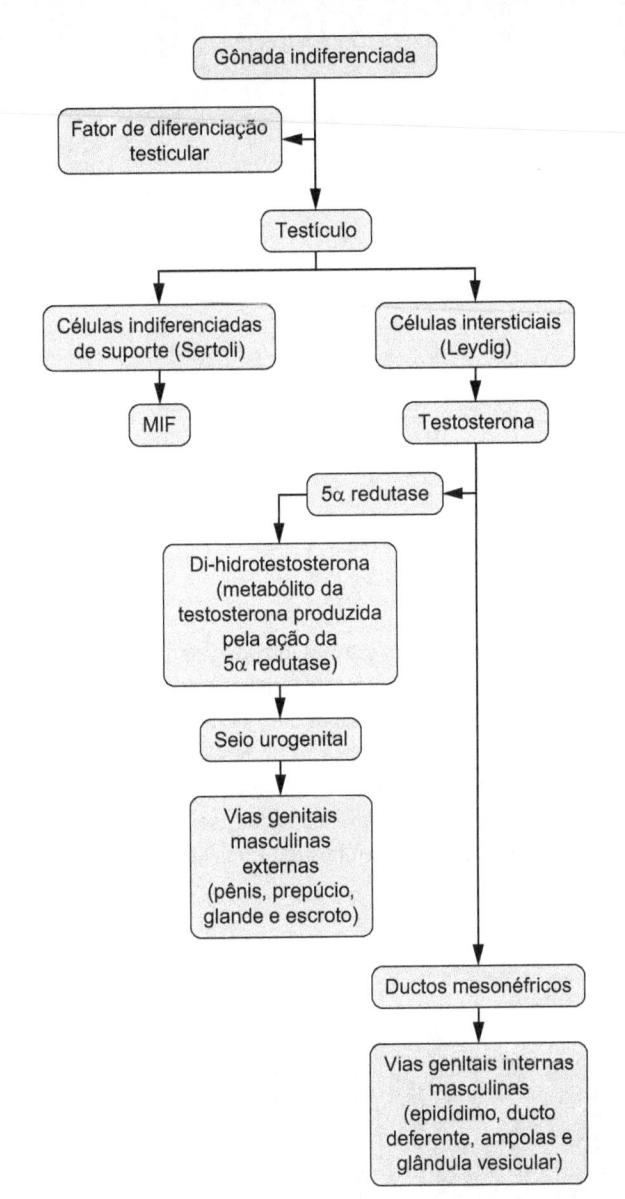

Gônada indiferenciada
→ Fator de diferenciação testicular
→ Testículo
→ Células indiferenciadas de suporte (Sertoli) → MIF
→ Células intersticiais (Leydig) → Testosterona
→ 5α redutase
→ Di-hidrotestosterona (metabólito da testosterona produzida pela ação da 5α redutase)
→ Seio urogenital
→ Vias genitais masculinas externas (pênis, prepúcio, glande e escroto)
→ Ductos mesonéfricos
→ Vias genitais internas masculinas (epidídimo, ducto deferente, ampolas e glândula vesicular)

◀ **FIGURA 1.1** Representação esquemática dos mecanismos envolvidos no processo de diferenciação da gônada e da genitália masculina.

de Wolff. Isto mostra que há necessidade da célula com seu cariótipo no local, sugerindo um mecanismo parácrino de ação dessas substâncias. Se forem injetados hormônios masculinos (testosterona) diretamente em um embrião feminino, haverá estímulo para a formação dos derivados dos ductos de Wolff, mas haverá também diferenciação dos ductos de Müller, já que o MIF não estará presente.

Pelo exposto, pode-se concluir que existem cinco estágios na diferenciação sexual:

1. Determinação cromossômica do sexo (XX ou XY).
2. Formação da gônada bissexual.
3. Diferenciação gonadal.
4. Diferenciação da genitália interna.
5. Diferenciação da genitália externa.

Além dessas etapas, também ocorre a determinação ou diferenciação do sexo cerebral. Nos machos, alguns centros hipotalâmicos são masculinizados, o que impede a atividade cíclica observada nas fêmeas.

Qualquer alteração em um desses estágios será capaz de desencadear o aparecimento de intersexos, como hermafroditismo, freemartinismo, síndrome da feminização testicular, dentre outros. Tais alterações ocorrem fundamentalmente em duas situações: aberrações cromossômicas e distúrbios hormonais de origem genética ou não.

Demonstrou-se que, no homem e em algumas espécies de animais domésticos, intersexos com cariótipo XX apresentam a sequência do gene *SRY* devido à translocação desta sequência gênica do cromossomo Y, ou seja, expressam o TDF. Por outro lado, alguns intersexos com cariótipo XY são negativos para o *SRY*, ou seja, não possuem a sequência do gene e, consequentemente, não expressam o TDF.

Um evento mais tardio, porém muito importante no desenvolvimento do sistema genital masculino, é a migração da gônada da cavidade abdominal para o escroto. Há três estágios bem definidos nesse processo: translocação abdominal, migração transinguinal e migração inguino-escrotal. Os machos de todas as espécies de mamíferos domésticos possuem testículos com localização escrotal. Conforme será detalhado no Capítulo 8, *Patologia da Bolsa Escrotal e dos Testículos*, a localização extra-abdominal é necessária para a adequada termorregulação testicular, uma vez que a espermatogênese requer temperatura inferior à temperatura corporal. A migração testicular completa-se por períodos variáveis quando comparadas as diferentes espécies de animais domésticos. No caso dos bovinos, por exemplo, os testículos chegam ao escroto ainda durante a vida fetal, enquanto em equinos a migração geralmente se completa após o nascimento do animal. Durante o processo de migração, o testículo é direcionado para o escroto, através do canal inguinal, por uma estrutura fibrosa denominada gubernáculo, que sofre encurtamento ao longo do desenvolvimento fetal, tracionando o testículo para a cavidade vaginal no escroto. Este processo é dependente de estímulo hormonal androgênico.

REFERÊNCIAS BIBLIOGRÁFICAS

Christensen BW. Disorders of sexual development in dogs and cats. Vet Clin North Am Small Anim Pract. 2012;42(3):515-26.

Diniz EG. Desenvolvimento morfológico dos ovários em embriões e fetos bovinos da raça Nelore. Tese (Doutorado). Jaboticabal: Faculdade de Ciências Agrárias do Campus de Jaboticabal – UNESP; 2001. 75p.

Kashimada K, Koopman P. SRY: the master switch in mammalian sex determination. Development. 2010;137(23):3921-30.

Koopman P. The molecular biology of SRY and its role in sex determination in mammals. Reprod Fertil Dev. 1995;7(4):713-22.

McEntee K. Reproductive Pathology of domestic mammals. San Diego: Academic Press; 1990.

Roberts SJ. Veterinary obstetrics and genital diseases. 3rd ed. Ithaca: SJ Roberts; 1971.

Saldanha PH (Ed.). Aspectos modernos da genética médica. São Paulo: EDART; 1968. 110p.

Santos SRQ. Uso da tecnologia molecular na identificação de homologias gênicas e na clínica da diferenciação sexual. Dissertação (Mestrado). Belo Horizonte: Escola de Veterinária da UFMG; 1995. 75p.

Schlafer DH, Foster RA. Female genital system. In: Maxie MG (Ed.). Jubb, Kennedy, and Palmer's pathology of domestic animals. vol. 3. 6th ed. St. Louis: Elsevier; 2016. pp. 358-464.

Sultan C, Lobaccaro JM, Medlej R et al. SRY and male sex determination. Horm Res. 1991;36:1-3.

Thibault MC, Levasseur MC, Hunter RHF (Eds.). Reproduction in mammals and man. Paris: Edition Marketing; 1993.

Veitia RA, Nunes M, McElreavey K et al. Genetic basis of human sex determination: an overview. Theriogenology. 1997;47(1):83-91.

Wilhelm D, Palmer S, Koopman P. Sex determination and gonadal development in mammals. Physiol Rev. 2007;87(1):1-28.

Intersexos

O conhecimento das anomalias do desenvolvimento do sistema reprodutivo não é de interesse apenas científico, mas também possui grande importância prática, em virtude dos prejuízos que tais anomalias podem causar aos rebanhos.

O animal com alterações do desenvolvimento que resultam em ambiguidade na diferenciação sexual, ou seja, quando possui gônadas ou órgãos genitais de ambos os sexos, é considerado intersexo, condição também conhecida como hermafroditismo. Portanto, o indivíduo hermafrodita, ou com características de intersexualidade, é aquele que tem órgãos genitais masculinos e femininos. Entre os animais domésticos, a intersexualidade é mais frequente em suínos e caprinos, menos comum em equinos e cães, ocasional em ovinos e bovinos, e rara nos felinos.

Atualmente, há uma tendência em medicina veterinária, particularmente no caso de cães e gatos, para a adoção da nomenclatura médica, que tende a incluir a intersexualidade nas "desordens do desenvolvimento sexual". Contudo essas desordens incluem, além da intersexualidade, outras alterações que não necessariamente estão associadas à intersexualidade. Portanto, essa nova designação pode ser confusa em algumas circunstâncias, razão pela qual se deve persistir adotando o termo intersexo em medicina veterinária.

HERMAFRODITISMO

Hermafrodita é aquele indivíduo dotado de dois sexos distintos anatômica e funcionalmente. Etimologicamente, a palavra hermafrodita vem da mitologia grega, sendo derivada da fusão de Hermes (deus da fertilidade – filho de Zeus) e Afrodite (deusa da beleza e da paixão), identificada pelos romanos como Vênus. Esta particularidade é normal em certos grupos zoológicos, mas não entre os animais domésticos, cuja gônada pouco diferenciada raramente será fisiologicamente ativa.

Existem diversas classificações com base na anatomia do intersexo. Hermafrodita verdadeiro é aquele que apresenta gônadas e vias genitais internas de ambos os sexos (Figuras 2.1 a 2.3). Uma gônada pode ser testículo e a outra, ovário; ou ambas podem apresentar tecidos ovárico e testicular, o que caracteriza um ovotéstis (Figura 2.4). Portanto, o hermafrodita verdadeiro pode ter qualquer uma das seguintes combinações: (1) ovotéstis bilateral; (2) ovotéstis unilateral e ovário ou testículo contralateral; e (3) testículo com ovário contralateral. Essa condição é mais comum em suínos e caprinos, sendo rara em outras espécies. As vias genitais externas são quase sempre

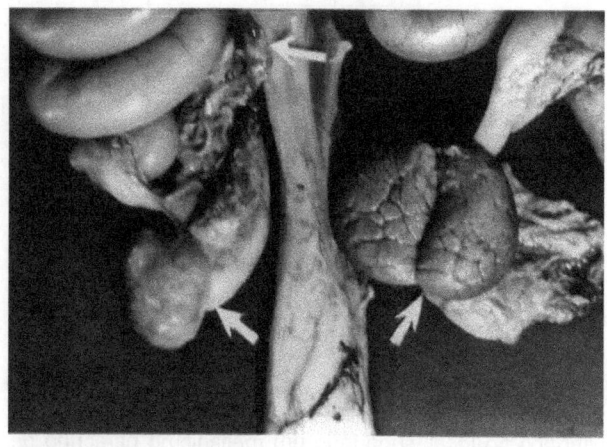

◀ **FIGURA 2.1** Hermafrodita verdadeiro suíno: a gônada direita é um testículo e a esquerda é um ovário.

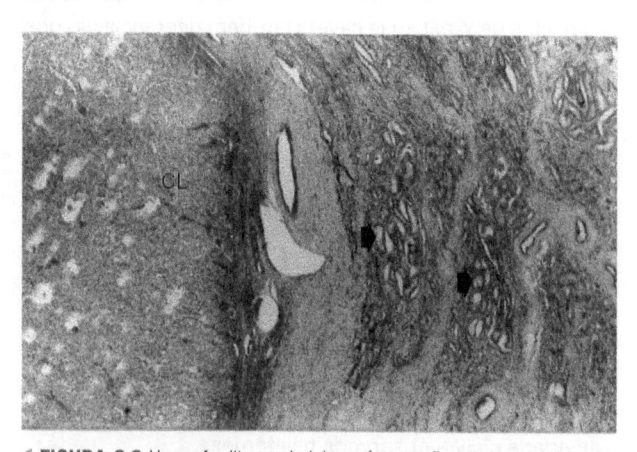

◀ **FIGURA 2.2** Hermafrodita verdadeiro suíno: seção transversal das vias genitais internas mostrando uma estrutura semelhante ao epidídimo, localizada ao lado do corno uterino.

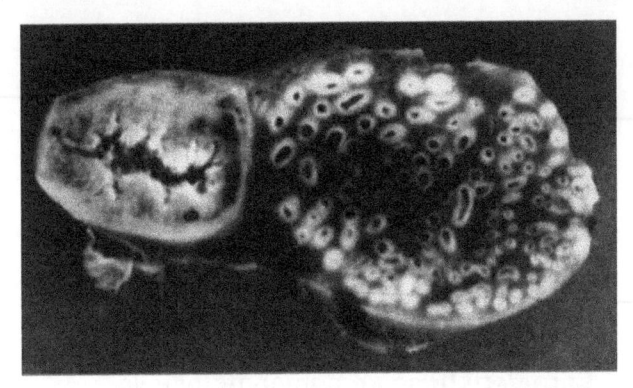

◀ **FIGURA 2.3** Hermafrodita verdadeiro suíno: mesmo caso ilustrado na Figura 2.2 – endométrio à esquerda e ducto epididimário à direita (coloração por hematoxilina-eosina).

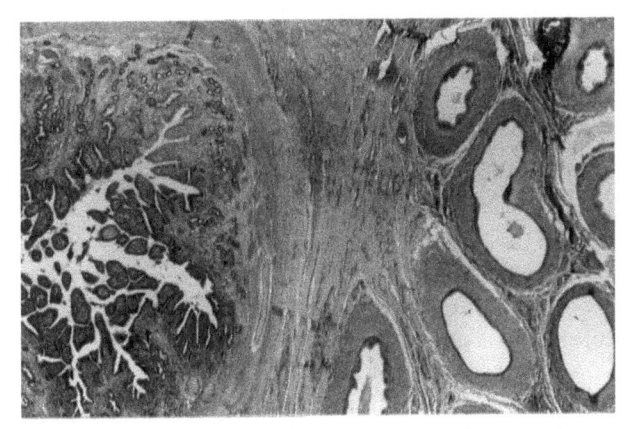

◀ **FIGURA 2.4** Hermafrodita verdadeiro caprino: gônada constituída por tecido ovariano, com presença de um corpo lúteo (CL), e por túbulos seminíferos (*setas*) (coloração por hematoxilina-eosina).

femininas, com vulva rudimentar e clitóris hipertrofiado, semelhante a um pênis. Pseudo-hermafrodita, macho ou fêmea, é uma classificação com base na morfologia da gônada. Assim, se esta assemelha-se a um testículo, o indivíduo é um pseudo-hermafrodita macho, e, caso agônada presente seja um ovário, o indivíduo é um pseudo-hermafrodita fêmea.

Com base na patogenia, os intersexos podem ainda ser divididos em: intersexos de origem cromossômica, quando as alterações na diferenciação sexual estão relacionadas com aberrações cromossômicas numéricas; intersexos gonadais, que não estão relacionados com aberrações cromossômicas; e intersexos fenotípicos, decorrentes de anomalias no desenvolvimento da genitália. Essa classificação foi inicialmente proposta para o homem e para os suínos, mas tem sido aplicada às demais espécies de animais domésticos. As alterações cromossômicas envolvendo os cromossomos sexuais incluem os cariótipos XXY (equivalente à síndrome de Klinefelter no homem), X0 (monossomia do X – equivalente à síndrome de Turner no homem), XXX (trissomia do X), X/XY, XX/XY (quimerismo), dentre outras variantes.

Tem sido proposta uma nova classificação para a condição de intersexualidade no cão, ou das desordens do desenvolvimento sexual, com base não somente nas características morfológicas das gônadas e/ou das vias genitais, mas também em cariotipagem. Embora refinada, tal classificação requer cariotipagem de cada caso indivi-

dualmente para classificação adequada. Além disso, há situações que não se enquadram nesta nova classificação.

A etiologia da intersexualidade em suínos e caprinos é hereditária, condicionada a um gene autossômico recessivo.

A maioria dos intersexos na espécie caprina são pseudo-hermafroditas machos com cariótipo feminino (XX). Esta condição está relacionada com a característica mocha, pois foi observado que, em cruzamentos entre cabras e bodes mochos, 7,1% da progênie eram hermafroditas, mas não houve casos de hermafroditismo nos cruzamentos entre animais com chifres.

A incidência de hermafroditismo em suínos varia de 0,2 a 0,6% em vários países, podendo ser mais elevada em determinadas regiões. A incidência de intersexos na leitegada de varrões portadores do gene pode chegar a 5%. Os hermafroditas verdadeiros são muito mais comuns em suínos do que em qualquer outra espécie doméstica. O comportamento sexual do intersexo suíno é variável: ele pode apresentar manifestação de cio ou mesmo masculinização e comportamento semelhante ao de varrão. Com frequência, nesses casos é possível observar o útero distendido e repleto de secreção de odor desagradável, podendo ocorrer piometrite.

O intersexo suíno geralmente tem cariótipo XX, e as alterações na organogênese das gônadas são decorrentes da presença do gene *SRY* no cromossomo X de origem paterna em decorrência de translocação. Este gene é responsável pela masculinização da gônada embrionária. Durante o desenvolvimento embrionário, o cromossomo X de origem paterna é inativado. Tal inativação pode ocorrer em diferentes fases da vida embrionária e, com base na hipótese de que há assincronia no desenvolvimento das duas gônadas nessa espécie, é possível explicar o fato de que, normalmente, a gônada direita é um testículo ou ovotéstis e a esquerda é um ovário ou ovotéstis. Caso a inativação do cromossomo X de origem paterna se dê precocemente durante o desenvolvimento embrionário, quando a gônada direita já iniciou, mas não completou o seu desenvolvimento, esta gônada será um ovotéstis, porque sofrerá ação parcial do cromossomo X de origem paterna. Se a inativação ocorrer em um período intermediário, a gônada direita será testículo, porque foi submetida à influência do cromossomo X paterno durante todo seu desenvolvimento, mas, nesse caso, a gônada esquerda será um ovário, porque já terá iniciado seu desenvolvimento após a ocorrência da inativação. Caso a inativação do cromossomo X paterno ocorra tardiamente, a gônada direita será um testículo e a esquerda um ovotéstis, porque esta última terá sofrido parcialmente a influência do cromossomo X paterno. Dessa forma, geralmente a gônada direita do hermafrodita verdadeiro suíno é um testículo ou ovotéstis e a esquerda, um ovário ou ovotéstis.

Sob o ponto de vista prático, a intersexualidade na espécie suína afeta o rendimento do sistema de produção, não só por comprometer a fertilidade desses indivíduos, como também por vários fatores, como seu comportamento agressivo nos grupos de animais em fase de terminação, o odor característico de varrão na carcaça dos animais que possuem ovotéstis e o potencial de propagação do gene indesejável por meio de cobrição natural ou, principalmente, por inseminação artificial.

O hermafroditismo ocorre com menos frequência em equinos, em comparação com caprinos e suínos. Nos equinos, geralmente ocorre o pseudo-hermafrodita macho, com pênis mais curto direcionado caudalmente entre as pernas, e a gônada (testículo) permanece na cavidade abdominal, sendo muito comum ocorrer hiperplasia, ou mesmo neoplasia, das células intersticiais de Leydig.

Em cães, o hermafroditismo é raro, e, quando ocorre, geralmente se trata de um pseudo-hermafrodita macho (Figura 2.5), que, enquanto jovem, fora aparentemente fêmea, mas, após atingir a maturidade sexual, tornou-se fenotipicamente macho. Apesar disso, o pseudo-hermafrodita macho exerce atração sexual em outros machos. Ao exame externo, sua genitália assemelha-se à de uma cadela, com a vulva maior do que o normal, apresentando grandes tufos de pelos e o clitóris hipertrofiado, semelhante a um pênis.

Intersexos em bovinos, excetuando-se os casos de freemartinismo, são comparativamente raros. Poucos casos de pseudo-hermafroditas machos têm sido descritos (Figura 2.6). O hermafrodita verdadeiro é raro e o pseudo-hermafrodita fêmea é extremamente raro.

A intersexualidade é rara em gatos, sendo o exemplo mais conhecido o gato tricolor macho. Esses animais têm cariótipo XXY (equivalente à síndrome de Klinefelter no homem). Como o gene para coloração amarela (e seu alelo

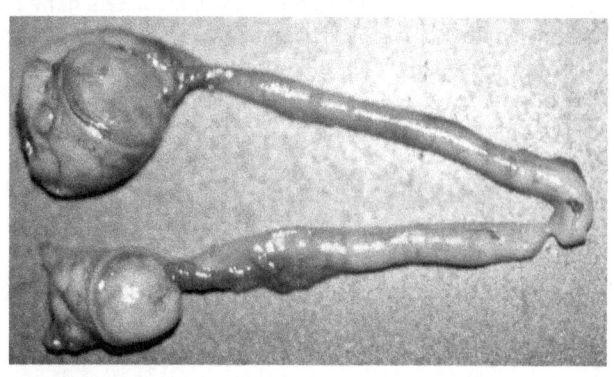

◀ **FIGURA 2.5** Pseudo-hermafrodita macho canino: sistema genital constituído por dois testículos, epidídimos e útero bem diferenciado.

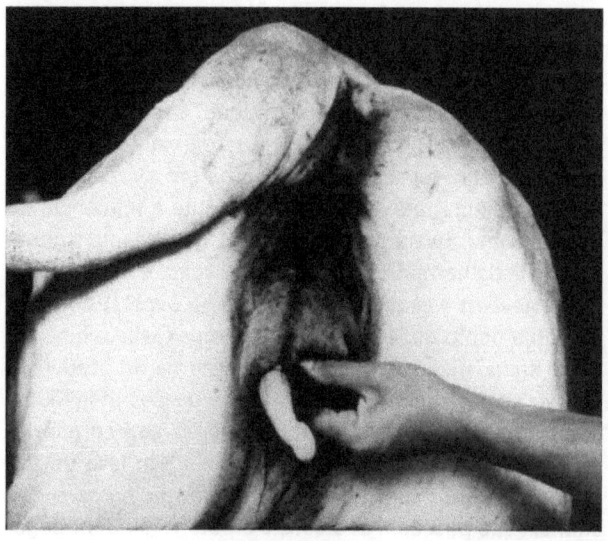

◀ **FIGURA 2.6** Intersexo bovino: hipertrofia acentuada do clitóris, que se assemelha à glande; este animal apresentava comportamento masculino.

que codifica pelagem não amarela) está localizado no cromossomo X, a coloração tricolor (amarelo, preto e branco) somente se manifesta na presença de dois cromossomos X, um carreando o alelo para a característica amarela e o outro para a pelagem não amarela (branco e preto em qualquer proporção). Assim, geralmente o gato fenotipicamente macho e tricolor tem cariótipo XXY.

Na literatura, há relato de um coelho hermafrodita verdadeiro que, mantido em isolamento, tornou-se gestante, caracterizando um caso de autofertilização.

◀ Características anatomopatológicas

De acordo com a classificação anatômica, podem ser:

- *Hermafroditas verdadeiros*: gônadas masculina e feminina, vias genitais internas masculina e feminina e vias genitais externas femininas
- *Pseudo-hermafroditas machos*: gônada masculina, vias genitais internas femininas e vias genitais externas masculinas rudimentares
- *Pseudo-hermafroditas fêmeas*: gônada feminina, vias genitais internas masculinas rudimentares e vias genitais externas femininas rudimentares.

Com base nesta classificação anatômica, os hermafroditas verdadeiros também são designados portadores de anomalia do sexo gonadal, e os pseudo-hermafroditas são considerados portadores de anomalia do sexo fenotípico.

A patogênese do hermafroditismo pode ser facilmente explicada pela translocação de sequências do cromossomo Y para o X, particularmente do gene *SRY*. Contudo, há relatos de casos de hermafroditismo, seja verdadeiro ou pseudo-hermafrodita macho, em indivíduos de cariótipo XX que não possuem sequências específicas do gene *SRY*, condição conhecida como sexo reverso.

Embora frequentemente utilizada equivocadamente, a terminologia "sexo reverso" refere-se a indivíduos com cariótipo XY e fenótipo feminino ou com cariótipo XX e fenótipo masculino. No caso de sexo reverso XY, o indivíduo frequentemente apresenta alterações do desenvolvimento dos ovários, podendo ter características de intersexualidade. A condição de sexo reverso XY é mais comum nos equinos, ocorrendo raramente em bovinos e bubalinos. Nesses casos, frequentemente o cromossomo Y tem uma versão defeituosa do gene *SRY*, embora haja casos em que a sequência do gene *SRY* é normal. Os casos de sexo reverso XX estão associados a mutações que resultam em ganho de função de genes masculinizantes ou perda de função de genes feminilizantes. Sexo reverso XX ocorre mais comumente em caninos, suínos e caprinos, sendo incomum nas demais espécies de animais domésticos. Esses animais geralmente têm testículos ou ovotestes, e os testículos não apresentam espermatogênese.

FREEMARTINISMO

A síndrome do freemartinismo é a condição de intersexualidade mais comum em medicina veterinária. *Freemartins* são quimeras XX/XY que se desenvolvem como consequência da fusão da circulação corioalantóidea em gestações gemelares em que haja pelo menos um feto do sexo masculino e outro do feminino (Figuras 2.7 e 2.8), quando a fêmea sofre alterações da organogênese do sistema genital.

Em bovinos, 92% das fêmeas gêmeas de machos são *freemartins*. A frequência de gestação gemelar nesta espécie é de 1 a 2%. Poucos casos de freemartinismo têm sido descritos em ovinos, caprinos e suínos. Recentemente, tem sido possível a identificação de sequências específicas do cromossomo Y em fêmeas nascidas de gestação gemelar com outro feto macho pela técnica de reação em cadeia da polimerase (PCR), que é mais sensível do que o método da cariotipagem. Há raros relatos de nascimento de *freemartin* na ausência de outro concepto. Nestes casos, a hipótese é de morte do feto gemelar masculino durante a gestação, após a ocorrência de quimerismo. Contudo, geralmente a morte de um dos fetos resulta na liberação de endotoxinas suficientes para causar a morte do feto remanescente saudável. Por isso, a condição de nascimento de *freemartin* em parto não gemelar é um evento raro.

O *freemartin* ocorre quando há anastomose dos vasos corioalantóideos e intercâmbio de células e hormônios entre os fetos, antes que a diferenciação gonadal do feto do sexo feminino tenha se completado. Na espécie

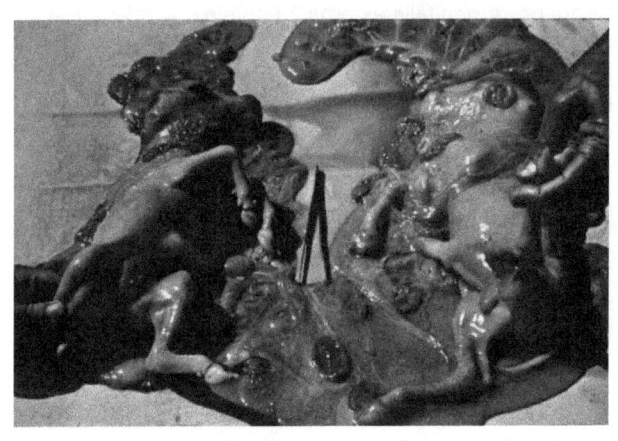

◀ FIGURA 2.7 Gestação gemelar em bovinos. À esquerda, feto do sexo feminino e, à direita, do sexo masculino.

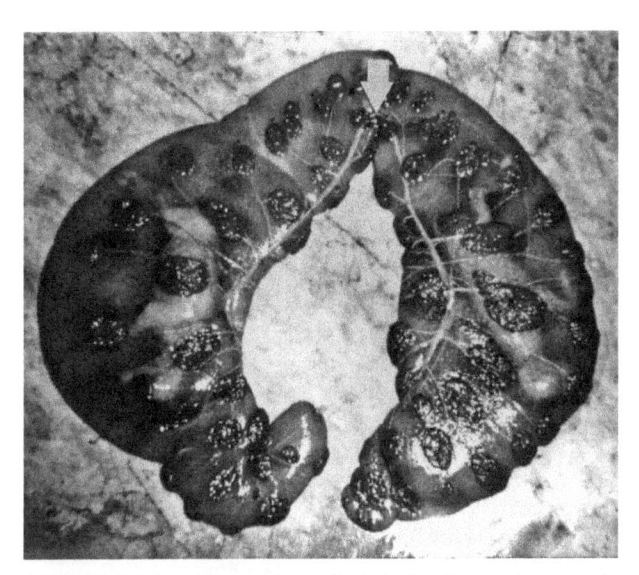

◀ FIGURA 2.8 Gestação gemelar em bovinos. Anastomose dos vasos do alantocórion (*seta*). (Fonte: cortesia do Prof. Francisco Megale.)

bovina, a anastomose dos vasos coriônicos completa-se por volta de 39 dias de gestação. A partir de 59 a 60 dias de gestação, começa a ocorrer o quimerismo. O testículo completa seu desenvolvimento por volta de 60 dias, e o ovário por volta de 90 dias após a concepção. Assim, quando do início do quimerismo, o testículo já se encontra diferenciado, mas a diferenciação ovariana ainda não ocorreu. A assincronia desses eventos deve ser a responsável pela baixa ocorrência de freemartinismo nos pequenos ruminantes e em outras espécies, nos quais a fusão dos vasos do alantocórion é tardia em relação à diferenciação gonadal. Nas demais espécies domésticas, o freemartinismo, embora raro, tem sido relatado em ovinos e muito raramente em caprinos e suínos. Ovinos *freemartins* apresentam evidente masculinização do sistema genital e geralmente têm comprimento vaginal inferior a 5 cm. Em bubalinos, o freemartinismo é incomum, o que provavelmente é decorrente da baixa frequência de gestação gemelar nesta espécie (estimada em 0,14% das gestações), quando comparada aos bovinos. Além disso, aparentemente a frequência de freemartinismo quando ocorre gestação gemelar de heterossexos é menor em bubalinos do que em bovinos. Um estudo demonstrou alterações genitais em duas de oito fêmeas bubalinas nascidas de gestação gemelar com outro feto masculino.

A masculinização da gônada feminina possivelmente ocorre devido à expressão do fator de diferenciação testicular (TDF), originário das células do feto macho. Os andrógenos, aparentemente, são responsáveis pelo desenvolvimento dos órgãos sexuais masculinos, e o hormônio antimülleriano (HAM), pela supressão do desenvolvimento dos ductos paramesonéfricos. Dessa forma, o desenvolvimento das vias genitais internas femininas é incompleto, podendo ocorrer o desenvolvimento parcial de vias genitais internas masculinas.

Para que ocorra freemartinismo, são necessários quatro fatores básicos:

1. Liberação de dois oócitos, sendo um deles fecundado por um espermatozoide X e o outro por um Y.
2. Implantação de heterossexos no útero.
3. Anastomose de vasos coriônicos.
4. Modificação da organogênese feminina.

◀ Características morfológicas do *freemartin*

A gônada é semelhante a um testículo, tem folículos em crescimento, folículos anovulatórios, medular bastante desenvolvida, com estruturas semelhantes aos túbulos seminíferos, com células de Sertoli, células intersticiais semelhantes a fibroblastos ou a células intersticiais de Leydig ou células luteínicas, que aparecem formando ninhos que se assemelham macroscopicamente a um corpo lúteo.

A tuba uterina está ausente ou então é semelhante ao epidídimo.

O útero não se desenvolve completamente, permanece sob a forma de cordões fibrosos e há ausência de cérvix (Figura 2.9).

A vagina é pouco desenvolvida, o que pode ser útil no reconhecimento de uma fêmea *freemartin*, uma vez que, na maioria desses casos, seu comprimento está bastante reduzido, correspondendo a aproximadamente 1/3 do comprimento de uma vagina normal. Em bezerras normais de 1 mês de idade, o comprimento da vagina varia de 13 a 15 cm, e em uma bezerra *freemartin* da mesma idade, o comprimento da vagina geralmente situa-se entre 5 e 8 cm. Já novilhas ou vacas têm a vagina com aproximadamente 30 cm de comprimento, e novilhas *freemartins* maduras têm apenas 8 a 10 cm de extensão vaginal. A ausência de cérvix é outra característica morfológica que pode auxiliar na identificação de *freemartins* mesmo durante o exame clínico por meio de vaginoscopia.

A vulva é pouco desenvolvida, com tufos de pelos em sua comissura ventral que se assemelham aos pelos do óstio prepucial dos machos. O animal apresenta o clitóris bem desenvolvido e proeminente (Figura 2.10).

Outra característica muito frequente nos animais *freemartins* é a presença de glândulas vesiculares (ver Figura 2.9).

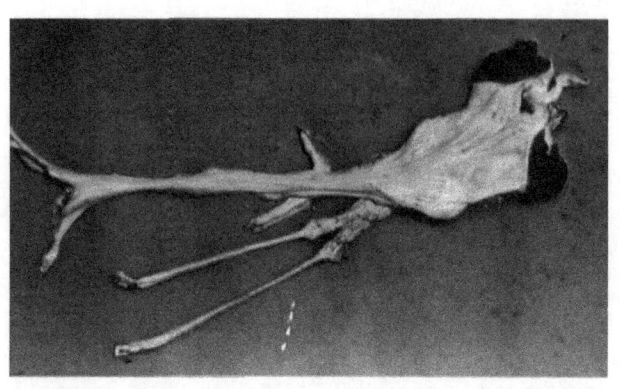

◀ **FIGURA 2.9** Bovino *freemartin*: as vias genitais internas apresentam-se sob a forma de cordões fibrosos, vagina pouco desenvolvida e presença de glândulas vesiculares. (Fonte: cortesia do Prof. Francisco Megale.)

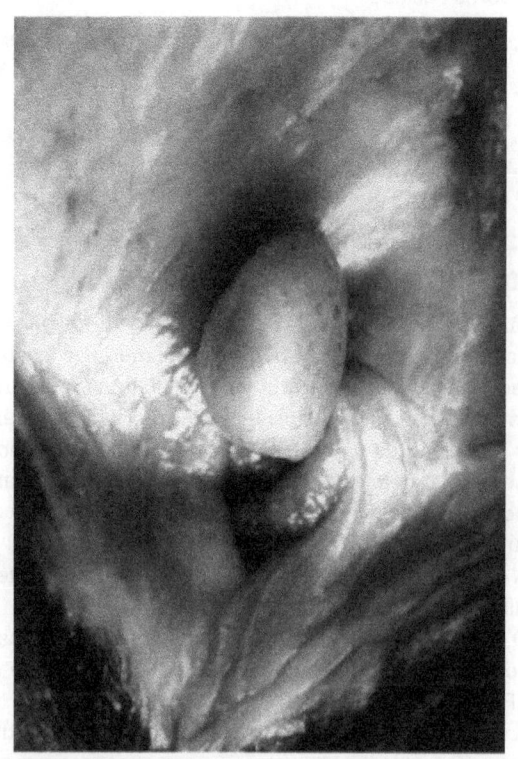

◀ **FIGURA 2.10** Bovino *freemartin*: hipertrofia de clitóris. (Fonte: cortesia do Prof. Francisco Megale.)

O macho bovino quimera, originário de gestação gemelar com outro feto do sexo feminino, não apresenta alterações significativas na organogênese de seu sistema genital. Contudo, esses animais tendem a apresentar crescimento testicular retardado até o primeiro ano de idade e, quanto maior a taxa de células com cariótipo XX presente neste indivíduo, maior tendência à infertilidade e à degeneração testicular. A especulação de maior frequência de fêmeas na progênie de macho bovino quimera não tem respaldo científico.

SÍNDROME DA FEMINIZAÇÃO TESTICULAR

Também denominada síndrome de insensibilidade aos andrógenos, a síndrome da feminização testicular (SFT) foi descrita no homem, no camundongo, no rato, no gato, nos bovinos e nos equinos. Trata-se de uma condição de origem genética, e, no camundongo, demonstrou-se que o gene para a feminização testicular está presente no cromossomo X. Os indivíduos afetados são XY quanto ao genótipo e têm produção de testosterona pelos testículos, mas não há desenvolvimento dos ductos de Wolff, e, por isso, não há formação das vias genitais masculinas internas. Também não ocorre o desenvolvimento dos ductos de Müller porque o HAM é produzido pelo testículo embrionário. A genitália externa é feminina. A diferenciação das vias genitais internas e da genitália externa masculina não ocorre, porque, embora haja a produção de testosterona e de di-hidrotestosterona, as células dos ductos mesonéfricos e do seio urogenital são desprovidas de receptores para andrógenos. No homem, a SFT pode ser classificada em completa, parcial e discreta, dependendo da intensidade das alterações do sistema genital. Várias mutações no gene de receptores de andrógenos já foram identificadas no homem, sendo a frequência de mutações elevada nos casos classificados como síndrome completa e com frequência decrescente nos casos parcial e discreto.

REFERÊNCIAS BIBLIOGRÁFICAS

Batista RL, Costa EMF, Rodrigues AS *et al*. Androgen insensitivity syndrome: a review. Arch Endocrinol Metab. 2018;62(2):227-35.

Frankenhuis MT, Smith-Bujis CMC, Boer LEM *et al*. A case of combined hermaphroditism and autofertilisation in a domestic rabbit. Vet Rec. 1990;126(24):598-9.

Fujishiro A, Kamakura K, Miyake YI *et al*. A fast, convenient diagnosis of the bovine freemartin syndrome using polymerase chain reaction. Theriogenology. 1995;43(5):883-91.

Hubler M, Hauser B, Meyers-Wallen VN *et al*. SRY-negative XX true hermaphrodite in a Basset Hound. Theriogenology. 1999;51(7):1391-403.

Hunter RHF, Chalmers C, Cavazos F. Interssexuality in domestic pigs: a guide to mechanisms of gonadico differentiation? Anim Breed Abstr. 1988;56(10):785-91.

Hunter RHF, Greve T. Intersexuality in pigs: clinical, physiological and practical considerations. Acta Vet Scand. 1996;37(1):1-12.

Iannuzzi L, Di Meo GP, Perucatti A *et al*. Freemartinism in river buffalo: clinical and cytogenetic observations. Cytogenet Genome Res. 2005;108(4):355-8.

Lyon MF, Hawkes SG. X-linked gene for testicular feminization in the mouse. Nature. 1970;227:1217-9.

McEntee K. Reproductive pathology of domestic mammals. San Diego: Academic Press; 1990.

Meyers-Wallen VN. Gonadal and sex differentiation abnormalities of dogs and cats. Sex Dev. 2012;6(1-3):46-60.

Padula AM. The freemartin syndrome: an update. Anim Reprod Sci. 2005;87(1-2):93-109.

Parma P, Veyrunes F, Pailhoux E. Sex reversal in non-human placental mammals. Sex Dev. 2016;10(5-6):326-44.

Poth T, Breuer W, Walter B et al. Disorders of sex development in the dog-adoption of a new nomenclature and reclassification of reported cases. Anim Reprod Sci. 2010;121(3-4):197-207.

Roberts SJ. Veterinary obstetrics and genital diseases. 3rd ed. Ithaca: SJ Roberts; 1971.

Rocha LGS, Santos DJA, Tonhati H et al. Twinning rate in buffaloes: a case report. Reprod Domest Anim. 2019;54(5):808-11.

Romagnoli S, Schlafer DH. Disorders of sexual differentiation in puppies and kittens: a diagnostic and clinical approach. Vet Clin North Am Small Anim Pract. 2006;36(3):573-606.

Santos RL, Nascimento EF, Edwards JF. Sistema reprodutivo feminino. In: Santos RL, Alessi AC (Ed.). Patologia veterinária. 2. ed. São Paulo: Roca; 2016. pp. 751-804.

Schlafer DH, Foster RA. Female genital system. In: Maxie MG (Ed.). Jubb, Kennedy, and Palmer's Pathology of domestic animals. Vol. 3. 6th ed. St. Louis: Elsevier; 2016. pp. 358-464.

Vale Filho VR. Testicular growth and breeding soundness of chimeric bulls. Tese (Doutorado). University of Guelph; 1986. 183p.

Vaughan L, Schofield W, Ennis S. SRY-negative XX sex reversal in a pony: a case report. Theriogenology. 2001;55(5):1051-7.

Veitia RA, Nunes M, McElreavey K et al. Genetic basis of human sex determination: an overview. Theriogenology. 1997;47(1):83-91.

Winter H, Pfeffer A. Pathogenic classification of intersex. Vet Rec. 1977; 100(16):307-9.

Patologia do Sistema Genital Feminino

Patologia do Ovário

GENERALIDADES

A gônada feminina diferencia-se fundamentalmente da masculina quanto à função gametogênica, que é periódica, e não contínua como aquela do testículo.

O ovário é constituído de duas camadas: uma externa, parenquimatosa, que é o córtex ovariano, e a outra interna vascular, a medular.

O córtex é constituído por folículos ovarianos, corpo lúteo (dependendo da fase reprodutiva do indivíduo) e pelo estroma de sustentação com seus vasos sanguíneos e linfáticos. A porção externa do córtex tem uma camada de tecido conjuntivo denso, chamada túnica albugínea ovariana, localizada entre a porção externa do córtex e o epitélio germinativo, cuja denominação, embora em uso, é inadequada, uma vez que o epitélio germinativo nada mais é do que um segmento do epitélio do peritônio modificado e, ao contrário do que a nomenclatura sugere, não tem função de produção de células germinativas.

A região medular do ovário é constituída por vasos sanguíneos e linfáticos, nervos e tecido conjuntivo de sustentação. Na porção adjacente ao hilo, na extremidade tubárica do ovário, está localizada a rede ovariana, ou *rete ovarii*, que é homóloga à rede testicular, de origem mesonéfrica e cuja função não é bem conhecida, embora haja indícios de que esteja envolvida na organização estrutural da gônada durante a vida embrionária e na modulação da meiose das células germinativas.

A égua tem a particularidade de apresentar em seu ovário a inversão entre as porções cortical e medular, e esta última está posicionada externamente em relação à cortical, que se localiza internamente. Com isso, a ovulação nessa espécie ocorre em uma área restrita do ovário, a qual é revestida por epitélio germinativo e chamada fossa de ovulação.

De acordo com o seu estágio de desenvolvimento, os folículos são classificados em primordial, primário, secundário e terciário ou antral. Os folículos primordiais são constituídos por um oócito, circundado por uma camada simples de células foliculares de aspecto pavimentoso. Os folículos primários caracterizam-se pelo revestimento do oócito por uma camada simples de células da granulosa de aspecto colunar. Nos folículos secundários, estão presentes múltiplas camadas de células da granulosa. Os folículos terciários são caracterizados pela presença do antro, que é uma cavidade formada em meio às células da granulosa e preenchida por líquido folicular. Durante o desenvolvimento folicular, a teca torna-se proeminente – suas células internas hipertrofiam-se, diferenciando-se em teca interna, e as células externas permanecem com seu aspecto fibroso, constituindo a teca externa. O período de evolução de um folículo primordial até a fase pré-ovulatória é bastante longo: na porca tem duração de 85 a 90 dias e na vaca de 85 a 105 dias. O oócito torna-se apto para a fertilização quando completa a segunda divisão meiótica, que ocorre antes da ovulação, na vaca e na porca; logo após a ovulação, na égua, e até 48 horas após a ovulação, na cadela.

A presença de folículos que contêm mais de um oócito, chamados folículos poliovulares, pode ser observada em todas as espécies domésticas, mas é um achado comum somente nos ovários de cadelas e gatas.

A morfologia ovariana é muito variável, principalmente devido às peculiaridades funcionais de cada espécie. Assim, no ovário da porca, podem ser observados inúmeros folículos maduros que lhe conferem um aspecto semelhante ao de cacho de uvas. Já a vaca apresenta poucos folículos maduros, e pode-se observar frequentemente que apenas um deles atinge as dimensões de folículo pré-ovulatório, e os demais permanecem com tamanho menor. A vaca apresenta ondas de crescimento folicular durante o diestro, e, com isso, frequentemente são observados folículos terciários com diâmetro superior a 5 mm na presença de um corpo lúteo ativo. O conhecimento das dimensões dos folículos pré-ovulatórios nas diferentes espécies é importante, sobretudo para a diferenciação entre os folículos e as alterações ovarianas císticas. Os diâmetros dos folículos pré-ovulatórios nas diferentes espécies domésticas encontram-se listados na Tabela 3.1.

A foliculogênese pode ser dividida em basal e tônica. A foliculogênese basal ocorre independentemente de estímulo gonadotrófico de origem hipofisária, e a tônica depende deste estímulo.

Os hormônios gonadotrópicos foliculestimulante (FSH) e luteinizante (LH) são essenciais para a maturação e diferenciação das células da granulosa. A concentração de receptores gonadotrópicos varia de acordo com a natureza do estímulo hormonal, e as fases do ciclo estral

◀ **TABELA 3.1** Características do ciclo estral e da função ovariana nas diferentes espécies de animais domésticos.

Espécie	Diâmetro folicular (mm)	Tipo de ciclo	Duração do ciclo estral (dias)	Duração do estro	Ovulação
Gata	2 a 3	Poliestral estacional	14 a 21	7 dias	Após a cópula (ovulação induzida)
Cadela	5 a 8	Monoestral	120 a 365*	4 a 12 dias	3 a 4 dias após o início do estro
Cabra	8 a 10	Poliestral estacional	18 a 22	26 a 42 h	Logo após o final do estro
Ovelha	8 a 10	Poliestral estacional	14 a 19	24 a 36 h	Próximo ao final do estro
Porca	8 a 10	Poliestral não estacional	17 a 25	40 a 72 h	38 a 42 h após o início do estro
Vaca	16 a 19	Poliestral não estacional	17 a 24	12 a 30 h**	10 a 11 h após o final do estro
Égua	30 a 70	Poliestral estacional	16 a 26	2 a 11 dias	1 a 2 dias antes do final do estro

*Incluindo-se o período de anestro, que varia de 2 a 10 meses. **O estro é mais curto para zebuínos.

e do desenvolvimento folicular, sendo regulada pelos hormônios FSH, LH, prolactina, estrógeno, andrógenos e por fatores de crescimento.

Estudos *in vivo* indicam o envolvimento dos hormônios tireoidianos na expressão de receptores de LH e de gonadotropina coriônica humana. A diferenciação adequada das células da granulosa é indispensável para a ovulação e, sobretudo, para a formação do corpo lúteo. Embora os efeitos primários do FSH e do estrógeno estejam bem estabelecidos, vários outros hormônios e fatores de crescimento têm sido implicados nesse processo, como os hormônios tireoidianos, a insulina, a inibina, a leptina, o fator de crescimento semelhante à insulina tipo 1 (IGF-I) e o fator de crescimento epidermal (EGF). A diferenciação e a maturação das células da granulosa resultam na produção do líquido folicular, rico em inibina, estrógeno e fatores de crescimento. Os hormônios tireoidianos parecem influenciar essa diferenciação, e não a proliferação das células da granulosa, pois no hipotireoidismo ocorre aumento do número de folículos atrésicos. Em ratas hipo-

tireóideas, observa-se maior número de folículos aptos a ovular e de corpos lúteos, ao contrário do que ocorre no hipotireoidismo.

Na vaca, a foliculogênese tônica tem início quando os folículos ultrapassam o tamanho de 4 mm de diâmetro. Concentrações basais de gonadotropinas durante o ciclo estral permitem a emergência de ondas de crescimento folicular a cada 7 a 9 dias e, assim, ocorrem duas ou três ondas de crescimento folicular em cada ciclo estral. Cada onda consiste no aparecimento contemporâneo de três a seis folículos, com o diâmetro maior ou igual a 5 mm. O mecanismo de seleção e dominância folicular, que faz com que um único folículo, ou esporadicamente dois folículos, complete seu desenvolvimento até a ovulação e que os demais folículos entrem em atresia, não está completamente esclarecido, mas envolve fatores endócrinos, parácrinos e autócrinos, entre eles o IGF-I, o EGF, o fator de crescimento de fibroblastos (FGF), a inibina e outros. A interação de alguns desses fatores encontra-se esquematizada na Figura 3.1.

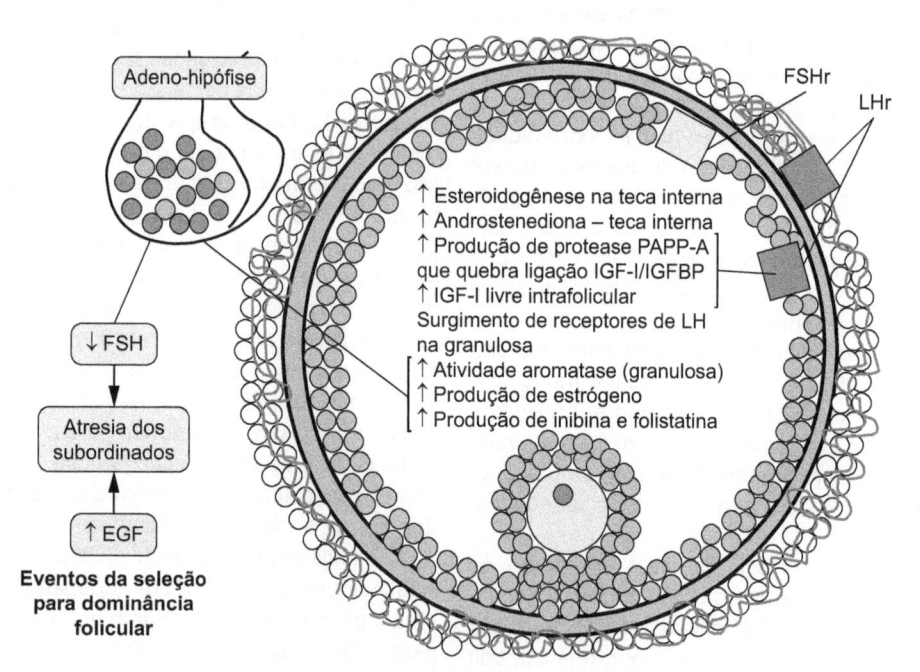

◀ **FIGURA 3.1** Representação esquemática dos mecanismos envolvidos na seleção e dominância folicular. O folículo dominante (FD) produz estradiol e inibina, que exercem *feedback* negativo sobre a hipófise, diminuindo a secreção de hormônio foliculestimulante (FSH). O FD tem aumento no fator de crescimento semelhante à insulina tipo 1 (IGF-I) livre intrafolicular (o que permite o seu desenvolvimento mesmo com a diminuição da concentração de FSH) e se desenvolve até a ovulação; os folículos subordinados (FS) produzem fator de crescimento epidermal (EGF) e não têm condição de desenvolvimento quando da diminuição da concentração de FSH e entram em atresia. (Fonte: cortesia do Prof. Álan Maia Borges.)

Durante o processo de atresia, a perda das células da granulosa dos folículos atrésicos se dá por meio de apoptose, que é um processo ativo de morte celular programada. Os fatores que estimulam o desenvolvimento folicular – como, por exemplo, o IGF-I – bloqueiam o processo de apoptose, enquanto fatores inibidores do desenvolvimento folicular provocam aumento da taxa de apoptose das células da granulosa. Um exemplo de fator que estimula a apoptose no folículo atrésico é a proteína ligadora do IGF-I, que se liga a ele, impedindo que este exerça sua função. A concentração da proteína ligadora do IGF-I é maior no interior dos folículos em atresia, se comparados aos folículos "saudáveis".

As ondas de crescimento folicular na égua podem ser classificadas como maiores (quando ocorre divergência entre os folículos de uma onda, originando o folículo dominante e os subordinados) e menores (não ocorre divergência). As ondas maiores podem ser subdivididas em ondas secundárias, que emergem durante o diestro e originam um folículo dominante anovulatório ou uma ovulação no diestro, e ondas primárias, que emergem durante o diestro e originam a ovulação no estro.

A porca não apresenta ondas de crescimento folicular e seu recrutamento folicular – o desenvolvimento inicial de um grupo de folículos a partir dos folículos primordiais – ocorre somente após o final da fase luteínica. Tal recrutamento não é resultado do aumento de secreção de gonadotropinas, mas a atresia durante essa fase pode ser resultante do declínio da secreção de FSH. Nessa espécie, o estradiol produzido pelos folículos maduros promove a maturação daqueles menos maduros, de tal modo que estes passam a compor a população folicular selecionada.

A cadela é monoestral, assim, cada ciclo estral dela é seguido de um período de anestro que pode variar de 2 a 10 meses. Por outro lado, a gata é poliestral estacional, apresentando ciclicidade durante o período do ano que tem dias mais longos. No caso da gata, a ovulação é induzida pela cópula.

A coelha, além de apresentar características próprias em seu sistema genital (ver Capítulo 5, *Patologia do Útero*), apresenta como particularidade a ovulação induzida. A ovulação da coelha se deve a um mecanismo reflexo, ou seja, ocorre somente após o estímulo da cópula, e a liberação do oócito ocorre, aproximadamente, 8 a 12 horas após a cópula.

Detalhes sobre o tipo de ciclo estral, durações do ciclo e do estro e o momento da ovulação nas diferentes espécies de animais domésticos estão descritos na Tabela 3.1.

ALTERAÇÕES DO DESENVOLVIMENTO

◀ Agenesia

Agenesia de um ou de ambos os ovários é ocasionalmente observada em ruminantes, porcas e cadelas. Se a agenesia for bilateral, parte das vias genitais femininas estarão ausentes, ou, se presentes, serão infantis ou pouco desenvolvidas. Há casos de fusão de ambas as gônadas quando da sua formação, sendo a agenesia designada unilateral. É uma condição hereditária.

◀ Ovários acessório e supranumerário

Em ambos os casos, tem-se uma terceira gônada. É chamado ovário acessório aquele que se apresenta unido a outra gônada normal por meio de um septo conjuntivo. Já o ovário supranumerário apresenta-se como uma terceira gônada distinta, separada das outras. Aparentemente, o ovário acessório ou o supranumerário resultam da divisão da gônada embrionária. É uma alteração extremamente rara, sendo mais comum em vacas. Nesta espécie, há casos de animais com três gônadas funcionais.

Relata-se, com bastante frequência, o fato de cadelas e gatas, após a ovariossalpingo-histerectomia, continuarem manifestando estro. Clinicamente, esta condição é conhecida como "síndrome do ovário remanescente", que por definição se refere à persistência da atividade ovariana em cadelas ou gatas submetidas à ovariectomia ou ovariossalpingo-histerectomia. Frequentemente esta condição decorre de erro na técnica cirúrgica, resultando na permanência da gônada ou de parte dela, mas também pode resultar da presença de ovário acessório ou de tecido ovariano no ligamento ovariano. Os casos decorrentes de ovariectomia incompleta por erro cirúrgico são mais comuns na gata do que na cadela. Cabe também ressaltar que cadelas com infecções geniturinárias podem exercer atração sexual, provavelmente pelos odores (feromônios) gerados pela infecção; contudo, nestes casos a cadela não permite a cópula. Ao contrário, nos casos de ovário acessório a cadela permite o ato da cópula.

Ovários acessórios ou supranumerários têm maior risco de desenvolvimento de neoplasias, especialmente de tumor de células da granulosa (TCG).

◀ Hamartoma vascular

O hamartoma vascular é uma formação vascular normal durante o período embrionário e logo após o nascimento, que regride com o avançar da idade, de modo que, quando o animal atinge a puberdade, os vasos já regrediram. Quando persistem, os vasos são denominados hamartomas vasculares e aparecem como nódulos avermelhados, de tamanho e formato variados – há relatos de casos de alguns hamartomas pesando vários quilos. Eles são compostos por artérias e veias bastante tortuosas. Em alguns casos, essas formações podem aumentar de tamanho – ocorrendo tromboses ovarianas com consequente edema, hemorragia, necrose e proliferação de tecido conjuntivo – e, ainda, ser confundidas com tumores. Os hamartomas vasculares têm sido observados em vacas, porcas e éguas. Há relato dessa condição em vaca com história de atividade reprodutiva normal, gestação e parição a termo.

◀ Disgenesia ovariana

A disgenesia ovariana tem sido observada em éguas que não possuem um dos cromossomos X (XO). As éguas XO têm os ovários inativos e desprovidos de células germinativas. A genitália tubular apresenta conformação normal, porém é pequena, e o endométrio é hipoplásico. A genitália externa é pequena e pouco desenvolvida.

Esta síndrome ocorre em outras espécies, mas não em todas. Na espécie humana, o embrião XO quase nunca sobrevive.

◀ Hipoplasia ovariana

Das anomalias do desenvolvimento do ovário, a hipoplasia ovariana é a mais comum. Pode ocorrer em todas as espécies, sendo mais frequente em vacas. A alteração pode ser uni ou bilateral e total ou parcial. Quando a alteração é bilateral e total, a genitália também é hipoplásica ou hipodesenvolvida, inclusive a glândula mamária, e o animal é estéril. Quando é unilateral, o animal é subfértil. Sabe-se que uma vaca com hipoplasia unilateral total apresenta a gônada contralateral, ainda que morfologicamente normal, pouco funcional.

É uma alteração de origem hereditária, condicionada a um gene recessivo de baixa penetrabilidade ou de penetrabilidade incompleta.

A hipoplasia ovariana unilateral é mais comum, e a gônada mais frequentemente envolvida é a do lado esquerdo (87% dos casos são de hipoplasia unilateral esquerda; 4% de hipoplasia unilateral direita; e 9% de hipoplasia bilateral). O ovário hipoplásico encontra-se diminuído de tamanho e apresenta superfície lisa ou rugosa, com ausência de folículos ovarianos, corpos fibrosos ou corpos lúteos (Figuras 3.2 e 3.4); a porção cortical é hipodesenvolvida e a medular apresenta-se bastante desenvolvida e rica em tecido conjuntivo fibroso e vasos sanguíneos (Figura 3.3). Na hipoplasia parcial, somente parte da gônada encontra-se afetada – geralmente a porção medial –, e ela se caracteriza pela ausência de folículos ovarianos (ver Figura 3.2).

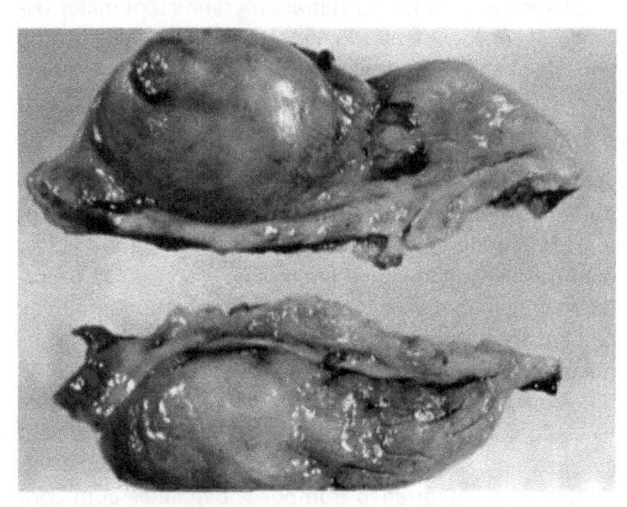

◀ FIGURA 3.2 Hipoplasia ovariana em vaca. O ovário inferior apresenta hipoplasia total e o superior, parcial.

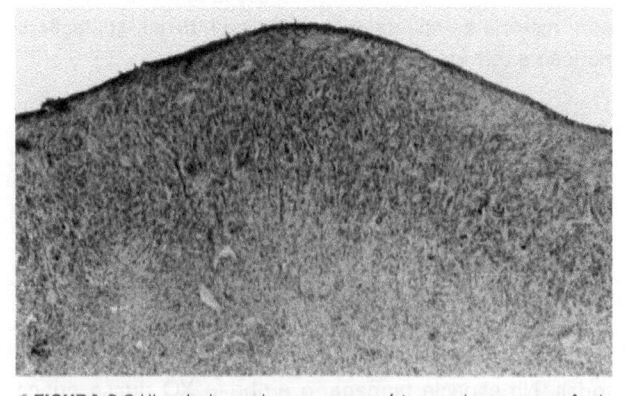

◀ FIGURA 3.3 Hipoplasia ovariana em vaca: córtex ovariano com ausência total de folículos (coloração por hematoxilina-eosina).

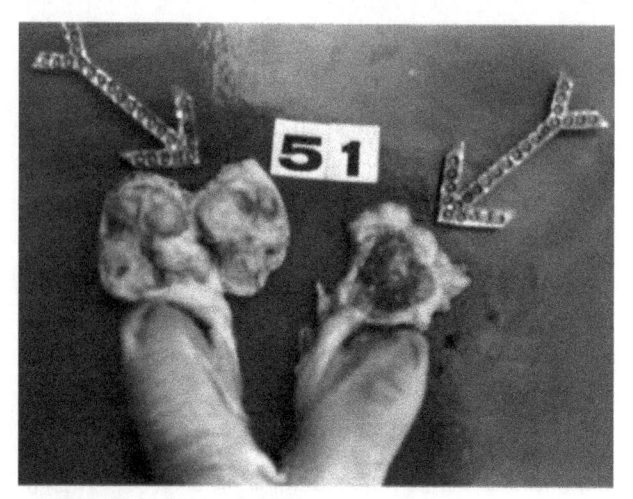

◀ FIGURA 3.4 Hipoplasia ovariana em égua. O ovário direito apresenta hipoplasia total.

A diminuição do número de células germinativas nos casos de hipoplasia pode estar relacionada com deficiência do desenvolvimento dessas células no saco vitelínico, ou falha no processo de migração das células até a crista gonadal, ou ainda, a sua persistência e multiplicação na gônada.

Em um estudo envolvendo 150 búfalas procedentes da Ilha de Marajó, no estado do Pará, e abatidas em matadouro, constatou-se um caso de hipoplasia ovariana bilateral total, correspondendo a uma frequência de 0,66%.

Em bovinos zebu, a ocorrência de hipoplasia ovariana é aparentemente menor do que em taurinos. Em um estudo, no qual se realizou avaliação macroscópica do sistema genital de 6.054 vacas azebuadas provenientes do estado de Minas Gerais, não foi diagnosticado nenhum caso de hipoplasia ovariana.

◀ Ovários infantis (ovários do feto equino)

O endométrio da égua gestante produz gonadotropina coriônica equina (eCG) em grande quantidade, desde o 40º até aproximadamente o 150º dia de gestação. A grande quantidade de hormônio produzido pela égua gestante foi incriminada de provocar grande desenvolvimento da gônada fetal, que pode chegar a ser maior do que a gônada materna (Figuras 3.5 e 3.6). A segunda fase de crescimento da gônada fetal ocorre entre 150 e 250 dias de gestação, período em que há alta concentração de estrógeno na urina, a qual está relacionada com a diminuição de volume do ovário fetal.

Estudos recentes revelaram que o eCG não é capaz de atravessar a placenta e a hipertrofia e a hiperplasia de células intersticiais da gônada fetal são provavelmente causadas pela ação de LH hipofisário do feto. Entre 50 e 200 dias de gestação, o soro fetal é rico em LH, e a adeno-hipófise é altamente produtiva.

A regressão das células intersticiais coincide com a presença de estrógeno na urina, que parece ser o responsável pela regressão dessas células. Nesse período, os folículos primordiais da gônada fetal sofrem regressão em grande quantidade. Há raros relatos de hamartoma de células intersticiais no ovário equino, que supostamente são decorrentes de regressão incompleta das células intersticiais do ovário fetal.

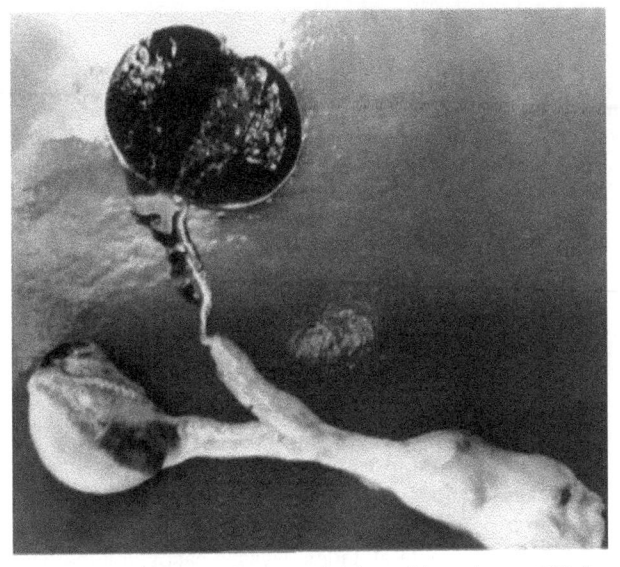

◀ **FIGURA 3.5** Órgãos do sistema genital de um feto equino aos 180 dias de gestação. Observe o ovário aumentado de volume.

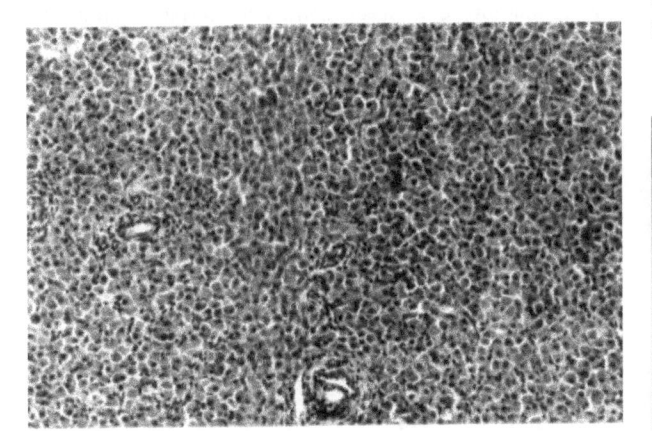

◀ **FIGURA 3.6** Ovário de feto equino aos 210 dias de gestação: abundância de células intersticiais (coloração por hematoxilina-eosina).

◀ Ovários afuncionais

Os casos de ovários afuncionais são observados em animais adultos que, devido à ausência de crescimento folicular, apresentam ovário diminuído de tamanho. Ocorrem nas deficiências nutricionais e nas doenças crônicas que causam caquexia. Apesar de a condição de afuncionalidade não ser uma anomalia do desenvolvimento, está sendo abordada neste tópico a fim de salientar a importância da diferenciação entre essa condição, que é adquirida e reversível, e a condição de hipoplasia ovariana, congênita e irreversível. A atividade ovariana é profundamente influenciada pela dieta inadequada em quantidade e qualidade, e isso ocorre no pós-parto de vacas leiteiras em balanço energético negativo, em vacas de corte durante o período de amamentação ou em vacas criadas extensivamente durante o período de estiagem, quando há escassez de forrageira de boa qualidade. Porcas em lactação que não recebem dieta adequada também podem apresentar um longo intervalo desmame-cio, devido à inatividade ovariana, especialmente nas primíparas, que entram em estado catabólico já no final da lactação. Enquanto as plurírparas permanecem em estado anabólico. As primíparas são especialmente muito suscetíveis ao

manejo nutricional inadequado, pois ainda não atingiram o tamanho e o peso de uma fêmea adulta, por isso demandam mais nutrientes e apresentam reservas proteicas e lipídicas muito limitadas.

◀ Tecido adrenocortical ectópico

Podem ser observados nódulos do tecido do córtex adrenal com localização adjacente ao ovário. Normalmente encontram-se próximos à inserção do mesovário, têm coloração amarelada e seu tamanho pode variar de milímetros até 2,5 cm de diâmetro. Tal alteração aparentemente não tem significado clínico, uma vez que não altera a função ovariana e não resulta em alterações hormonais.

ALTERAÇÕES CIRCULATÓRIAS

◀ Hemorragia intrafolicular

A hemorragia intrafolicular ocorre em bezerras, nos cistos foliculares das cadelas e, ocasionalmente, em folículos atrésicos em vacas. A causa é desconhecida (Figuras 3.7 e 3.8). Em folículos anovulatórios da égua (folículos

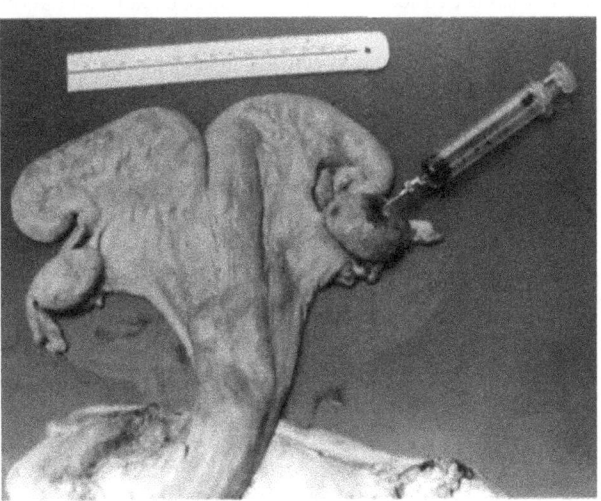

◀ **FIGURA 3.7** Hemorragia intrafolicular em vaca: líquido folicular tingido por sangue.

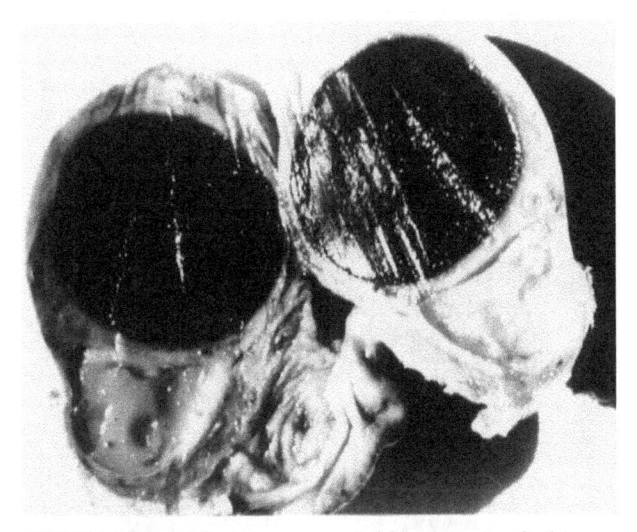

◀ **FIGURA 3.8** Cisto folicular em vaca: material fixado mostrando cisto com conteúdo hemorrágico. (Fonte: cortesia do Dr. C. A. Bezerra.)

anovulatórios hemorrágicos – abordados no tópico "Cistos ovarianos"), que ocorrem especialmente no período de transição entre a fase de anestro e a fase cíclica, também pode ocorrer este tipo de hemorragia.

◀ Hemorragia pós-ovulação

Ocorre em todas as espécies, variando em intensidade. A égua desenvolve um corpo hemorrágico de grandes dimensões após a ovulação (Figura 3.9). O coágulo que preenche o espaço do líquido folicular vai dar lugar ao desenvolvimento das células luteínicas e à formação do corpo lúteo.

A hemorragia decorrente da ovulação pode dar origem a pequenas projeções de fibrina na superfície do ovário, que, posteriormente, podem-se organizar, originando pequenas aderências fibrosas na superfície ovariana. Essas projeções são conhecidas na literatura como *ovulation tag* (em inglês).

◀ Hemorragia por enucleação do corpo lúteo

Alteração circulatória mais importante no ovário. A hemorragia pode ocasionar duas consequências indesejáveis: aderência ovariana ou mesmo morte por hipovolemia. A cicatriz no ovário, decorrente da enucleação manual do corpo lúteo, é bem maior e tem forma estrelada, diferindo daquela do corpo lúteo periódico, conhecida como *corpo albicans*. Além disso, observa-se a presença do corpo lúteo extirpado, que permanece indefinidamente nas cavidades pélvica ou peritoneal. As experiências indicam que a extirpação do corpo lúteo, tanto nos casos de gestação como nos de piometrite, provoca hemorragia intensa, e, por isso, a morte por hipovolemia pode ocorrer, ou então, as aderências são muito mais acentuadas, isto porque nesses casos o corpo lúteo é mais firmemente aderido ao ovário e bem mais irrigado do que o corpo lúteo não persistente do ciclo estral normal. Atualmente, com o advento da utilização terapêutica da prostaglandina F2α e de seus análogos, a enucleação manual do corpo lúteo caiu em desuso.

O rompimento de cistos ovarianos também pode ocasionar grandes hemorragias.

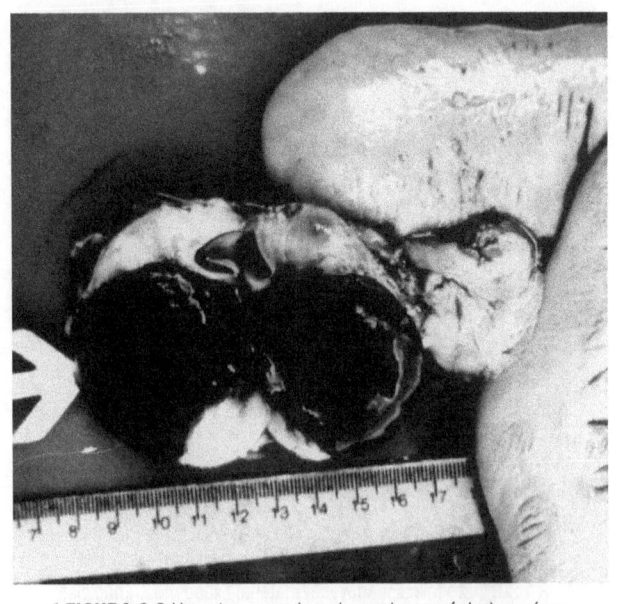

◀ **FIGURA 3.9** Hematoma ovariano (corpo hemorrágico) em égua.

◀ Lesões vasculares

A hialinização das paredes das artérias e arteríolas do ovário pode ocorrer logo após o parto. Além disso, as arteríolas do corpo lúteo em regressão também apresentam degeneração hialina de sua parede. O significado dessas lesões vasculares não é conhecido.

Na superfície do ovário de éguas velhas é comum observar dilatação vascular, presença de trombos, infartos e isquemia e, posteriormente, reação inflamatória conhecida como varicosite.

ALTERAÇÕES INFLAMATÓRIAS

A ooforite ou ovarite é relativamente rara e, na maioria das vezes, é piogênica. Nas áreas em que a tuberculose é uma doença comum, os ovários e as vias genitais são frequentemente afetados. Nesses casos, a superfície do ovário e a da tuba uterina têm nódulos avermelhados ou amarelados, e elevados, de aspecto granuloso. Microscopicamente, observam-se numerosos macrófagos epitelioides e células gigantes circundando uma área necrótica. A *Brucella suis* também produz, frequentemente, lesão inflamatória granulomatosa na superfície (serosa) do ovário de porcas.

Abscessos ovarianos em vacas são geralmente precedidos de piometrites, especialmente naqueles casos em que há extirpação do corpo lúteo. Tem sido observado, nas salas de necropsia e em peças de matadouro, abscessos ovarianos em vacas que foram submetidas a constantes aspirações foliculares para realização de fertilização *in vitro*.

O vírus da diarreia bovina (BVD) tem sido isolado de ovários de bovinos naturalmente infectados, sendo considerado importante agente causador de problemas reprodutivos nessa espécie. Há evidências de que este vírus é capaz de interferir na foliculogênese, reduzindo o diâmetro dos folículos dominantes ovulatório ou anovulatório, e na mortalidade embrionária e fetal, provocando abortos e defeitos congênitos (ver Capítulo 6, *Patologia do Útero Gestante*). Além disso, foi observado que este vírus pode ser detectado no oócito e nas células do *cumulus ooforus* de folículos em diversas fases de crescimento e induz processo inflamatório no parênquima ovariano.

O herpes-vírus bovino tipo 1 causa ooforite necrótica multifocal, e as lesões mais graves dessa doença estão localizadas no corpo lúteo. Nestes casos, o infiltrado inflamatório consiste predominantemente de linfócitos nas áreas necróticas.

O vírus Akabane, que é causa comum de aborto e teratogenicidade em bovinos na Austrália, no Japão e em Israel, ao infectar a vaca imediatamente após a inseminação, provoca necrose do corpo lúteo com infiltrado linfocítico acentuado.

Uma observação importante para a interpretação dos processos inflamatórios do ovário na vaca é que nem todas as células inflamatórias presentes no corpo lúteo têm significado patológico. Eosinófilos são frequentemente observados no tecido conjuntivo e no estroma de corpos lúteos jovens ou recentemente formados, e este achado não é considerado patológico. Mastócitos são observados na cápsula externa do corpo lúteo, no terço médio do diestro, e macrófagos geralmente estão presentes em corpos lúteos em regressão ou no estágio final do diestro. Além disso, em condições normais há uma pequena população de macrófagos residentes no interstício ovariano bovino ao longo de todo o seu ciclo estral.

ALTERAÇÕES REGRESSIVAS

◀ Hipotrofia do ovário

Hipotrofia do ovário pode ocorrer como resultado de inanição crônica e de doenças crônicas caquetizantes. Vacas criadas em regime extensivo podem apresentar interrupção na atividade ovariana cíclica durante a estação de seca devido à deficiência nutricional, condição que é revertida após o início da estação chuvosa.

Em vacas de corte no início da lactação, as reservas corporais de energia, a ingestão de nutrientes e a amamentação são os principais fatores que regulam a retomada da função ovariana. Assim, a mobilização de tecido adiposo avaliado por perda no escore da condição corporal, a restrição nutricional e a interação mãe-cria, mediada pela liberação de peptídios opioides endógenos, podem ocasionar o anestro. A associação desses fatores atua inibindo a liberação pulsátil de hormônio liberador de gonadotropina (GnRH) pelo hipotálamo e de LH pela hipófise. A redução nos pulsos de LH impede o desenvolvimento folicular e limita a produção de estradiol necessária para desencadear a onda ovulatória do LH, atrasando o reinício da atividade ovariana cíclica pós-parto.

A paralisação completa da atividade ovariana, como ocorre na mulher após a menopausa, não acontece entre os mamíferos domésticos, pois estes não apresentam o fenômeno da menopausa. A perda contínua de oócitos e a diminuição da fertilidade ocorrem com o avanço da idade, mas a função ovariana continua, ainda que irregularmente. Os ovários de várias espécies domésticas aumentam de tamanho com o passar do tempo. O aumento é devido ao acúmulo de tecido conjuntivo fibroso resultante da involução de corpos lúteos, da regressão vascular após várias gestações e da regressão de folículos. Os ovários de porcas e cadelas velhas são muito mais lobulados, em comparação com os das fêmeas jovens dessas mesmas espécies.

Uma porca com mais de 10 partos pode ovular normalmente, porém o número de leitões nascidos é, de maneira geral, reduzido.

◀ Fibrose

A fibrose ovariana aparece nos animais velhos em consequência do acúmulo de tecido conjuntivo fibroso resultante da degeneração do corpo lúteo e de lesões vasculares pós-parto. A luteólise, que é um processo fisiológico, caracteriza-se histologicamente pela presença de células luteínicas acentuadamente eosinofílicas, retraídas e, em alguns casos, vacuolizadas. Nem todas as células luteínicas desenvolvem estas alterações simultaneamente durante o processo de luteólise.

◀ Cistos ovarianos

Dez tipos de cistos podem ser encontrados no ovário ou ao seu redor (Tabela 3.2) e serão discutidos detalhadamente a seguir.

◀ **TABELA 3.2** Cistos ovarianos e sua origem.

Tipo de cisto	Origem
Cisto paraovárico	Túbulos mesonéfricos craniais (epoóforo), túbulos mesonéfricos caudais (paraóforo) e ductos mesonéfricos (cistos dos ductos mesonéfricos)
Cisto da *rete ovarii*	*Rete ovarii* (derivado mesonéfrico)
Cisto de inclusão germinal	Epitélio germinativo
Cisto do folículo atrésico	Folículos terciários em atresia
Cisto do corpo lúteo	Corpo lúteo
Cisto folicular luteinizado	Folículo terciário luteinizado
Cisto folicular	Folículo terciário
Cisto tubo-ovárico	Tuba uterina e ovário (aderências)
Cisto bursa-ovárico	Tuba uterina, mesossalpinge e ovário (aderências)
Hidátide de Morgagni	Apêndice paramesonéfrico

Cisto paraovárico

Os cistos paraováricos têm localização adjacente ao ovário. Originam-se a partir de resquícios embrionários dos túbulos mesonéfricos.

Os cistos de origem mesonéfrica recebem denominações especiais. Assim, quando são derivados da porção cranial dos túbulos mesonéfricos, denominam-se epoóforos e, quando se originam a partir das porções caudais dos túbulos mesonéfricos, são conhecidos como paraóforos. Contudo, tais denominações carecem de importância prática, uma vez que não há diferenças de relevância clínica entre esses dois tipos de cistos.

Os cistos paraováricos, normalmente, têm até 1 cm de diâmetro; na égua, eles podem atingir até 7 cm de diâmetro (Figura 3.10). Estes cistos são limitados por uma simples camada de epitélio cuboidal e sua parede contém músculo liso. Podem aumentar de diâmetro ao longo da vida do animal e, por isso, os cistos de grande diâmetro são encontrados sobretudo em animais velhos. Não há evidências de que os cistos paraováricos interfiram na atividade ovariana.

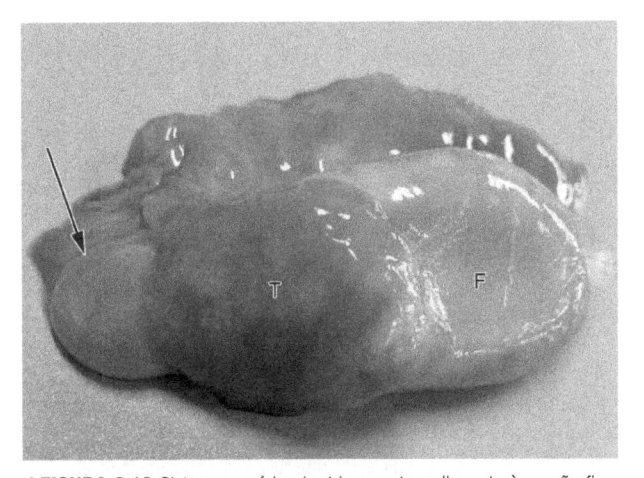

◀ **FIGURA 3.10** Cisto paraovárico (*seta*) em potra adjacente à porção fimbriada da tuba uterina (T) e à fossa de ovulação (F).

Cisto da rete ovarii

A *rete ovarii* é constituída por grupos de túbulos anasto-mosados, revestidos por epitélio simples cúbico ou colu-nar. É dividida, conforme sua localização, em *rete* intrao-variana, conectante e extraovariana.

Os cistos da *rete ovarii* ocorrem em todas as espécies domésticas, mas são mais frequentes em cadelas e gatas. Essas formações císticas originam-se a partir do acúmu-lo de secreção na rede ovariana e subsequente dilatação cística da mesma. Os cistos da *rete ovarii* apresentam uma simples camada de epitélio cuboidal e sua parede não contém músculo liso (Figura 3.11), com exceção dos cistos derivados da rede extraovariana, que são histologi-camente indistintos dos cistos paraováricos.

Tanto macro quanto microscopicamente é difícil dife-renciar com precisão os cistos paraováricos dos cistos da *rete ovarii* extraovariana, uma vez que, nos dois casos, a localização é a mesma e ambos têm células musculares lisas em sua parede. Cabe ressaltar que a porção extra-ovariana da *rete ovarii* tem continuidade com os túbulos mesonéfricos.

Cisto de inclusão germinal

Os cistos de inclusão germinal aparecem na superfície do ovário e se formam por fragmentos do peritônio (epitélio germinativo) que se dobram para o interior do córtex ova-riano (Figura 3.12). Ocorre em todas as espécies, sendo mais importantes em éguas, nas quais podem interferir na ovulação. Na égua, geralmente é múltiplo, de tamanho que varia de milímetros a 4,5 cm, e localizado próximo à fossa de ovulação, por isso são também chamados, nessa espécie, de "cisto da fossa" (Figura 3.13). As formações císticas aumentam de tamanho com a idade e destroem gradativamente o parênquima ovariano; quando em gran-de número, podem bloquear a fossa de ovulação. Também na égua, em adição ao epitélio do peritônio, o epitélio tu-bárico pode ser carreado para dentro do ovário logo após a ovulação, o que não ocorre em outras espécies. O fato de o epitélio tubárico ter intensa atividade secretória fa-vorece a expansão desse tipo de cisto na espécie equina.

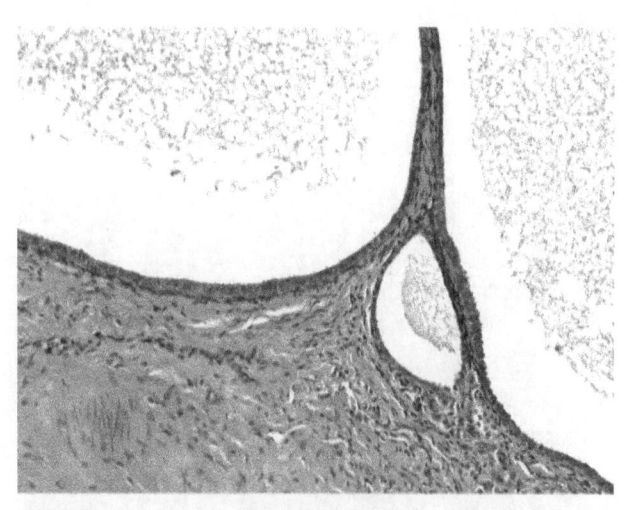

◀ **FIGURA 3.11** Cistos da *rete ovarii* em cadela revestidos por epitélio sim-ples cúbico, com ausência de tecido muscular liso na parede (coloração por hematoxilina-eosina em aumento de 20×). (Fonte: cortesia da Dra. Clarissa Helena Santana.)

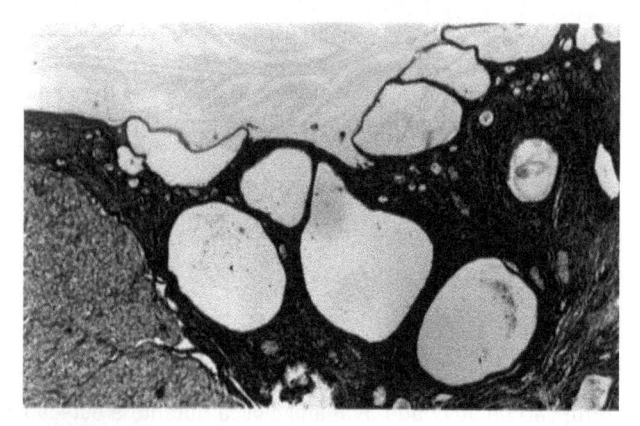

◀ **FIGURA 3.12** Cistos de inclusão germinal em cadela (coloração por he-matoxilina-eosina).

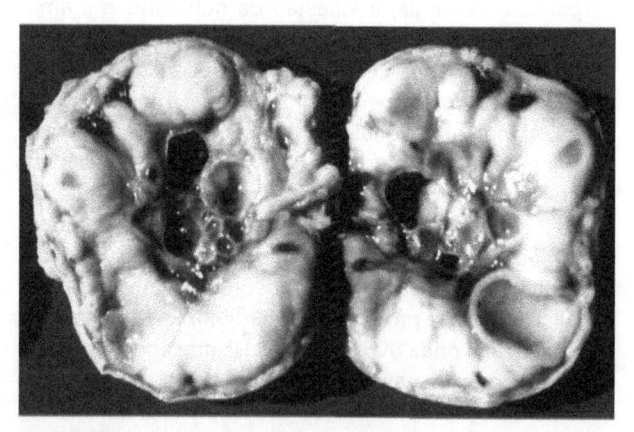

◀ **FIGURA 3.13** Cistos de inclusão germinal (cistos da fossa) em égua.

Em outras espécies, os cistos de inclusão germinal apresentam dimensões muito reduzidas, sendo diagnos-ticados microscopicamente e carecendo de importância clínica. Os cistos de inclusão germinal não têm atividade de produção hormonal.

Cisto das estruturas epiteliais subsuperficiais

Também denominados cistos dos túbulos corticais, este tipo de cisto ocorre com grande frequência em cadelas, que possuem estruturas epiteliais tubulares subsuperfi-ciais (localizadas na cortical ovariana logo abaixo do epité-lio germinativo), também chamadas de túbulos corticais. Frequentemente estas estruturas dão origem a formações císticas que geralmente são reconhecidas apenas micros-copicamente, uma vez que têm apenas algumas dezenas de micrômetros de diâmetro (Figura 3.14), embora pos-sam atingir até 5 mm, quando são observáveis macrosco-picamente. Esse tipo de cisto é muito semelhante ao de inclusão germinal em outras espécies, com a diferença de que na cadela há túbulos corticais preexistentes. Os cistos das estruturas epiteliais subsuperficiais não resultam em disfunção ovariana, sendo importante apenas para o diag-nóstico diferencial de outras alterações ovarianas císticas, mais frequentes em cadelas velhas.

Cisto do folículo atrésico

São folículos que não se desenvolveram completamente e não ovularam. O número de folículos que iniciam o desen-volvimento é muito maior do que o número de folículos

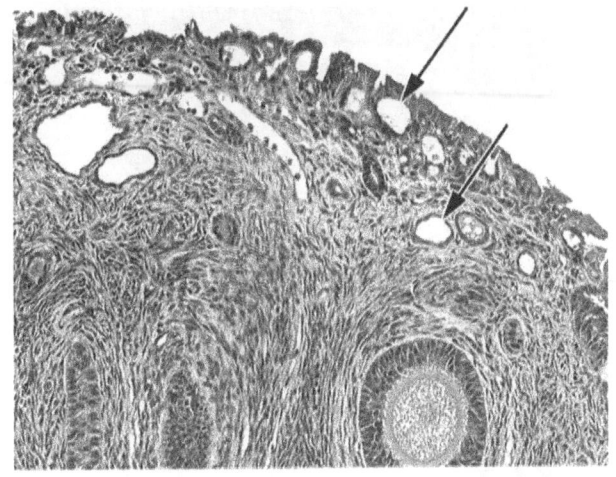

◀ **FIGURA 3.14** Cistos das estruturas epiteliais subsuperficiais (*setas*) em cadela (coloração por hematoxilina-eosina). (Fonte: cortesia da Dra. Clarissa Helena Santana.)

que ovulam, ou seja, muitos folículos não completam o seu desenvolvimento e entram em um processo conhecido como atresia folicular. O folículo atrésico caracteriza-se por revelar oócito degenerado, células da granulosa em degeneração com citoplasma vacuolizado e características morfológicas de apoptose. Nestes casos, eventualmente pode ser observada luteinização das células da teca interna.

Cisto do corpo lúteo

Frequentemente ocorre a formação de uma cavidade cística na porção central do corpo lúteo, irregular, cujo tamanho pode variar de milímetros até mais de 2 cm (Figuras 3.15 e 3.16). Nestes casos, ocorreu ovulação, e a atividade ovariana cíclica continua normalmente. A presença da formação cavitária caracteriza o cisto do corpo lúteo, também conhecido como corpo lúteo cístico.

Os cistos podem ocorrer em vacas gestantes até o 40º dia de gestação. A partir dessa data geralmente se rompem. É possível identificar corpos lúteos cístico e normal em um mesmo ovário. Em zebuínos, há tendência de protrusão da cavidade cística para a superfície do ovário.

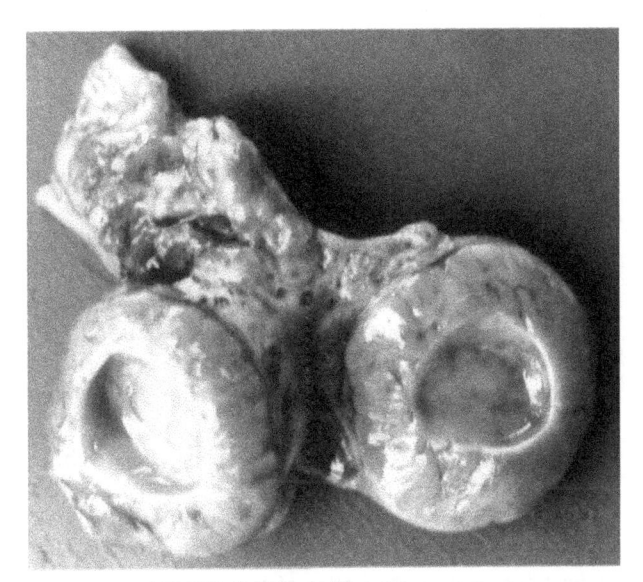

◀ **FIGURA 3.15** Corpo lúteo cístico em vaca.

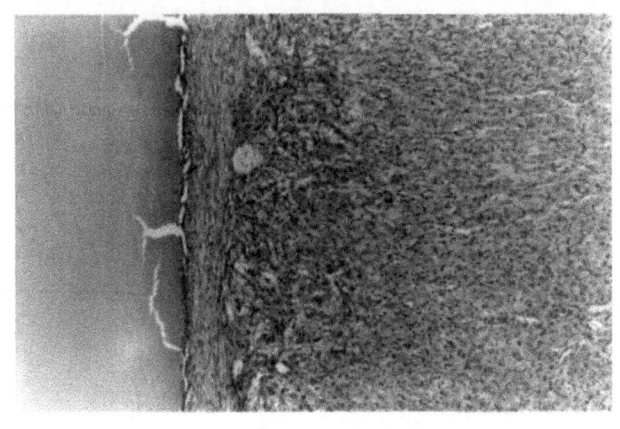

◀ **FIGURA 3.16** Corpo lúteo cístico em vaca (coloração por hematoxilina-eosina).

A patogenia não é conhecida, possivelmente envolve falta de irrigação na parte central do corpo lúteo. Embora haja suspeitas de que cistos do corpo lúteo de grandes proporções possam comprometer a produção de progesterona pelo corpo lúteo e, consequentemente, diminuir as chances de estabelecimento da gestação, estudos recentes indicam que, além de não haver comprometimento da função luteínica nestes casos, o volume de tecido luteínico e a concentração sérica de progesterona tende a ser maior nos animais cujos corpos lúteos possuem cavidades císticas.

Cisto folicular luteinizado (cisto luteínico ou cisto luteinizado)

Anteriormente denominado cisto luteínico ou cisto luteinizado, o cisto folicular luteinizado é considerado uma variação do cisto folicular, que será discutido adiante, e que pode apresentar graus variados de luteinização de sua parede. Por isso, propôs-se a denominação "cisto folicular luteinizado", que melhor reflete a gênese deste tipo de cisto. Quando do desenvolvimento do cisto folicular luteinizado, não há ovulação. O folículo cresce, não ovula e ocorre luteinização das células da teca interna. Vacas com cisto folicular luteinizado têm falha de ovulação; normalmente o animal entra em anestro e, nestes casos, não há hiperestrogenismo. A cavidade cística é arredondada, revestida por uma camada de tecido conjuntivo fibroso externamente e, internamente, por células da teca luteinizadas (Figura 3.17). Ocorre com maior frequência na vaca e na porca.

A patogenia não está clara, mas sabe-se que envolve uma insuficiência da ação do LH, o que pode ser decorrente de deficiência deste hormônio e de FSH, ou mesmo excesso de LH. Tanto no cisto folicular quanto no cisto luteinizado há inadequação da ação do LH no folículo pré-ovulatório, mas no caso do cisto luteinizado, a exposição ao LH, embora insuficiente para a ovulação, resulta na luteinização da parede do cisto. Os cistos foliculares luteinizados têm maior concentração de progesterona e menor concentração de estrógeno em seu interior quando comparados aos cistos foliculares (abordados a seguir).

Caracteriza-se macroscopicamente por apresentar parede espessa e distendida, consistência firme, conteúdo líquido citrino e inodoro, e parede interna amarelada. Microscopicamente, apresenta cápsula conjuntiva ao redor de células da teca luteinizadas.

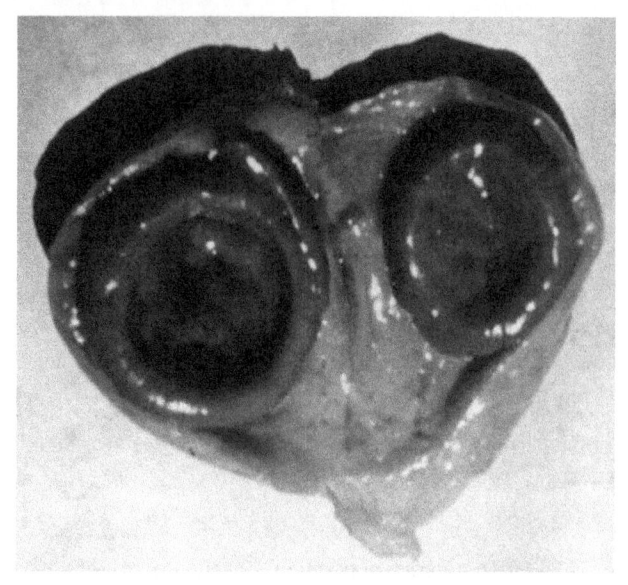

◀ **FIGURA 3.17** Cisto luteinizado em vaca. (Fonte: cortesia do Prof. F. Megale.)

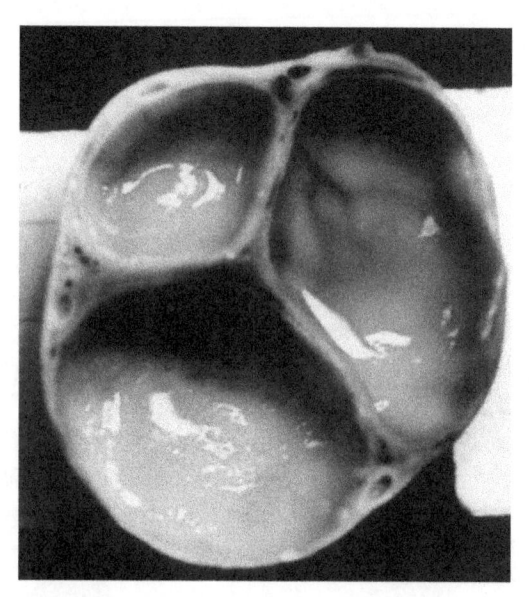

◀ **FIGURA 3.19** Cisto folicular múltiplo em vaca. Este animal apresentava sinais de ninfomania. (Fonte: cortesia do Dr. C. A. Bezerra.)

Cisto folicular

Classicamente, o cisto folicular, ou doença ovariana cística, pode ser definido na vaca pela persistência de estrutura folicular anovulatória por período superior a 10 dias, na ausência de corpo lúteo, e com interrupção da atividade ovariana cíclica normal; o diâmetro ultrapassa 2,5 cm (Figuras 3.18 a 3.20). Contudo, estudos mais recentes, apoiados em exames ultrassonográficos sequenciais, indicam que um folículo pode se tornar cístico com tamanhos menores que 2,5 cm (folículos maduros pré-ovulatórios em vacas têm, em média, entre 1,6 e 1,9 cm). Além disso, os cistos foliculares são estruturas dinâmicas e, em alguns casos, podem regredir e ser substituídos por novos. Assim, há tendência de redefinição dos cistos foliculares na vaca como estruturas císticas com diâmetro superior a 2 cm, em um ou ambos os ovários, na ausência de corpo lúteo, e que interferem na ciclicidade ovariana.

O cisto folicular é a alteração regressiva mais comum do ovário. Ocorre em várias espécies domésticas, sendo mais estudado e conhecido na vaca e na porca. Muito pouco se sabe sobre o seu significado em outras espécies. Em vacas, o aspecto mais conhecido dessa patologia é a sua associação com ninfomania.

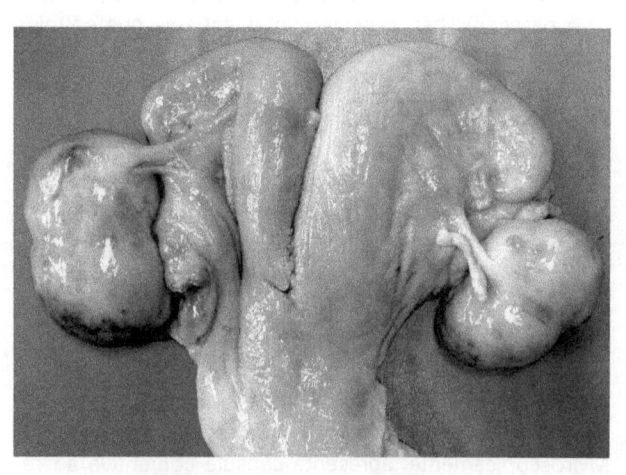

◀ **FIGURA 3.18** Cisto folicular bilateral em vaca.

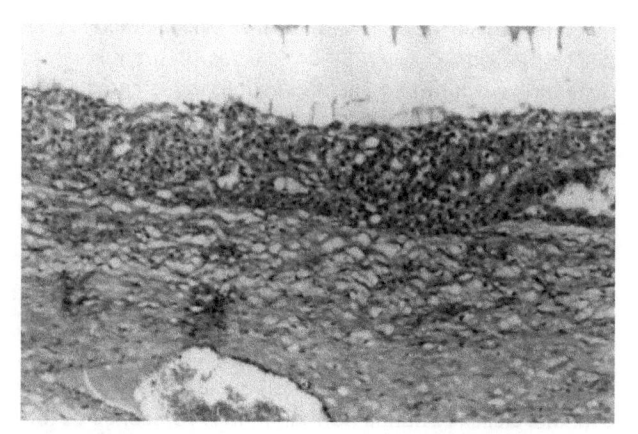

◀ **FIGURA 3.20** Cisto folicular em vaca: parede do cisto com aspecto semelhante ao de um folículo maduro (coloração por hematoxilina-eosina).

O cisto folicular forma-se quando um folículo se desenvolve até o estágio pré-ovulatório, mas ocorre falha de ovulação e o folículo persiste, tende a crescer e mantém sua capacidade esteroidogênica. O cisto folicular se desenvolve mais frequentemente no primeiro ciclo pós-parto. Há trabalhos que revelam ser essa alteração mais comum em vacas que tiveram problemas pós-parto, tais como febre vitular (hipocalcemia puerperal), distocia e retenção de placenta. Há também trabalhos que relatam o desenvolvimento de cisto folicular em vacas, antes que tenha ocorrido a primeira ovulação após o parto; normalmente elas não mostram sinais de estro, e aquelas que apresentam cisto após o estro e a ovulação geralmente mostram sinais de ninfomania. Possivelmente, a justificativa para isto se deve ao fato de que a progesterona, produzida pelo corpo lúteo da primeira ovulação, induz o aparecimento de receptores para estrógeno. Os fatores que determinam se um cisto folicular regredirá ou não são desconhecidos. Podem ocorrer cistos foliculares acompanhados de corpo lúteo, isto porque muitos cistos não são esteroidogênicos ou, em outras palavras, são hormonalmente inativos. Nestas condições, podem estar associados à presença de corpo lúteo, sendo chamados cistos foliculares inativos.

Por isso, os verdadeiros cistos foliculares esteroidogêni-cos são aqueles capazes de interferir na ciclicidade ovaria-na normal. Vacas leiteiras de alta produção com balanço energético negativo apresentam transtornos hormonais e metabólicos com comprometimento funcional do eixo hipotalâmico-hipofisário-ovariano. Nestas condições, as concentrações de IGF-I, insulina, glicose e leptina estão re-duzidas, e há maior risco para o desenvolvimento de cisto folicular. Também já se demonstrou que cistos foliculares têm elevada atividade de proteínas ligadoras de IGF-I.

O comportamento da vaca com cisto folicular é muito variável, podendo ocorrer ninfomania (Figura 3.21), anes-tro ou virilismo. Esse comportamento é determinado pela produção hormonal do cisto, em que pode predominar a produção de estrógenos, progesterona ou andrógenos, o que, por sua vez, depende da constituição e da atividade das células que compõem a parede do cisto. Cistos com células da granulosa viáveis têm maior concentração de estrógeno, e cistos total ou parcialmente luteinizados têm concentração elevada de progesterona.

A etiopatogenia do cisto folicular não está clara. Para alguns, deve-se à exacerbada ação do FSH e à não libe-ração do LH pela adeno-hipófise ou à não liberação do GnRH pelo hipotálamo. Outros acham que se deve à au-sência de receptores de LH no folículo maduro, ou mes-mo à ausência de ácido siálico. Este ácido estabelece a ligação do hormônio LH com seus receptores, por isso se diz muitas vezes que o LH é quimicamente normal, mas biologicamente inativo. Além disso, é possível que ocor-ra baixa concentração hipofisária de receptores para o GnRH, ou, ainda, falha no processo de *feedback* positivo do estrógeno para a liberação do LH. Há, também, a teoria de que a quantidade de receptores foliculares para o LH estaria diminuída nos casos de desenvolvimento de cisto folicular. Existem evidências de que há deficiência de LH e de que o folículo maduro não está exposto à ação des-se hormônio, consequentemente não sofre ovulação. Em síntese, o cisto folicular geralmente se forma quando há alteração na exposição do folículo pré-ovulatório ao LH, resultante de padrão aberrante de secreção de LH, o que

pode ser decorrente dos fatores já descritos ou de falha do *feedback* positivo do estrógeno no hipotálamo e na hi-pófise, necessário para a indução do padrão de secreção pré-ovulatório de LH.

As disfunções da tireoide podem afetar o desempenho reprodutivo, associando-se à irregularidade do ciclo es-tral, à redução da fertilidade e mesmo ao aborto. O hi-potireoidismo, caracterizado por diminuição da tri-iodo-tironina (T3) e da tiroxina (T4) e aumento do hormônio estimulante da tireoide (TSH) na circulação sanguínea, associa-se à formação de cistos ovarianos, especialmente em fêmeas suínas. Experimentalmente, leitoas com hipo-tireoidismo apresentam ovários hipertrofiados, com cis-tos foliculares múltiplos.

Fatores estressantes que cursam com elevação da con-centração sérica de cortisol também podem predispor ao desenvolvimento de cisto folicular. Vacas com cisto foli-cular apresentam hiperfunção das células secretoras de hormônio adrenocorticotrófico (ACTH) e hipofunção das células secretoras de LH na hipófise. Aparentemente a di-minuição dessas células secretoras de LH é secundária ao aumento da função das células secretoras de ACTH, o que reforça o papel importante do estresse na patogênese do cisto folicular.

Conforme discutido, durante o processo de atresia foli-cular ocorre apoptose das células da granulosa, e no fo-lículo dominante as células da granulosa permanecem viáveis e são refratárias à apoptose. Portanto, é possí-vel que falha nos mecanismos mediadores da apoptose das células da granulosa poderia retardar o processo de atresia, favorecendo o desenvolvimento do cisto folicular. Recentemente foi observado que, embora as células da granulosa de cistos foliculares sofram apoptose do mes-mo modo que folículos atrésicos, a apoptose das células da teca interna é diminuída em folículos que originam cis-tos foliculares, o que pode ser responsável pelo atraso da regressão folicular nestes casos. A apoptose tardia dessas células poderia explicar o fato da regressão espontânea de cistos foliculares na vaca.

A incidência de cisto folicular em vacas é variável. Para vacas leiteiras, a incidência varia de 6 a 30% por lacta-ção. Aproximadamente 48% das vacas com cisto folicu-lar no período pós-parto curam-se espontaneamente, e aquelas que após 60 dias do parto não se recuperaram quase sempre mostram ninfomania e se recuperam com o tratamento. A frequência de cisto folicular em vacas ze-buínas aparentemente é baixa, em comparação com os animais taurinos. Embora este assunto não tenha sido muito estudado nas raças zebuínas, há algumas informa-ções disponíveis. Em uma pesquisa envolvendo 4.008 vacas azebuadas, abatidas em matadouros dos estados de Minas Gerais e de Goiás, detectaram-se apenas seis casos de cisto folicular, o que corresponde a 0,14% do to-tal de animais examinados. Em outro estudo, avaliou-se o sistema genital de 117 vacas zebuínas não gestantes que apresentavam algum tipo de alteração uterina ou ovaria-na. O material foi proveniente de matadouros localizados em Campo Grande, no estado do Mato Grosso do Sul. Cinco casos de cisto folicular foram diagnosticados, cor-respondendo a 3% dos animais estudados.

Quando uma vaca apresenta cisto folicular por um lon-go período, e durante esse tempo ocorre hiperestroge-nismo e, consequentemente, ninfomania, o útero é, em

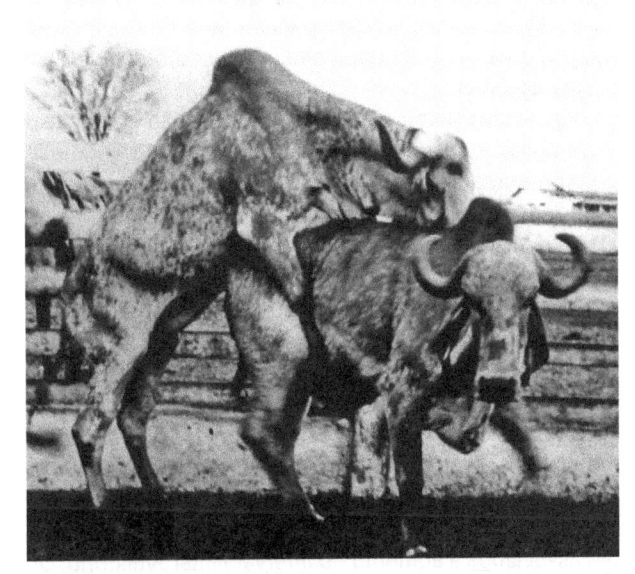

◀ **FIGURA 3.21** Vaca com cisto folicular apresentando comportamento de ninfomania. (Fonte: cortesia do Dr. C. A. Bezerra.)

geral, estimulado, e, em uma fase avançada, ocorrerão fadiga do miométrio e hipotrofia, desenvolvendo-se finalmente mucometra ou hidrometra.

Muitas vezes uma clara distinção entre os cistos luteínico e folicular não é possível. Isso porque alguns cistos foliculares desenvolvem pequenos pontos de tecido luteínico em sua parede.

Macroscopicamente, os cistos foliculares podem ser confundidos com folículos pré-ovulatórios. Nesse caso, o exame de outras partes do aparelho genital é necessário. Assim, a vulva mostra-se edemaciada, o clitóris hipertrofiado, e podem ser observados cistos das glândulas de Bartholin e dos ductos de Gartner, que são resquícios dos ductos de Wolff. O útero torna-se edemaciado e flácido, há hiperplasia do endométrio, aumento de volume da tireoide, hiperplasia ou hipertrofia da cortical da adrenal, não degranulação das células basófilas da hipófise, colo uterino com canal hipertrofiado e, em casos avançados seguidos de ninfomania, observa-se mucometra, decorrente de fadiga do miométrio. Contudo, cabe salientar que o folículo pré-ovulatório na vaca dificilmente ultrapassa 2 cm de diâmetro, ao contrário do cisto folicular, que normalmente apresenta diâmetro superior a 2,5 cm.

Histologicamente, o cisto folicular caracteriza-se por: ausência de oócito e de zona pelúcida; células da granulosa degeneradas, que contêm abundante quantidade de líquido; e células da teca edemaciadas – às vezes, com parte luteinizada.

Cisto folicular em outras espécies

Porca

Os cistos ovarianos são frequentes na porca e às vezes associam-se à infertilidade. Nessa espécie, ocorrem cistos grandes, com 2 a 3 cm de diâmetro, que aparecem tanto em porcas gestantes como em não gestantes. Não são propriamente cistos foliculares, mas sim folículos maduros que não sofreram ovulação. Esse tipo de cisto não apresenta significado clínico (Figura 3.22).

Os cistos foliculares são pequenos e múltiplos, com diâmetro que varia entre 1 e 2 cm. Quando pequenos, normalmente não apresentam áreas de luteinização de sua parede e são chamados de cistos do tipo estrogênico. Os cistos foliculares podem também ser múltiplos e grandes (Figura 3.23), e quase sempre têm áreas de luteinização em sua parede e são chamados de cistos do tipo progesterônico. Porcas afetadas apresentam ciclo estral curto e irregular, infertilidade e hiperplasia do endométrio. Nessa

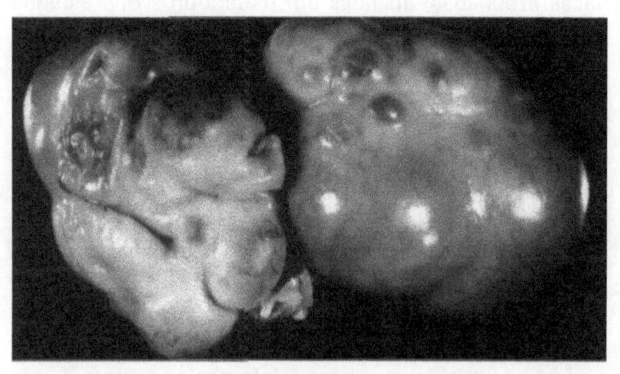

◀ FIGURA 3.22 Cisto folicular simples ou de retenção em porca.

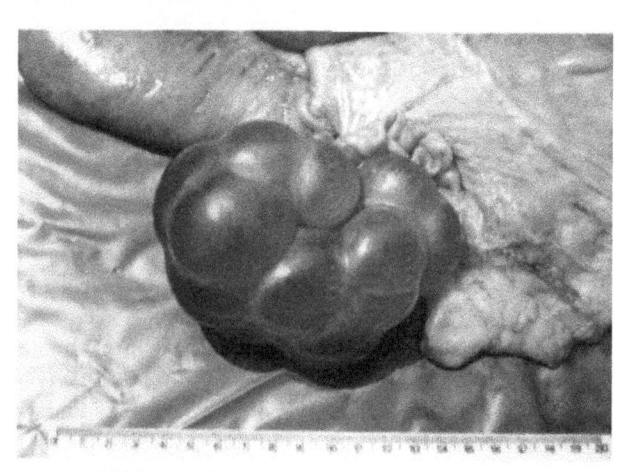

◀ FIGURA 3.23 Cisto folicular múltiplo grande em porca.

espécie, o estresse aparentemente desempenha papel importante na etiopatogenia do cisto folicular. Porcas desmamadas precocemente, 10 ou menos dias pós-parto, são muito suscetíveis a apresentar cisto folicular e infertilidade. Nas porcas em condições de estresse, há elevação de glicocorticoides circulantes, resultando em comprometimento de sua função ovariana, especialmente entre o 14º e o 16º dia do ciclo estral, período em que ocorre a seleção dos folículos destinados à ovulação.

Histologicamente, os cistos foliculares são recobertos por um epitélio granuloso e revestidos por cápsula conjuntiva.

Égua

O cisto folicular associado à perda do ciclo ovariano e à infertilidade, comparável ao que ocorre na vaca e na porca, aparentemente não ocorre na égua. Um folículo maduro nessa espécie mede de 3 a 7 cm de diâmetro e, por isso, pode ser confundido com um cisto.

A égua é poliestral sazonal. Durante a transição entre as fases de anestro e de atividade ovariana cíclica, a égua apresenta cios prolongados e anovulatórios, acompanhados do desenvolvimento de vários folículos ovarianos, que conferem ao ovário, nessa fase, a característica de ovário polifolicular (Figura 3.24). Contudo, a condição de ovário polifolicular na fase de transição é absolutamente distinta da condição de cisto folicular em outras espécies.

Principalmente durante a fase de transição entre anestro e ciclicidade que ocorre na primavera e no outono, é comum a ocorrência da condição conhecida como "folículo anovulatório hemorrágico", que está associado à falha de ovulação na égua. Nestes casos, os folículos desenvolvem-se até um tamanho semelhante ao de um folículo maduro pré-ovulatório, mas não há ovulação, e a cavidade folicular é progressivamente preenchida por sangue e fibrina, sendo mais frequentes nas fases de transição, na primavera e no outono. Há evidências de que a ocorrência de folículos anovulatórios hemorrágicos, mais comum em éguas velhas, possa estar associada à diminuição da fertilidade, pois eles podem persistir por meses no ovário e, embora não resultem na interrupção de ciclicidade, estão associados a aumento do intervalo interovulatório. Os folículos anovulatórios hemorrágicos apresentam luteinização parcial de sua parede.

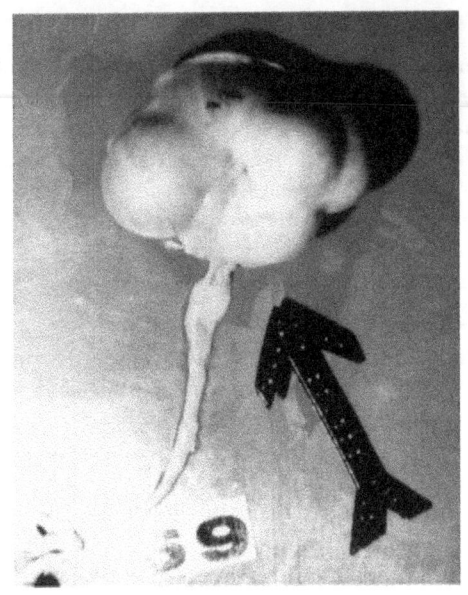

◀ **FIGURA 3.24** Ovário polifolicular em égua, característico da fase de transição entre o anestro e o período do ciclo.

Cadela e gata

Nos animais velhos dessas espécies, podem ocorrer cistos foliculares e luteinizados (Figura 3.25). Em cadelas, o cisto folicular pode ser funcional e estar associado à ninfomania ou à irregularidade do ciclo estral. A cadela apresenta tumefação de vulva, hipertrofia de clitóris, ginecomastia, alopecia ventral, hiperplasia cística de endométrio, hiperplasia ou neoplasia mamária e, às vezes, leiomioma genital. Cadelas que apresentam hiperestrogenismo causado por cistos foliculares podem desenvolver anemia, trombocitopenia (com consequente tendência a hemorragia) e granulocitopenia. Estas alterações hematológicas ocorrem em consequência de depressão da medula óssea, mas o mecanismo de ação do estrógeno na medula não é conhecido.

Na maioria dos casos, os cistos foliculares nas cadelas são múltiplos e, também na maioria dos casos, são bilaterais. O número de cistos é bastante variável, podendo chegar a mais de 30 cistos afetando ambos os ovários, embora ocorram também cistos únicos e unilaterais. Esta condição associa-se à ampla variação na concentração de hormônios esteroides sexuais no sangue periférico, podendo haver predomínio de estrógeno ou progesterona, havendo correlação entre a concentração hormonal no fluido do cisto e no plasma sanguíneo.

Experimentalmente, pode-se produzir cisto folicular em cadelas administrando-se soro de égua prenhe, rico em eCG; essa gonadotropina apresenta atividade predominante de FSH.

Búfala

O cisto folicular ocorre na búfala. Em um estudo em que foram examinados os ovários de 150 búfalas provenientes da Ilha de Marajó, no estado do Pará, e abatidas em matadouro, foram diagnosticados 16 casos de cisto folicular, o que corresponde a 11,3% dos animais estudados. A frequência é considerada alta para essa espécie, se comparada a outras informações disponíveis na literatura. A importância clínica do cisto folicular em búfalas não é ainda bem conhecida.

Pequenos ruminantes

A ocorrência de cisto folicular nas espécies caprina e ovina é pouco frequente, e a importância clínica dessa condição nessas espécies não está bem estabelecida.

Cisto tubo-ovárico

O cisto tubo-ovárico é observado principalmente em vacas e é uma consequência de aderência do infundíbulo ao ovário com subsequente acúmulo de secreção da mucosa tubárica (Figura 3.26). É uma condição adquirida, geralmente decorrente de processo inflamatório, que não está relacionada com distúrbios hormonais.

Cisto bursa-ovárico

Desenvolve-se quando uma porção da fímbria adere ao ovário, ocorrendo acúmulo de líquido proveniente da tuba uterina na bursa ovariana. Geralmente é sequela de processos inflamatórios da tuba uterina ou da superfície do ovário.

Hidátide de Morgagni

A hidátide de Morgagni é o cisto originário do ducto paramesonéfrico, nos casos em que o infundíbulo ou a tuba uterina acessórios acumulam líquido, originando formações císticas localizadas próximo à tuba uterina. Pode ocorrer em qualquer espécie, mas é mais frequente em éguas.

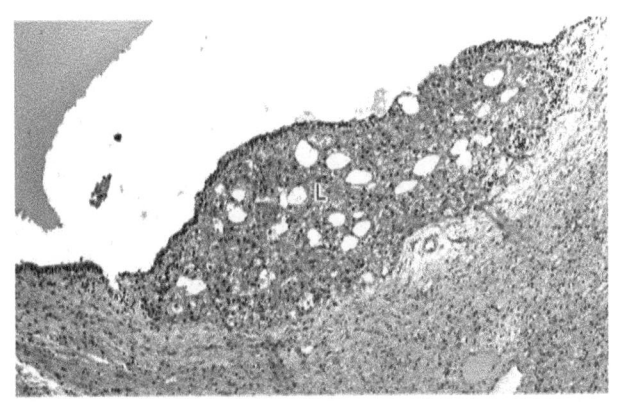

◀ **FIGURA 3.25** Cisto folicular parcialmente luteinizado em cadela (tecido luteínico indicado pela letra L; coloração por hematoxilina-eosina). (Fonte: cortesia da Dra. Samantha Pinheiro Pimentel.)

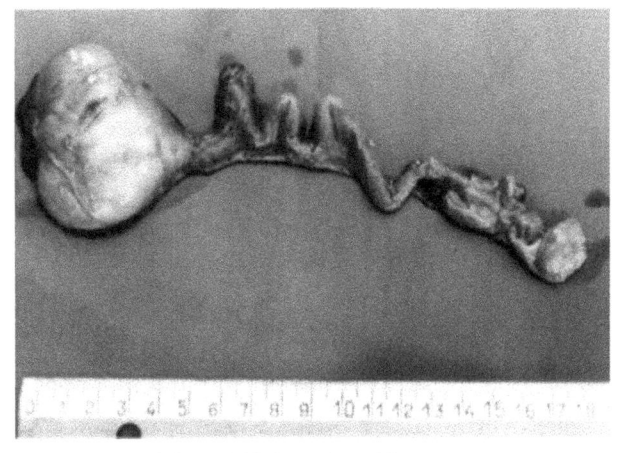

◀ **FIGURA 3.26** Cisto tubo-ovárico em vaca.

ALTERAÇÕES PROGRESSIVAS

◀ Metaplasia óssea ovariana

A ocorrência de metaplasia óssea no ovário foi diagnosticada nas espécies caprina e ovina no Brasil (Figura 3.27). Essa condição deve ser diferenciada de mineralização de folículos atrésicos, que foi descrita em macacos babuínos. O significado clínico ou funcional da alteração ainda não foi estabelecido.

◀ Hiperplasia da serosa ovariana

A hiperplasia da serosa ovariana é mais comum em cadelas, podendo ocorrer também em outras espécies domésticas. Caracteriza-se pela proliferação de ninhos ou cordões celulares do epitélio germinativo que invadem a albugínea e atingem o córtex ou que se projetam em pequenas formações papiliformes na superfície ovariana (Figura 3.28). Macroscopicamente, a serosa ovariana apresenta tonalidade acinzentada e aspecto finamente granuloso. Segundo alguns autores, a alteração desenvolve-se em decorrência de estímulo estrogênico. A hiperplasia da serosa ovariana pode estar associada à presença de cistos foliculares múltiplos e de cistos de inclusão germinal.

◀ Hiperplasia adenomatosa da *rete ovarii*

A hiperplasia adenomatosa da *rete ovarii* é bastante frequente em cadelas, mas seu significado clínico ainda não é conhecido. Macroscopicamente, a alteração não é reconhecida. Histologicamente, caracteriza-se por hipertrofia e hiperplasia das células da *rete ovarii*, com tendência à formação de ácinos, com acúmulo de material hialino acidofílico e, eventualmente, mineralização (Figura 3.29).

◀ Metaplasia escamosa da *rete ovarii*

Historicamente, lesões ovarianas císticas, revestidas por epitélio estratificado pavimentoso queratinizado e preenchidas por material também queratinizado têm sido diagnosticadas como teratoma benigno (apesar da ausência de outros tipos de tecidos derivados dos demais folhetos embrionários) ou, mais recentemente, como cistos epidermoides no ovário, embora o ovário não possua epiderme, o que dificulta a explicação de cistos derivados da epiderme. Mais recentemente, nosso grupo descreveu a ocorrência de metaplasia escamosa no epitélio da *rete ovarii*. Nestes casos, o epitélio da *rete ovarii*, que normalmente é simples cúbico e ocasionalmente ciliado, sofre diferenciação progressiva para epitélio duplo, estratificado e, finamente estratificado pavimentoso queratinizado (Figura 3.30). O acúmulo de material

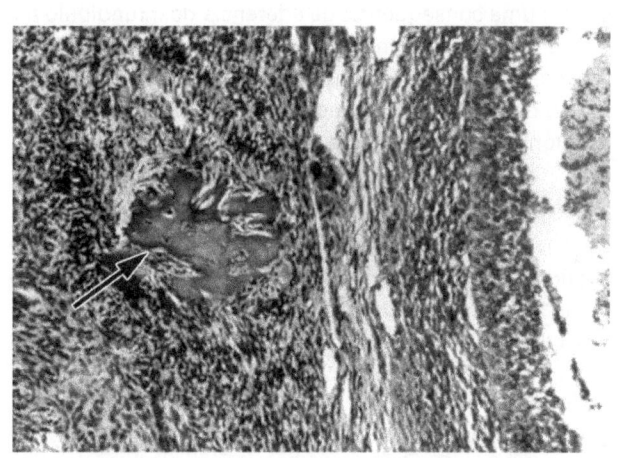

◀ **FIGURA 3.27** Metaplasia óssea no ovário (*seta*) em cabra.

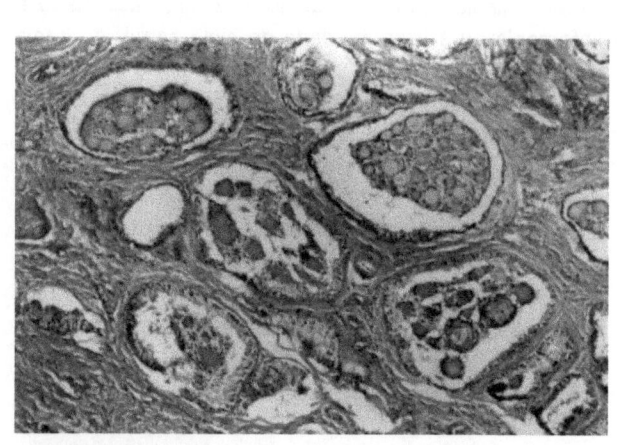

◀ **FIGURA 3.29** Hiperplasia adenomatosa da *rete ovarii* em cadela (coloração por hematoxilina-eosina).

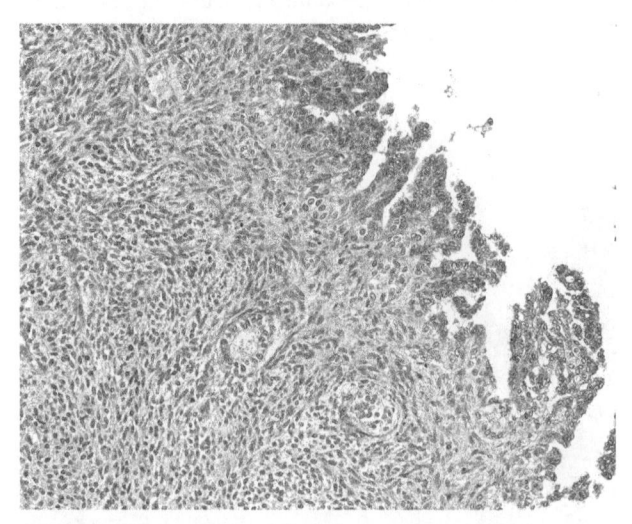

◀ **FIGURA 3.28** Hiperplasia do epitélio germinativo em cadela (coloração por hematoxilina-eosina). (Fonte: cortesia da Dra. Clarissa Helena Santana.)

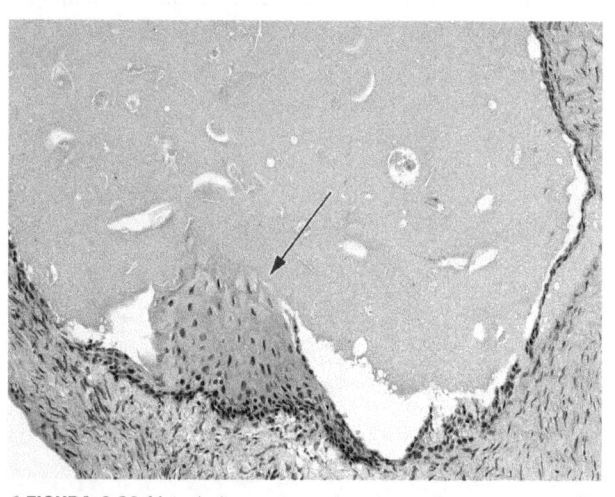

◀ **FIGURA 3.30** Metaplasia escamosa da *rete ovarii* em vaca: o epitélio simples cúbico é substituído por epitélio estratificado pavimentoso (*seta*) (coloração por hematoxilina-eosina).

queratinizado, que permanece aprisionado no lúmen ectásico da *rete ovarii*, resulta na formação de estruturas cavitárias preenchidas por material queratinizado amarelado (Figura 3.31). Esta condição aparentemente é mais comum em vacas zebuínas, tendo sido diagnosticada em vacas com atividade ovariana cíclica normal e até mesmo em vacas gestantes.

◀ Neoplasias ovarianas

As revisões bibliográficas indicam, de um modo geral, que os tumores da gônada feminina são comparativamente raros nos animais domésticos; porém isso pode ser atribuído à inadequada inspeção dos ovários durante a necropsia. Além disso, muitas neoplasias ovarianas são diagnosticadas apenas à microscopia, cuja realização, em geral, não é uma prática rotineira.

As neoplasias do ovário são classificadas com base na morfologia, nos achados clínicos, na capacidade ou potencialidade maligna e na histogênese.

Em virtude da complexidade embriogênica da gônada feminina, a classificação histogênica é a que melhor satisfaz, sendo, por isso, a mais adotada.

Neoplasias de ovário podem ocorrer em todas as espécies domésticas, sendo mais frequentes na vaca, na cadela e na égua; no entanto são mais bem estudadas e conhecidas na vaca e na cadela. Nas demais espécies, talvez sejam também frequentes, mas poucos estudos têm sido realizados para verificar a ocorrência de neoplasias nas gônadas das diversas espécies domésticas.

Os tumores do ovário são mais frequentes em vacas, cadelas e éguas. Na cadela, são mais comumente bilaterais; nas outras espécies, unilaterais.

As neoplasias ovarianas na cadela apresentam aspectos científicos de grande interesse, particularmente relacionados com a atividade endócrina, a histogênese e a etiologia. Alguns desses tumores são hormonalmente ativos, produzindo esteroides e, consequentemente, provocando distúrbios endócrinos. Os sinais clínicos resultantes desses tumores funcionais regridem após a exérese das gônadas.

Com base na morfologia e na histogênese, as neoplasias ovarianas podem ser divididas em diversos tipos (Tabela 3.3). São frequentes no ovário neoplasias

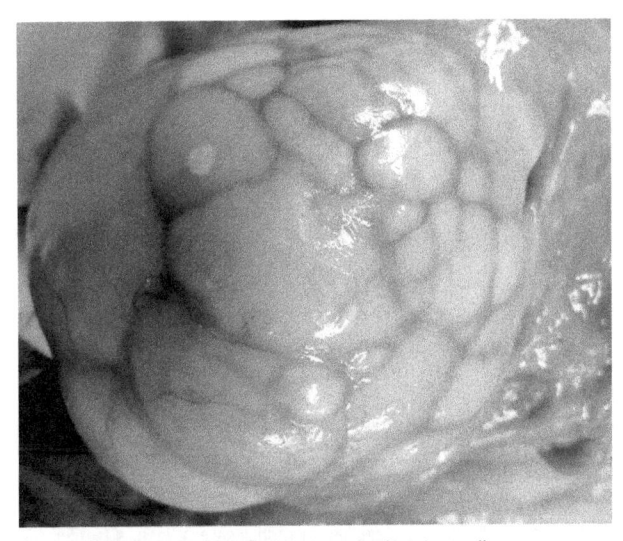

◀ **FIGURA 3.31** Metaplasia escamosa da *rete ovarii* em vaca.

◀ **TABELA 3.3** Neoplasias ovarianas segundo sua histogênese.

Histogênese	Tipo de neoplasia
Neoplasias epiteliais	Adenoma papilífero
	Adenocarcinoma papilífero
	Cistadenoma
Neoplasias de células germinativas	Disgerminoma
	Teratoma
Neoplasias dos cordões sexuais	Tumor de células da granulosa (ou tumor de células da granulosa-teca)
	Tecoma
	Luteoma
Neoplasias de estroma não especializado	Fibroma
	Hemangioma
Lesões tipo tumorais	Hamartoma vascular
	Hiperplasia adenomatosa da *rete ovarii*
	Cistos ovarianos

derivadas dos cordões sexuais, como TCG (ou tumor de células da granulosa-teca), tecoma e luteoma. Embora as denominações destes tumores possam sugerir que se originem de células da granulosa, de células da teca ou de células luteínicas do corpo lúteo, essas estruturas são bem diferenciadas e não resultam em tumores. Todos esses processos se originam de cordões sexuais, que persistem no córtex ovariano de todas as espécies de mamíferos domésticos. Neoplasias epiteliais são comuns particularmente no ovário de cadelas. Também ocorrem neoplasias derivadas de células germinativas, como o disgerminoma e o teratoma. Além desses tumores, podem ocorrer processos neoplásicos ovarianos derivados de estroma não especializado (fibroma, hemangioma, dentre outros) e, eventualmente, tumores metastáticos.

◀ Tumores epiteliais

Os tumores epiteliais podem ocorrer em todas as espécies de animais domésticos, mas são mais frequentes em cadelas, sobretudo naquelas mais velhas. Esses tumores geralmente se originam da *rete ovarii* ou das estruturas epiteliais subsuperficiais, que ocorrem somente no ovário das cadelas, justificando, assim, a maior frequência de tumores epiteliais nessa espécie. Tanto os adenomas quanto os carcinomas ovarianos têm tendência a formar projeções papiliformes que se projetam no lúmen de cavidades do tecido neoplásico. Assim, eles são comumente subclassificados em adenomas ou carcinomas papilíferos ou, quando císticos, em cistadenoma ou cistadenocarcinoma, embora possam eventualmente ocorrer carcinomas anaplásicos primários do ovário. Na ausência de metástases ou de invasão vascular, a diferenciação entre tumores benignos e malignos frequentemente é arbitrária. Contudo, a invasão de tecidos adjacentes, como a bolsa ovariana, ou a projeção do tecido neoplásico na superfície do ovário são parâmetros de malignidade. Em caso de ruptura de cistos neoplásicos ou projeção do tecido neoplásico na superfície ovariana, há elevado risco de metástases intra-abdominais por implantação. Os tumores epiteliais muitas vezes afetam ambos os ovários. Ao exame macroscópico, caracterizam-se por formações sólidas, de coloração rósea ou acinzentada, de consistência firme; ao corte, a superfície apresenta formações císticas. Ao exame histológico, observam-se formações neoplásicas constituídas de estruturas císticas com projeções papilíferas, formações adenomatosas tubulares e áreas sólidas com intensa celularidade (Figura 3.32).

Tumores derivados dos cordões sexuais

Tumor de células da granulosa

O tumor de células da granulosa (TCG) é a neoplasia mais comum no ovário da vaca. O TCG ocorre em gado de corte, mas é mais frequentemente diagnosticado em gado leiteiro, sobretudo nas raças Guernsey e Holandesa. Essa neoplasia tem sido descrita em vacas gestantes, mas sua ocorrência é rara.

Na maioria dos casos, o TCG é unilateral e não maligno. Pode ocorrer em animais jovens, mas sua incidência aumenta com a idade. Em muitos casos, essa neoplasia é hormonalmente ativa, com produção de esteroides (estrógeno e/ou testosterona). Considerando-se que frequentemente há tanto células com diferenciação de células da granulosa quanto células da teca, esse tumor tem sido comumente denominado tumor de células da granulosa-teca. Em vacas e éguas, sinais clínicos decorrentes da produção anormal de hormônios são bastante frequentes. O TCG na égua é menos comum que na vaca, ainda que seja frequente, e pode associar-se ao anestro, ao hiperestrogenismo e ao comportamento semelhante ao do garanhão. Na égua, surpreendentemente, concentração plasmática elevada de testosterona pode ser observada em muitos casos. Algumas éguas com tumor de células da granulosa e da teca associados têm elevada taxa de estrógeno circulante, e, nestes casos, ocorre hipotrofia do ovário oposto, que retorna à função normal quando o ovário com neoplasia é retirado. Nesta espécie, há citação de torção de ovário com TCG, embora também haja um relato desta alteração em uma potra recém-nascida na ausência de alteração neoplásica do ovário.

Em cadelas com TCG, é comum ocorrer hiperplasia cística endometrial e piometrite. Em um levantamento realizado em Belo Horizonte, no estado de Minas Gerais, diagnosticou-se TCG em 16 cadelas de um total de 70 submetidas à ovariossalpingo-histerectomia e que apresentavam problemas reprodutivos.

O TCG pode apresentar superfície lisa ou de aspecto nodular e as superfícies de corte, formações císticas e sólidas, podendo toda a massa neoplásica ser sólida ou constituir-se de várias formações císticas. A porção sólida apresenta coloração esbranquiçada ou amarelada (Figuras 3.33 a 3.35).

O TCG caracteriza-se histologicamente por células arredondadas, alongadas ou poliédricas, com núcleos arredondados e cromatina vesiculosa; o citoplasma é escasso e fracamente acidofílico. As células assemelham-se às células da granulosa de um folículo terciário. As células neoplásicas têm disposição bem definida de maneira difusa ou em arranjos separados por septos de tecido conjuntivo fibroso, assumindo aspecto glandular ou cordoniforme, ou mesmo aspecto de folículos, às vezes, com presença dos chamados corpúsculos de Call-Exner (Figura 3.36). Embora estes corpúsculos possam ser observados em cordões sexuais não neoplásicos, o achado dessas estruturas em tecido neoplásico ovariano auxilia no diagnóstico de TCG. Eventualmente observam-se células neoplásicas luteinizadas.

O TCG é geralmente benigno, exceto na gata, embora raramente ocorram metástases para o ligamento largo, útero, peritônio e vísceras abdominais.

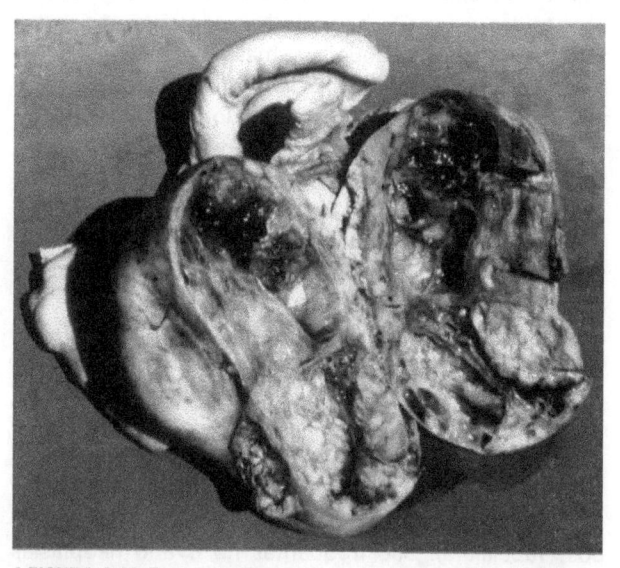

◀ **FIGURA 3.33** Tumor de células da granulosa em novilha de 3,5 anos de idade: superfície de corte apresentando áreas sólidas e formações cavitárias.

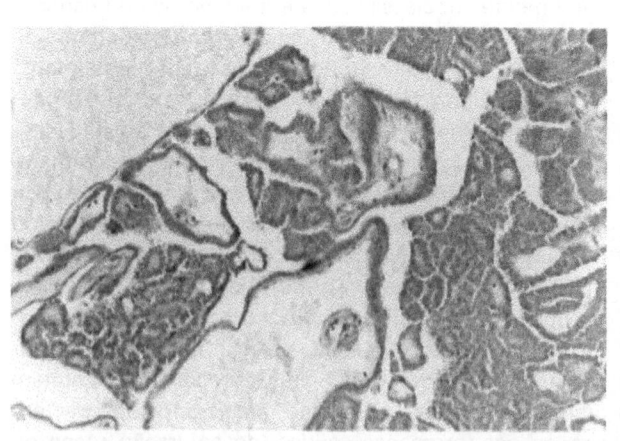

◀ **FIGURA 3.32** Cistadenocarcinoma ovariano em cadela (coloração por hematoxilina-eosina).

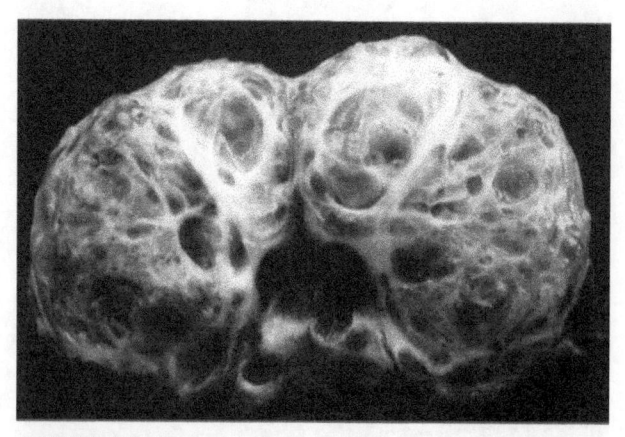

◀ **FIGURA 3.34** Tumor de células da granulosa em vaca: superfície de corte com várias formações císticas pequenas.

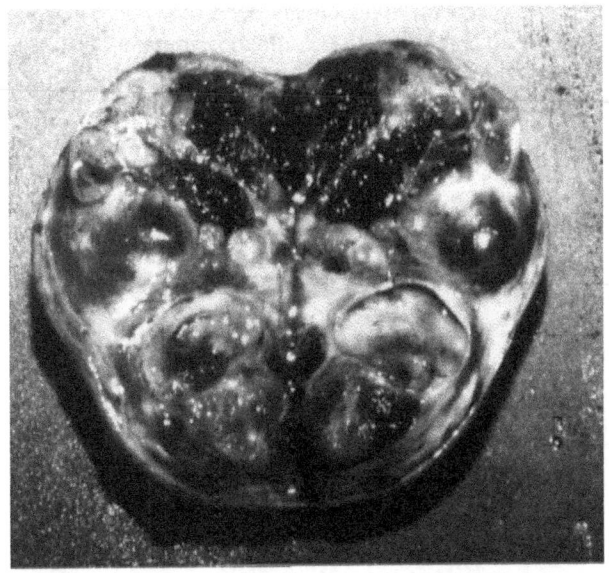

◀ **FIGURA 3.35** Tumor de células da granulosa em égua: animal apresentava comportamento de ninfomania.

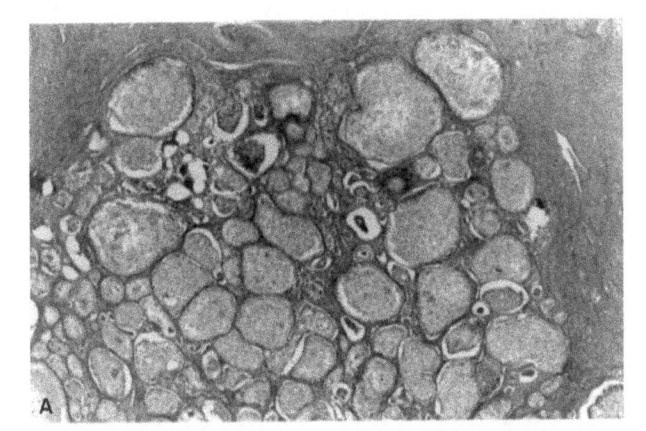

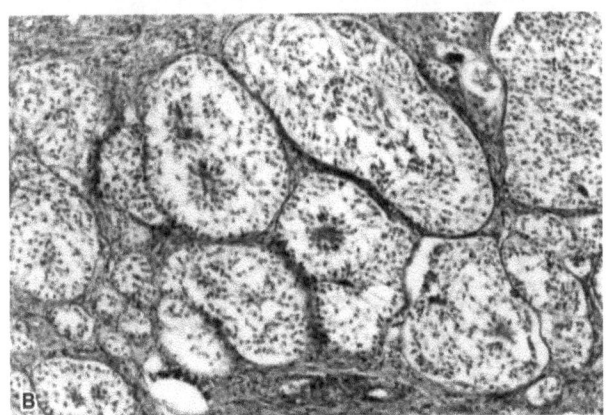

◀ **FIGURA 3.36 A.** Tumor de células da granulosa com padrão folicular em cadela. **B.** Corpúsculos de Call-Exner (coloração por hematoxilina-eosina).

Luteoma

Não há evidências documentadas da ocorrência de neoplasias originárias do corpo lúteo propriamente dito. Contudo, tumores com características semelhantes a células luteínicas têm sido descritos. Essas neoplasias são constituídas por células morfologicamente semelhantes às células luteínicas do corpo lúteo (Figura 3.37). São derivadas dos cordões sexuais e denominadas luteomas, embora também possam ser chamadas de tumor de células

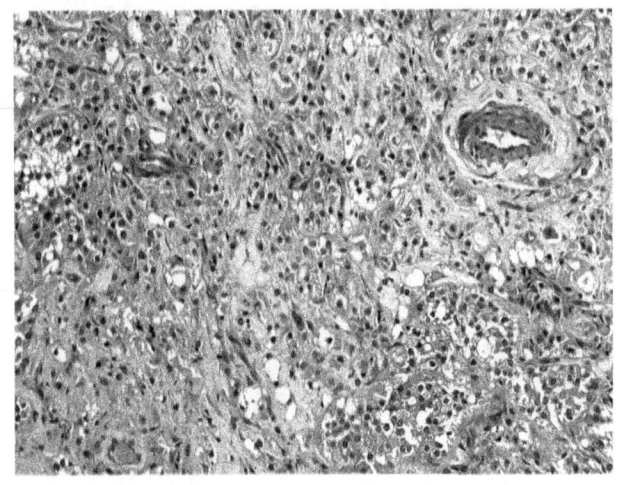

◀ **FIGURA 3.37** Luteoma em cadela (coloração por hematoxilina-eosina). (Fonte: cortesia da Dra. Clarissa Helena Santana.)

de Leydig do ovário ou tumor de células lipídicas. Há relato de um caso de luteoma em cadela com atividade esteroidogênica desencadeando hiperadrenocorticismo.

Tecoma

Alguns tumores ovarianos derivados de cordões sexuais têm aspecto morfológico semelhante ao das células da teca e são denominados tecomas. Constituído por células fusiformes com citoplasma escasso, mas que pode conter vacúolos lipídicos, morfologicamente compatível com atividade esteroidogênica. Esse tipo de tumor pode ser confundido com outras neoplasias mesenquimais que podem ocorrer no ovário como fibroma ou leiomioma, contudo o tecoma geralmente está associado à produção hormonal.

◀ Tumores derivados de células germinativas

Teratoma

É uma neoplasia originária de células germinativas, caracterizada por composição tecidual múltipla, estranha ao ovário, envolvendo tecidos derivados de diferentes folhetos embrionários (endoderma, mesoderma e ectoderma), como, por exemplo, dente, tecido ósseo, pele e seus anexos, tecido adiposo etc. (Figuras 3.38 e 3.39). Esta neoplasia é mais comum em cadelas, gatas e vacas. Também pode ser observada em vacas gestantes (Figura 3.40), indicando ausência de efeitos deletérios sobre a função reprodutiva nestes casos.

Na espécie equina, há relato de teratoma em ovário fetal, à semelhança do teratoma testicular, que tem predisposição por animais jovens e ocorre somente em equinos dentre as espécies de mamíferos domésticos.

Disgerminoma

Outra neoplasia primária de células germinativas é o disgerminoma, descrito mais frequentemente em cadelas. São poucos os casos descritos em gatas, vacas, porcas e éguas. É uma neoplasia ovariana mais comum em animais adultos ou senis, porém há relato deste tumor de características malignas com metástases em rins, ureter, diafragma, serosa do estômago, fígado, baço e pâncreas em uma potra de 1 ano de idade. O disgerminoma é morfologicamente muito semelhante ao seminoma testicular (Figura 3.41), suas células dispõem-se em manto, cordões ou ninhos, com escasso tecido conjuntivo de sustentação.

São muito celularizados, constituídos por células poligonais, grandes, com núcleo contendo cromatina frouxa e proeminente nucléolo. Figuras de mitose são frequentes nesse tipo de tumor e metástases são frequentes.

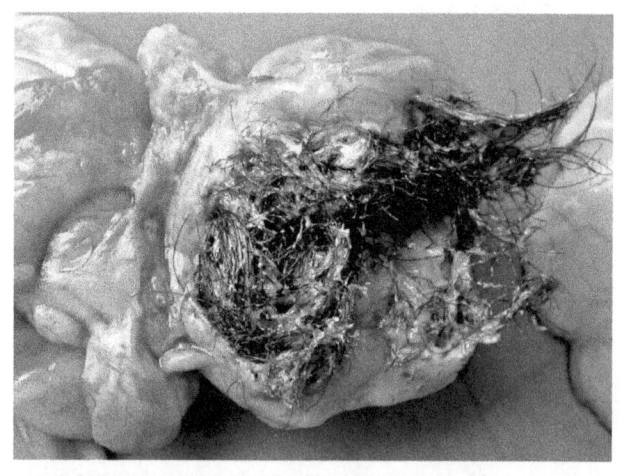

◀ **FIGURA 3.38** Teratoma ovariano em cadela: formação cística revestida por pele pilosa com abundante formação de pelos. (Fonte: cortesia do Prof. Antonio Carlos Alessi.)

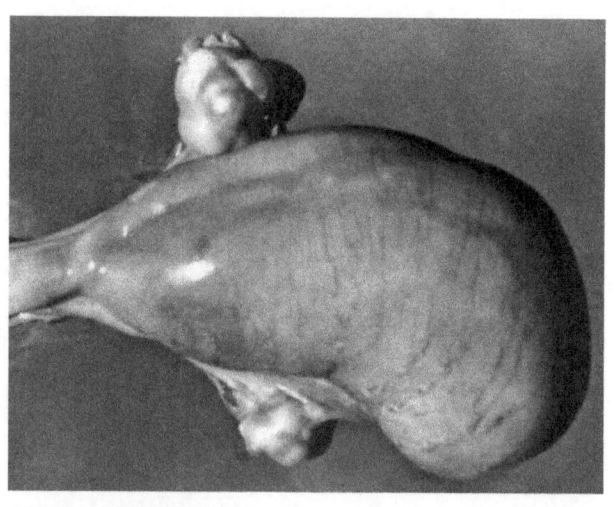

◀ **FIGURA 3.40** Teratoma ovariano em uma vaca gestante. (Fonte: cortesia do Prof. F. Megale.)

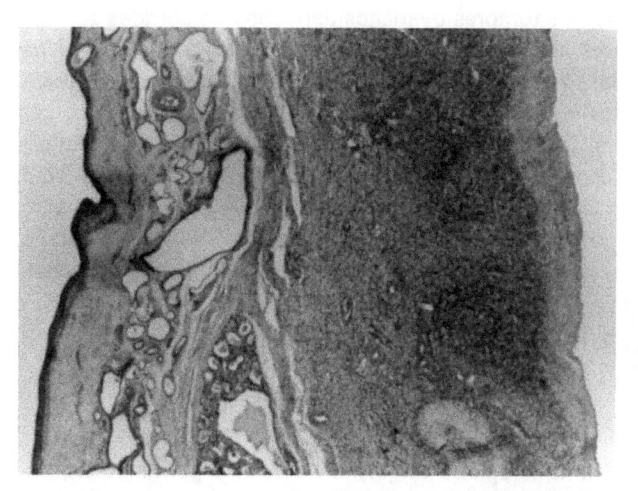

◀ **FIGURA 3.39** Teratoma ovariano: pele com glândulas sudoríparas (*à esquerda*) e cortical ovariana (*à direita*) (coloração por hematoxilina-eosina).

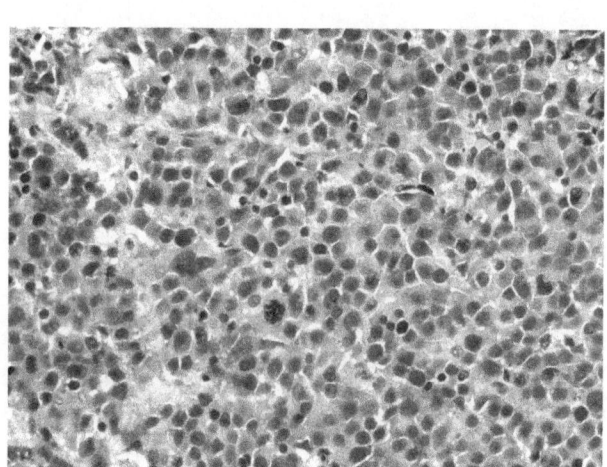

◀ **FIGURA 3.41** Disgerminoma em cadela (coloração por hematoxilina-eosina). (Fonte: cortesia da Dra. Clarissa Helena Santana.)

◀ **TABELA 3.4** Frequência de alterações patológicas ovarianas nos animais domésticos em diferentes regiões do Brasil.

Patologia	Espécie	Frequência	Região	Referência
Hipoplasia	Vaca (zebu)	1/168 — 0,6%	Mato Grosso do Sul	Abdo (1987)
Hipoplasia	Búfala	4/590 — 0,67%	Pará	Ohashi (1982)
Hipoplasia	Búfala	1/150 — 0,66%	Pará	Silva (1995)
Hipoplasia	Cabra	2/208 — 1,0%	Bahia	Moreira (1986)
Hipoplasia	Ovelha	3/225 — 1,32%	Rio Grande do Sul	Cassali (1989)
Hipoplasia	Égua	4/160 — 2,50%	Minas Gerais	Silva (1991)
Nódulos adrenocorticais acessórios	Égua	30/160 — 18,74%	Minas Gerais	Silva (1991)
Hamartoma vascular	Égua	2/160 — 1,25%	Minas Gerais	Silva (1991)
Cisto paraovárico	Búfala	25/590 — 4,23%	Pará	Ohashi (1982)
Cisto paraovárico	Búfala	1/150 — 0,66%	Pará	Silva (1995)
Cisto paraovárico	Ovelha	17/225 — 7,55%	Rio Grande do Sul	Cassali (1989)
Cisto paraovárico	Égua	108/160 — 67,5%	Minas Gerais	Silva (1991)

(continua)

◀ **TABELA 3.4** Frequência de alterações patológicas ovarianas nos animais domésticos em diferentes regiões do Brasil. (*continuação*)

Patologia	Espécie	Frequência	Região	Referência
Cisto paraovárico	Cadela	1/120 — 0,5%	Minas Gerais, Rio de Janeiro	Marchevsky (1981)
Cisto paraovárico	Coelha	62/120 — 51,7%	Minas Gerais	Costa (1986)
Cisto folicular	Vaca (zebu)	8/168 — 3,0%	Mato Grosso do Sul	Abdo (1987)
Cisto folicular	Búfala	10/590 — 1,69%	Pará	Ohashi (1982)
Cisto folicular	Búfala	17/150 — 11,33%	Pará	Silva (1995)
Cisto folicular	Ovelha	5/225 — 2,22%	Rio Grande do Sul	Cassali (1989)
Cisto folicular	Cadela	8/200 — 4%	Minas Gerais, Rio de Janeiro	Marchevsky (1981)
Cisto folicular simples	Porca	8/150 — 5,3%	Minas Gerais, Paraná	Silva (1981)
Cisto folicular múltiplo	Porca	7/150 — 4,7%	Minas Gerais, Paraná	Silva (1981)
Cisto luteinizado	Búfala	4/590 — 0,67%	Pará	Ohashi (1982)
Corpo lúteo cístico	Vaca (zebu)	5/168 — 3,0%	Mato Grosso do Sul	Abdo (1987)
Corpo lúteo cístico	Cabra	18/208 — 8,6%	Bahia	Moreira (1986)
Corpo lúteo cístico	Ovelha	28/225 — 12,44%	Rio Grande do Sul	Cassali (1989)
Corpo lúteo cístico	Porca	6/150 — 4,0%	Minas Gerais, Paraná	Silva (1981)
Cisto da *rete ovarii*	Vaca (zebu)	2/168 — 1,2%	Mato Grosso do Sul	Abdo (1987)
Cisto da *rete ovarii*	Cabra	1/208 — 0,5%	Bahia	Moreira (1986)
Cisto da *rete ovarii*	Ovelha	2/225 — 0,88%	Rio Grande do Sul	Cassali (1989)
Cisto da *rete ovarii*	Cadela	12/200 — 6,0%	Minas Gerais, Rio de Janeiro	Marchevsky (1981)
Cisto da *rete ovarii*	Égua	41/160 — 25,63%	Minas Gerais	Silva (1991)
Cisto de inclusão germinal	Vaca (zebu)	15/168 — 8,9%	Mato Grosso do Sul	Abdo (1987)
Cisto de inclusão germinal	Cabra	5/208 — 2,4%	Bahia	Moreira (1986)
Cisto de inclusão germinal	Égua	73/160 — 45,62%	Minas Gerais	Silva (1991)
Cisto de inclusão germinal	Cadela	13/200 — 6,5%	Minas Gerais, Rio de Janeiro	Marchevsky (1981)
Cisto tubo-ovárico	Cabra	1/208 — 0,5%	Bahia	Moreira (1986)
Cisto tubo-ovárico	Ovelha	3/225 — 1,33%	Rio Grande do Sul	Cassali (1989)
Hematoma	Égua	1/160 — 0,63%	Minas Gerais	Silva (1991)
Ooforite	Vaca (zebu)	2/168 — 1,2%	Mato Grosso do Sul	Abdo (1987)
Ooforite	Búfala	6/150 — 4,0%	Pará	Silva (1995)
Ooforite	Cabra	6/208 — 2,9%	Bahia	Moreira (1986)
Ooforite	Ovelha	27/225 — 12,0%	Rio Grande do Sul	Cassali (1989)
Ooforite	Porca	2/150 — 1,3%	Minas Gerais, Paraná	Silva (1981)
Ooforite	Égua	38/160 — 23,75%	Minas Gerais	Silva (1991)
Ooforite	Coelha	20/120 — 16,7%	Minas Gerais	Costa (1986)
Metaplasia óssea	Cabra	18/208 — 8,6%	Bahia	Moreira (1986)
Metaplasia óssea	Ovelha	8/225 — 3,55%	Rio Grande do Sul	Cassali (1989)
Metaplasia cartilaginosa	Égua	2/160 — 1,25%	Minas Gerais	Silva (1991)
Hiperplasia da serosa	Cabra	96/208 — 46,1%	Bahia	Moreira (1986)
Hiperplasia da serosa	Ovelha	157/225 — 69,77%	Rio Grande do Sul	Cassali (1989)
Hiperplasia da serosa	Cadela	4/200 — 2,0%	Minas Gerais, Rio de Janeiro	Marchevsky (1981)
Hiperplasia adenomatosa da *rete ovarii*	Ovelha	11/225 — 4,88%	Rio Grande do Sul	Cassali (1989)
Hiperplasia da *rete ovarii*	Cadela	5/200 — 2,5%	Minas Gerais, Rio de Janeiro	Marchevsky (1981)
Hiperplasia cística da *rete ovarii*	Cabra	1/208 — 0,5%	Bahia	Moreira (1986)
Tumor de células da granulosa	Vaca (zebu)	21/4.008 — 0,52%	Goiás, Minas Gerais	Costa (1974)
Tumor de células da granulosa	Vaca (zebu)	6/168 — 3,5%	Mato Grosso do Sul	Abdo (1987)
Tumor de células da granulosa	Cabra	2/208 — 1,0%	Bahia	Moreira (1986)
Tumor de células da granulosa	Ovelha	6/225 — 2,66%	Rio Grande do Sul	Cassali (1989)
Tumor de células da granulosa	Cadela	4/200 — 2,0%	Minas Gerais, Rio de Janeiro	Marchevsky (1981)
Teratoma	Vaca (zebu)	13/4.008 — 0,32%	Goiás, Minas Gerais	Costa (1974)
Teratoma	Vaca (zebu)	3/168 — 1,8%	Mato Grosso do Sul	Abdo (1987)

(*continua*)

◀ **TABELA 3.4** Frequência de alterações patológicas ovarianas nos animais domésticos em diferentes regiões do Brasil. (*continuação*)

Patologia	Espécie	Frequência	Região	Referência
Teratoma	Búfala	2/590 — 0,33%	Pará	Ohashi (1982)
Luteoma	Vaca (zebu)	1/4.008 — 0,02%	Goiás, Minas Gerais	Costa (1974)
Luteoma	Cabra	4/208 — 1,9%	Bahia	Moreira (1986)
Tecoma	Vaca (zebu)	1/4.008 — 0,02%	Goiás, Minas Gerais	Costa (1974)
Tecoma	Ovelha	1/225 — 0,44%	Rio Grande do Sul	Cassali (1989)
Adenoma papilífero	Vaca (zebu)	1/168 — 0,6%	Mato Grosso do Sul	Abdo (1987)
Cistadenoma papilífero	Vaca (zebu)	1/168 — 0,6%	Mato Grosso do Sul	Abdo (1987)
Tumores epiteliais	Cadela	9/200 — 4,5%	Minas Gerais, Rio de Janeiro	Marchevsky (1981)
Hipotrofia	Égua	1/160 — 0,63%	Minas Gerais	Silva (1991)

REFERÊNCIAS BIBLIOGRÁFICAS

Abdo MAGS. Alterações morfológicas em ovários e útero de vacas azebuadas não gestantes. Dissertação (Mestrado). Belo Horizonte: Escola de Veterinária da UFMG; 1987. 70p.

Agnew DW, MacLachlan NJ. Tumors of the genital systems. In: Meuten DJ (Ed.). Tumors in Domestic Animals. 5th ed. Ames: Willey Blackwell; 2017. pp. 689-722.

Akihara Y, Shimoyama Y, Kawasako K *et al*. Histological and immunohistochemical evaluation of canine ovary. Reprod Dom Anim. 2007;42: 495-501.

Basaraba RJ, Kraft SL, Andrews GA *et al*. An ovarian teratoma in a cat. Vet Pathol. 1998;35(2):141-4.

Basile JR. Anomalias do desenvolvimento do sistema genital de vacas azebuadas no Estado de Minas Gerais. Dissertação (Mestrado). Belo Horizonte: Escola de Veterinária da UFMG; 1971. 50p.

Benoit JM, Lefebvre RC, Mulon PY *et al*. Ovarian vascular hamartoma in a cow. Can Vet J. 2005;46:1026-8.

Billing H, Chun SY, Eisenhauer K *et al*. Gonadal cell apoptosis: hormone-regulated cell demise. Hum Reprod Update. 1996;2(2):103-17.

Borges AM, Peixoto DGM, Paixão TA *et al*. Clinical and pathological presentation of squamous metaplasia of the rete ovarii in a Zebu cow. Arq Bras Med Vet Zootec. 2016;68(1):17-21.

Bosu WTK, Peter AT. Evidence for a role of intrauterine infections in the pathogenesis of cystic ovaries in postpartum dairy cows. Theriogenology. 1987;28(5):725-36.

Braw-Tal R, Pen S, Roth Z. Ovarian cysts in high-yielding dairy cows. Theriogenology. 2009;72(5):690-8.

Busato A, Romagnoli S, Küpfer U *et al*. LH, FSH, PRL and ACTH cells in pituitary glands of cows with ovarian cysts. Theriogenology. 1995;44(2):233-46.

Cassali GD. Achados anatomopatológicos em ovários e útero de ovelhas lanadas provenientes de dois rebanhos do Rio Grande do Sul. Dissertação (Mestrado). Belo Horizonte: Escola de Veterinária da UFMG; 1989. 77p.

Chandram AMS, Woodard JC, Merritt M. Dysgerminoma in an Arabian filly. Vet Pathol. 1998;35(4):308-11.

Chquiloff MAG, Nascimento EF, Moreira ELT. Alterações morfológicas em ovários e útero de Capra hircus L. Frequência e efeitos sobre a fertilidade. Rev Bras Reprod Anim. 1989;13(2):91-8.

Costa FAL. Alterações morfológicas em ovário e útero de coelhas adultas não gestantes. Dissertação (Mestrado). Belo Horizonte: Escola de Veterinária da UFMG. 1986.

Costa SA. Ocorrência de alterações em ovários de vacas azebuadas abatidas em matadouros dos Estados de Goiás e Minas Gerais. Dissertação (Mestrado). Belo Horizonte: Escola de Veterinária da UFMG; 1974. 131p.

Cotchin E. Canine ovarian neoplasms. Res Vet Sci. 1961;2(2):133-42.

Dijkstra G, Rooij DG, Jong FH *et al*. Effect of hypothyroidism on ovarian follicular development, granulosa cell proliferation and peripheral hormone levels in the prepubertal rat. Eur J Endocrinol. 1996;134:649-54.

Driancourt MA. Follicular dynamics in sheep and cattle. Theriogenology. 1991;35(1):55-79.

Ellenberger C, Müller K, Schoon HA *et al*. Histological and immunohistochemical characterization of equine anovulatory haemorrhagic follicles (AHFs). Reprod Dom Anim. 2009;44:395-405.

Elmore RG. Focus on bovine reproductive disorders: granulosa cell tumors. Vet Med. 1992;87(7):744-6.

Eyestone WH, Ax RL. A review of ovarian follicular cysts in cows, with comparasions to the condition in women, rats and rabbits. Theriogenology. 1984;22(2):109-25.

Fayer-Hosken RA, Durham DH, Allen S *et al*. Follicular cystic ovaries and cystic endometrial hyperplasia in a bitch. J Am Vet Med Assoc. 1992;201(1):107-8.

Fiorito DA. Hyperestrogenism in bitches. Comp Cont Educ Pract Vet. 1992;14(6):727-9.

Fitko R, Kucharskia J, Szlezyngiera B. The importance of thyroid hormone in experimental ovarian cyst formation in gilts. Anim Reprod Sci. 1995;39(2): 159-68.

Fitko R, Szlezyngier B. Role of thyroid hormone in controlling the concentration of luteinizing hormone and human chorionic gonadotropin receptors in rat ovaries. Eur J Endocrinol. 1994;130:378-80.

Foley GL. Pathology of the corpus luteum of cows. Theriogenology. 1996; 45(7):1413-8.

Fortune JE. Ovarian follicular growth and development in mammals. Biol Reprod. 1994;50:225-32.

Fray MD, Prentice H, Clarke MC *et al*. Immunohistochemical evidence for the localization of bovine viral diarrhea virus, a single-stranded RNA virus, in ovarian oocytes in the cow. Vet Pathol. 1998;35(4):253-9.

Gamba CO, Damasceno KA, Rocha Jr. SS *et al*. Ovarian teratoma in an equine fetus: a case report. Vet Q. 2014;34(3):164-6.

Ghosh S, Kabir S, Pakraschi A. A subclinical hypothyroidism: a determinant of polycystic ovary syndrome. Hormone Res. 1993;39:61-6.

Ginther OJ. Major and minor follicular waves during the equine oestrous cycle. J Equine Vet Sci. 1993;13(1):18-25.

Ginther OJ, Knopf L, Kastelic JP. Temporal associations among ovarian events in cattle during oestrous cycles with two and three follicular waves. J Reprod Fertil. 1989;87(1):223-30.

Grooms DL, Brock KV, Pate JL *et al*. Changes in ovarian follicles following acute infection with bovine viral diarrhea virus. Theriogenology. 1998;49(3):595-605.

Grygara I, Kudláb E, Doleelb R *et al*. Volume of luteal tissue and concentration of serum progesterone in cows bearing homogeneous corpus luteum or corpus luteum with cavity. Anim Reprod Sci. 1997;49(2-3):77-82.

Isobea N, Yoshimurab Y. Localization of apoptotic cells in the cystic ovarian follicles of cows: a DNA end labeling histochemical study. Theriogenology. 2000;53(4):897-904.

Johnson CH. Reproductive manifestations of thyroid disease. Thyroid Disorders. 1994;24(3):509-15.

Knauf Y, Bostedt H, Failing K *et al*. Gross pathology and endocrinology of ovarian cysts in bitches. Reprod Dom Anim. 2014;49:463-8.

Liptrap RM, Viveiros MM. Stress and altered follicular development in sows. Rev Bras Reprod Anim. 1993;(Suppl 4):132-42.

Lopez-Diaz MC, Bosu WTK. A review and an update of cystic ovarian degeneration in ruminants. Theriogenology. 1992;37(6):1163-83.

Machida N, Tanaka Y, Taya K *et al*. An ovarian interstitial cell hamartoma in a newborn foal. J Comp Pathol. 2001;125:322-5.

Malm C, Ferreira HI, Nascimento EF *et al*. Estudo clínico e histopatológico de alterações útero-ovarianas de cadelas submetidas à ovário-histerectomia. I – Tumor das células da granulosa. Arq Bras Med Vet Zootec. 1994;46(1):13-8.

Marchevsky RS. Alterações morfológicas no ovário e corno uterino da cadela. Frequências e interações. Dissertação (Mestrado). Belo Horizonte: Escola de Veterinária da UFMG; 1981. 71p.

Marchevsky RS, Nascimento EF, Chquiloff MAG. Alterações morfológicas no ovário e corno uterino da cadela. I – Cistos ováricos. Arq Bras Med Vet Zootec. 1983;35(3):381-90.

Marvo T, Katayama K, Barnea ER *et al*. A role for thyroid hormone in the induction of ovulation and corpus luteum function. Hormone Res. 1992;37(Suppl1):12-8.

Marvo T, Shinsuke H, Tetsuo O *et al*. Increase in the expression of thyroid hormone receptors in porcine granulosa cells early in follicular maturation. Acta Endocrinol. 1992;127:152-60.

McEntee K. Reproductive pathology of domestic mammals. San Diego: Academic Press; 1990.

Moreira ELT. Alterações morfológicas em ovário e útero de Capra hircus L. Dissertação (Mestrado). Belo Horizonte: Escola de Veterinária da UFMG; 1986. 67p.

Nascimento EF. Doença ovariana cística. Cad Tec Esc Vet. 1996;15:53-64.

Nascimento EF, Silva JCP, Chquiloff MAG. Alterações ovarianas e uterinas em porcas: 2. Metrite, endometrite, cervicite e ooforite. Arq Bras Med Vet Zootec. 1983;35(2):159-68.

Nielsen SW, Misdorp W, McEntee K. Tumors of the ovary. Bull. W. H. O. 1976; 53(2-3):203-15.

Ohashi OM. Ocorrência de alterações do ovário, tuba uterina e útero em búfalas (*Bubalus bubalis*) abatidas em matadouros no Estado do Pará. Dissertação (Mestrado). Belo Horizonte: Escola de Veterinária da UFMG; 1982. 62p.

Peter AT, Levine H, Drost M *et al*. Compilation of classical and contemporary terminology used to describe morphological aspects of ovarian dynamics in cattle. Theriogenology. 2009;71(9):1343-57.

Rayan PL, Raeside JL. Cystic ovarian degeneration in pigs: a review. Ir Vet J. 1991;44(1):22-5.

Roberts SJ. Veterinary obstetrics and genital diseases. 3rd ed. Ithaca: SJ Roberts; 1971.

Roche JF, Crowe MA, Boland MP. Postpartum anoestrus in dairy and beef cows. Anim Reprod Sci. 1992;28:371-8.

Santos RL. Dinâmica ovariana e crescimento folicular. Vet Notícias. 1997; 3(1):159-67.

Santos RL, Nascimento EF, Edwards JF. Sistema reprodutivo feminino. In: Santos RL, Alessi AC (Ed.). Patologia Veterinária. 2. ed. São Paulo: Roca; 2016. pp. 751-804.

Santos RL, Peixoto DGM, Turchetti AP *et al*. Squamous metaplasia of the rete ovarii in a Zebu cow. BMC Vet Res. 2012;8:235.

Sedrish SA, McClure JR, Pinto C *et al*. Ovarian torsion associated with granulosa-theca cell tumor in a mare. J Am Vet Med Assoc. 1997;211(9):1152.

Serakides R, Nunes VA, Nascimento EF *et al*. Foliculogênese e esteroidogênese ovarianos em ratas adultas hipotireóideas. Arq Bras Endocrinol Metabol. 2001;45(3):258-64.

Silva AWC. Alterações morfológicas no ovário e cornos uterinos de búfalas procedentes da Ilha de Marajó. Dissertação (Mestrado). Belo Horizonte: Escola de Veterinária da UFMG; 1995. 53p.

Silva JCP. Alterações ovarianas e uterinas em porcas. Dissertação (Mestrado). Belo Horizonte: Escola de Veterinária da UFMG; 1981. 55p.

Silva JCP, Chquiloff MAG, Nascimento EF. Alterações ovarianas e uterinas em porcas. 1. Cistos do ovário e do cérvice. Arq Esc Vet. 1982;34(1):55-63.

Silva MIF. Alterações morfológicas em útero, tubas e ovários da égua. Dissertação (Mestrado). Belo Horizonte: Escola de Veterinária da UFMG; 1991. 253p.

Schlafer DH, Foster RA. Female genital system. In: Maxie MG (Ed.). Jubb, Kennedy, and Palmer's Pathology of Domestic Animals. Vol. 3. 6th ed. St. Louis: Elsevier; 2016. pp. 358-464.

Staigmiller RB. Folliculogenesis in the bovine. Theriogenology. 1982;17(1): 43-52.

Valk N, Davis EW, Blackford JT. Ovarian torsion as a cause of colic in a neonatal foal. J Am Vet Med Assoc. 1998;213(10):1454-6.

Vanholder T, Opsomer G, De Kruif A. Aetiology and pathogenesis of cystic ovarian follicles in dairy cattle: a review. Reprod Nutr Dev. 2006;46(2): 105-19.

Wenzel JGW, Odend'Hal S. The mammalian rete ovarii: a literature review. Cornell Vet. 1985;75:411-25.

Woolums AR, Peter AT. Cystic ovarian condition in cattle. Part I. Folliculogenesis and ovulation. Comp Cont Educ Pract Vet. 1994;16(7):935-42.

Woolums AR, Peter AT. Cystic ovarian condition in cattle. Part II. Pathogenesis and treatment. Comp Cont Educ.Pract.Vet. 1994;16(9):1247-52.

Yamni B, Vandenbrink PL, Refsal KR. Ovarian steroid cell tumor resembling luteoma associated with hyperadrenocorticism (Cushing's disease) in a dog. Vet Pathol. 1997;34(1):57-60.

Patologia da Tuba Uterina

GENERALIDADES

A literatura científica internacional refere-se aos termos tuba uterina e oviduto como sinônimos. Segundo Habel (1997), a palavra oviduto deve ser adotada para aves, e não para mamíferos. Esses termos não têm o mesmo significado; possuem características anatômicas, embriológicas, histológicas e fisiológicas diferentes (Tabela 4.1).

A tuba uterina é um órgão tubular, par, responsável por diversos eventos reprodutivos primordiais nas fêmeas dos mamíferos eutérios, destacando-se a sobrevivência dos gametas masculino e feminino, a capacitação espermática, a fertilização e a permanência temporária, e o desenvolvimento embrionário inicial.

As secreções do epitélio tubárico, constituídas por mucossubstâncias (mucopolissacarídeos, glicoproteínas e mucoproteínas), são essenciais para a sobrevivência dos gametas e a fase inicial do desenvolvimento embrionário. O fluido tubárico é rico em proteínas (albumina e globulinas), especialmente durante a ovulação, exercendo importante função no processo de capacitação espermática e reação do acrossoma.

A capacitação espermática é um processo de ativação caracterizado por modificações fisiológicas e bioquímicas no espermatozoide, tornando-o apto a penetrar no oócito. Essas modificações incluem: reação do acrossoma, aumento do metabolismo, maior consumo de oxigênio, motilidade hiperativada e remoção do fator decaptante. Este evento é essencial para que o espermatozoide reconheça o oócito e atravesse a zona pelúcida.

A tuba uterina localiza-se na porção cranial do ligamento largo do útero. É o órgão que estabelece contato direto, via tubular, entre o ovário e o útero. Sua porção cranial comunica-se com a cavidade abdominal em todas as espécies, embora, em éguas, isso aconteça de maneira parcial, já que em determinado ponto a porção fimbriada do infundíbulo é contínua com a fossa de ovulação, fato que não acontece nas demais espécies domésticas. A porção fimbriada capta o oócito, e a fertilização ocorre no terço médio da tuba uterina.

O ovo ou zigoto permanece no lúmen da tuba uterina durante 90 a 120 horas e migra, posteriormente, para o útero.

Morfologicamente, a tuba uterina é dividida em três partes: infundíbulo, com a porção fimbriada (Figura 4.1.), que corresponde ao terço ovariano; ampola (Figura 4.2), que corresponde ao terço médio; e istmo (Figura 4.3), que corresponde ao terço uterino. O lúmen é maior no infundíbulo do que no istmo. Por outro lado, a parede é mais espessa no istmo do que no infundíbulo.

◀ **TABELA 4.1** Diferenciações anatômica, embriológica, histológica e fisiológica entre tuba uterina e oviduto.

	Oviduto	Tuba uterina
Anatomia	Órgão unilateral que se estende do ovário até a bolsa cloacal	Órgão par que se estende dos ovários até o útero
Embriologia	Origina-se do ducto paramesonéfrico inteiro	Origina-se da porção cranial do ducto paramesonéfrico
Histologia	Mucosa que tem glândulas tubulosas ramificadas	Mucosa que não tem glândulas verdadeiras
Fisiologia	Produz albumina e casca do ovo	Não produz estas estruturas

Fonte: Habel, 1997.

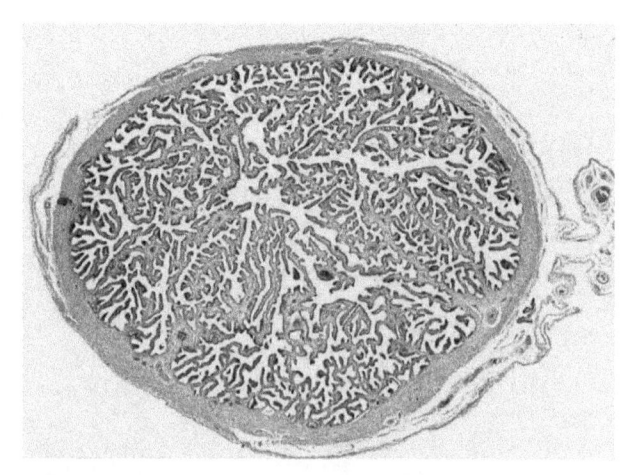

◀ **FIGURA 4.1** Infundíbulo da tuba uterina de porca (coloração por hematoxilina-eosina).

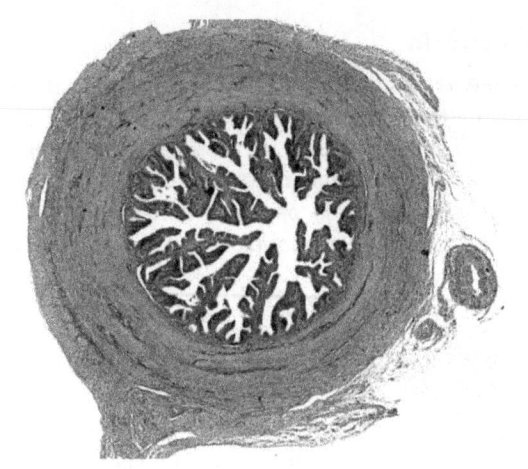

◀ **FIGURA 4.2** Ampola da tuba uterina de porca (coloração por hematoxilina-eosina).

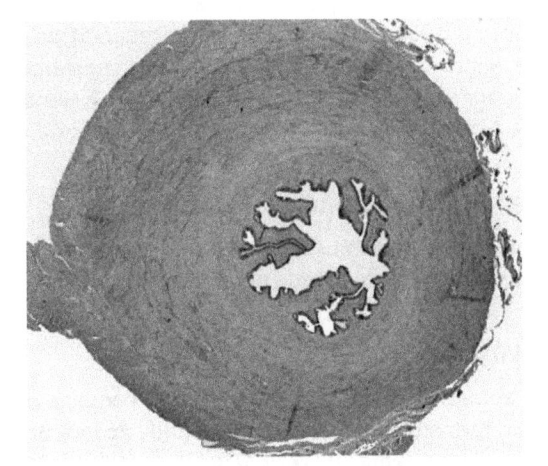

◀ **FIGURA 4.3** Istmo da tuba uterina de porca (coloração por hematoxilina-eosina).

Histologicamente, a tuba uterina é formada por uma mucosa cujo epitélio é colunar ciliado, com células secretoras, uma camada muscular lisa, mais espessa no istmo, e externamente é revestida por uma serosa mesotelial. A mucosa é bastante pregueada, sendo mais pronunciada na fímbria, o que aumenta a sua área de superfície. Portanto, o istmo tem camada muscular espessa e mucosa menos pregueada, se comparado ao infundíbulo, que tem camada muscular delgada e mucosa abundantemente pregueada, e a ampola tem características intermediárias se comparada aos demais segmentos.

Esse órgão apresenta certas particularidades comuns em algumas espécies, que estão, entretanto, ausentes em outras. Assim, por exemplo, a égua possui no óstio uterino uma papila cuja função não está plenamente estabelecida; é provável que isso esteja relacionado com a proteção no momento da penetração de agentes patogênicos procedentes do útero. Na porca, o óstio da tuba uterina projeta-se no endométrio em forma de um dedo. Na vaca, a tuba é ligeiramente tortuosa e mede de 20 a 30 cm. Na cadela, além de uma papila rudimentar no óstio uterino, o infundíbulo contorna o ovário.

Durante o estro, a corrente de fluidos ocorre no sentido útero–ovário, e os cílios movimentam-se em sentido contrário, ovário–útero. Havendo obstrução do infundíbulo, ocorre distensão da ampola e do istmo, devido ao acúmulo de líquido. Após o estro, desaparece esse acúmulo de líquido. Com a aproximação da ovulação, aumentam a produção e a secreção de proteína pelo epitélio da tuba uterina. Na vaca, a motilidade é mais acentuada na tuba uterina ipsolateral ao ovário em que ocorreu a ovulação, em comparação com a contralateral.

As lesões primárias da tuba uterina são pouco frequentes. A hidrossalpinge, a piossalpinge e a salpingite são as alterações mais importantes e frequentes e, na maioria dos casos, secundárias às alterações uterinas ou ovarianas. Contudo, as lesões tubáricas normalmente acarretam grande prejuízo à função reprodutiva do animal, uma vez que podem comprometer a captação do oócito por ocasião da ovulação ou mesmo o transporte dos gametas e o processo de fertilização. Uma das razões da escassez de descrições de alterações patológicas da tuba uterina é a dificuldade de diagnóstico macroscópico, pois muitas delas somente são confirmadas após exame microscópico, que geralmente não é realizado.

Em um estudo histopatológico e histoquímico das tubas uterinas de 62 matrizes suínas, observou-se que 24 fêmeas apresentaram lesões tubáricas classificadas da seguinte maneira: cistos de parede, metaplasia escamosa, adenomiose, divertículo e dilatação vascular da lâmina própria. Surpreendentemente, nenhum caso de salpingite foi observado nas 124 tubas estudadas. Estudo macroscópico realizado em vacas no Reino Unido demonstrou que aderências tubo-ováricas são as alterações mais frequentes em todo o trato reprodutivo, afetando 5,3% das vacas, e a hidrossalpinge é a segunda alteração tubárica mais frequente, ocorrendo em 0,7% dos animais avaliados. Contudo, se o critério diagnóstico for microscópico, a frequência de inflamação da tuba uterina tende a ser elevada, uma vez que nos casos de inflamação uterina frequentemente ocorre extensão do processo para a tuba uterina.

ALTERAÇÕES DO DESENVOLVIMENTO

◀ Infundíbulo acessório

Ocorre em todas as espécies de mamíferos domésticos e apresenta-se como uma miniatura do infundíbulo principal, possuindo mucosa e muscular. O infundíbulo acessório pode ser aberto em um ou em ambos os lados, ou ser fechado nas duas extremidades. Quando fechado, é preenchido gradualmente com um fluido claro, seroso, formando uma estrutura cística, a qual não se torna tão grande quanto um cisto da tuba uterina acessória.

◀ Tuba uterina acessória

A tuba uterina acessória desenvolve-se, no embrião, na extremidade cranial do ducto paramesonéfrico e persiste após o nascimento como uma vesícula aderida à porção caudal da tuba uterina normal, localizada na mesossalpinge (Figura 4.4). Essa alteração pode evoluir para a formação de cistos múltiplos lineares ou de um único cisto. Acredita-se que cistos maiores possam causar infertilidade em éguas.

Histologicamente, a tuba uterina acessória caracteriza-se por apresentar epitélio pseudoestratificado, algumas vezes papilar, composto por células cuboidais altas ou colunares. Sua parede contém algumas poucas fibras musculares lisas e fibras colágenas.

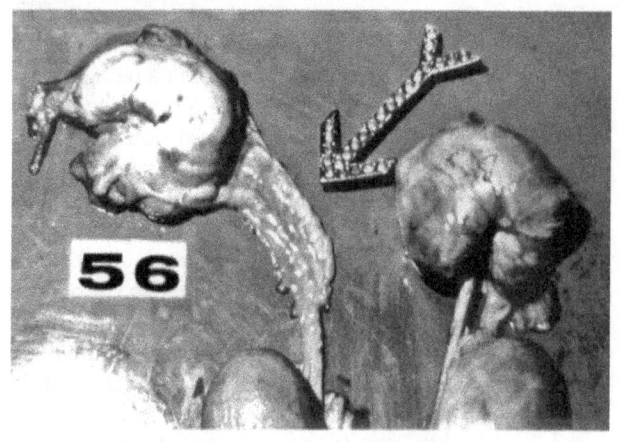

◀ **FIGURA 4.4** Tuba uterina acessória (*seta*) de égua.

◀ Cistos remanescentes do ducto mesonéfrico

Os cistos remanescentes do ducto mesonéfrico são encontrados frequentemente na mesossalpinge, adjacentes à tuba uterina (Figuras 4.5 e 4.6). Geralmente são pequenos e medem alguns milímetros de diâmetro.

◀ Cortical adrenal ectópica

Nódulos ectópicos de tecido cortical adrenal são encontrados, ocasionalmente, na mesossalpinge de éguas, vacas e cadelas. Apenas um pequeno número desses nódulos é passível de diagnóstico macroscópico.

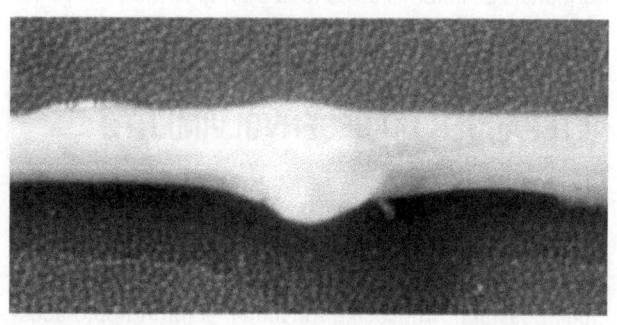

◀ **FIGURA 4.5** Cisto da parede da tuba uterina em porca.

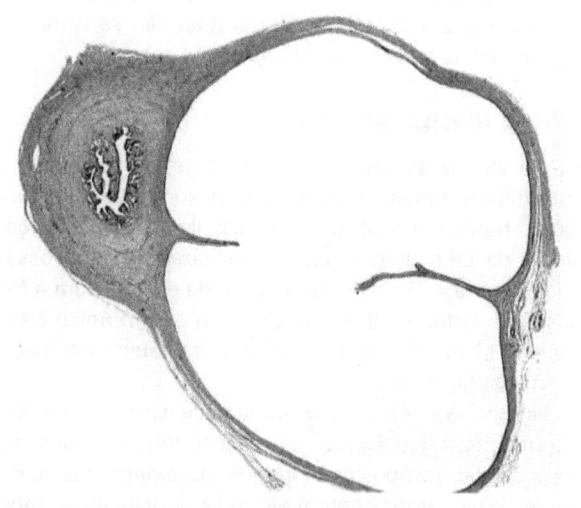

◀ **FIGURA 4.6** Cisto da parede da tuba uterina em porca (coloração por hematoxilina-eosina).

◀ Agenesia

Nos *freemartins*, as tubas uterinas raramente se desenvolvem. Em geral, estão presentes no indivíduo pseudo-hermafrodita fêmea; às vezes, em hermafroditas verdadeiros e, em geral, não são encontradas no pseudo-hermafrodita macho. Excetuando-se os casos de intersexualidade, a agenesia da tuba é uma condição rara.

◀ Aplasia segmentar

A aplasia segmentar é a principal malformação congênita da tuba uterina. Ela ocorre principalmente em vacas, mas pode ser observada em qualquer espécie. A aplasia segmentar pode apresentar-se em um ou vários segmentos e ser uni ou bilateral. Observa-se, geralmente, hidrossalpinge secundária, resultante da aplasia segmentar da tuba uterina, contendo fluido aquoso e claro.

Em um estudo em que foram examinados os sistemas genitais de 6.054 vacas azebuadas, procedentes do estado de Minas Gerais, dois casos de aplasia segmentar da tuba uterina foram diagnosticados, sendo um deles unilateral e o outro, bilateral.

◀ Duplicação das tubas uterinas

A presença de duas tubas uterinas em um mesmo lado é uma alteração rara que pode ocorrer em vacas e porcas.

◀ Divertículo

Pode apresentar-se de duas formas: uma pequena projeção em formato de cone e em formato de apêndice, com apenas alguns centímetros de tamanho. A parede do divertículo possui os mesmos elementos da tuba uterina, mas determinadas partes dessa parede são mais finas que o normal.

O divertículo é geralmente único, unilateral, e localizado na parte adjacente ao útero da tuba uterina. Acredita-se que o divertículo apresente efeito adverso na fertilidade.

ALTERAÇÕES CIRCULATÓRIAS

Hemorragias graves da tuba uterina podem ocorrer na espécie humana nos casos de gestação ectópica na tuba uterina. Contudo, cabe destacar que não ocorre gestação ectópica tubárica nas espécies de animais domésticos.

ALTERAÇÕES INFLAMATÓRIAS

◀ Salpingite

Esta patologia e suas sequelas são as alterações mais comuns nas tubas uterinas dos animais domésticos. Ocorre em todas as espécies de mamíferos domésticos, embora seja mais frequente e estudada em vacas. A maioria dos agentes atinge a tuba uterina pelo útero, sendo a salpingite decorrente de infecção ascendente e, portanto, geralmente secundária à endometrite. Contudo, alguns agentes, como o da tuberculose, podem atingir a tuba uterina por meio da cavidade peritoneal, resultando salpingite crônica granulomatosa (Figura 4.7).

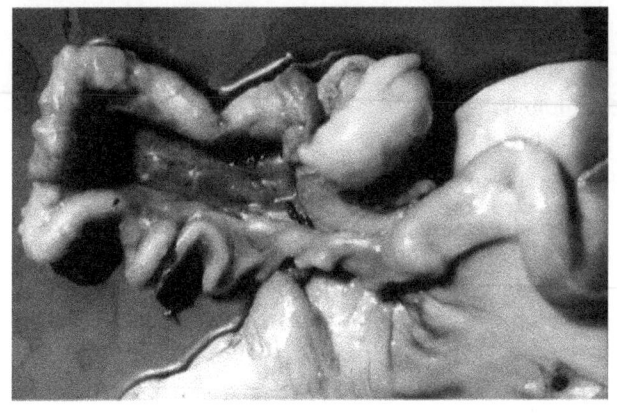

◀ **FIGURA 4.7** Tuberculose em vaca: nódulos granulomatosos na tuba uterina.

Salpingite em vacas

O diagnóstico de salpingite é difícil de ser realizado apenas por exame clínico, principalmente quando a lesão não é muito grave. Em vacas, praticamente todos os casos de salpingite estão associados à endometrite, demonstrando que a infecção ascendente é o mecanismo mais comum de infecção e inflamação da tuba uterina.

Os principais agentes causadores de salpingite na vaca são: *Trueperella* (*Arcanobacterium*) *pyogenes*, *Streptococcus* sp., *Staphylococcus* sp., *Campylobacter fetus venerealis*, *Escherichia coli*, *Brucella abortus*, *Mycobacterium bovis*, *Mycobacterium tuberculosis*, *Mycoplasma* spp. e *Tritrichomonas foetus*. Na maioria dos casos de endometrites, causadas por grande variedade de microrganismos, as tubas uterinas são infectadas e, geralmente, nesses casos, o patógeno presente na tuba uterina é o mesmo associado à inflamação uterina, sendo a *Trueperella pyogenes* o agente isolado com maior frequência nesses casos. Alguns microrganismos, tais como o *Campylobacter fetus venerealis* e o *Tritrichomonas foetus*, produzem lesões inflamatórias relativamente leves na tuba uterina, não resultando em lesões residuais após o término da inflamação. Por outro lado, microrganismos altamente patogênicos, tais como *Trueperella pyogenes*, *Brucella abortus*, *Mycobacterium bovis*, *Streptococcus* sp., *Staphylococcus* sp. e *Mycoplasma bovis*, produzem lesões mais graves e, frequentemente, deixam sequelas.

Em vacas, a salpingite associa-se a acúmulo de secreção e de restos celulares no lúmen, uma vez que ocorre hipersecreção de mucopolissacarídeos. Nos casos mais acentuados, ocorre apoptose, perda de cílios e perda das junções oclusivas das células do epitélio tubárico, com diminuição na frequência de batimento dos cílios. Todas essas alterações da mucosa e do conteúdo da tuba uterina durante o processo inflamatório resultam em menor motilidade dos espermatozoides no lúmen da tuba.

Após a resolução do processo inflamatório, pode não persistir nenhuma alteração macroscópica. Mas o processo inflamatório resulta, com frequência, em obstrução anatômica ou funcional da tuba uterina. Dessa forma, a oclusão do lúmen não está associada necessariamente a lesões macroscópicas.

Salpingite em outras espécies

Embora mais estudada e mais bem caracterizada em vacas, a salpingite pode ocorrer em todas as espécies de animais domésticos, como cadelas, éguas e porcas. O esfíncter na junção uterotubárica na égua é bastante desenvolvido, sendo uma barreira eficiente para diminuição do risco de infecções ascendentes. Em cadelas, a maioria dos casos de salpingite está associada à piometra (Figura 4.8).

◀ Piossalpinge

Piossalpinge é o acúmulo de exsudato purulento na tuba uterina, decorrente da obstrução do lúmen. As bactérias piogênicas, especialmente a *Trueperella pyogenes*, são os agentes mais comuns em vacas. A piossalpinge caracteriza-se pela presença de exsudato purulento no lúmen e infiltrado inflamatório de neutrófilos, linfócitos e plasmócitos na parede da tuba. Ocorre perda do epitélio das dobras longitudinais primárias, secundárias e terciárias, resultando em aderências dessas dobras e formação de cistos na mucosa. Algumas áreas restantes de epitélio podem apresentar metaplasia escamosa. Aderências na bursa ovariana frequentemente acompanham a piossalpinge.

◀ Cistos da mucosa

Após a erosão do epitélio do ápice das dobras secundárias e terciárias da tuba uterina, cistos da mucosa desenvolvem-se em consequência do processo inflamatório.

As áreas de desnudamento epitelial se aderem, formando cistos alinhados no epitélio tubárico. Os cistos se localizam, predominantemente, na porção proximal da ampola, podendo ser palpados e observados como pequenos cistos quando da abertura da tuba uterina.

Os cistos da mucosa não bloqueiam a tuba uterina, mas parecem ter efeito adverso na fertilidade.

◀ Hidrossalpinge

Hidrossalpinge é a distensão do lúmen da tuba devido ao acúmulo de fluido aquoso (Figuras 4.9 e 4.10). Isso ocorre associado a anormalidades congênitas das tubas uterinas e, mais frequentemente, após obstrução adquirida como consequência de salpingite. A estenose do lúmen da tuba uterina pode decorrer de reações inflamatórias graves, incluindo piometra. No caso da piossalpinge, o exsudato é gradualmente transformado em fluido aquoso. O bloqueio da tuba uterina devido à lesão inflamatória grave ocorre principalmente na ampola.

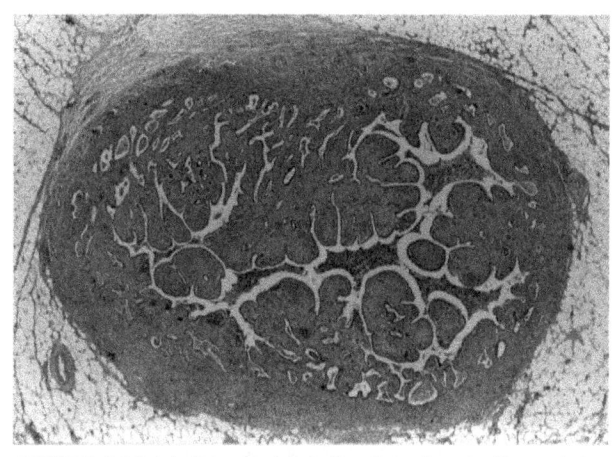

◀ **FIGURA 4.8** Salpingite em cadela (coloração por hematoxilina-eosina).

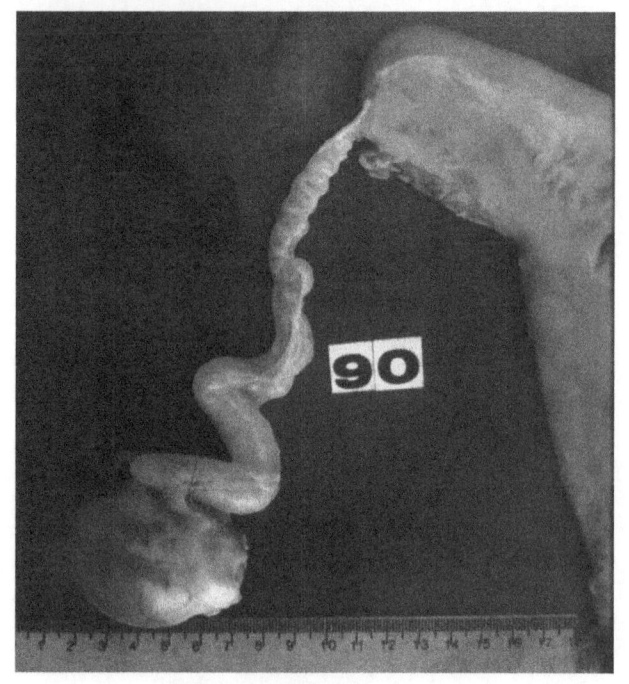

◀ **FIGURA 4.9** Hidrossalpinge em égua.

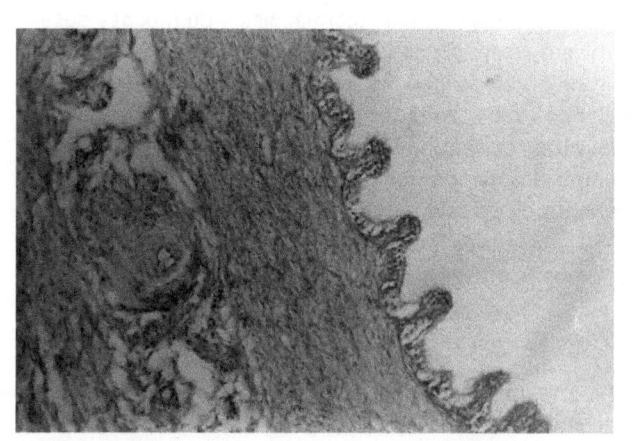

◀ **FIGURA 4.10** Hidrossalpinge em égua (coloração por hematoxilina-eosina).

◀ Aderências

A aderência de uma porção da fímbria do infundíbulo com o ovário e aderências na bursa ovariana desenvolvem-se frequentemente em associação com a piossalpinge. Densas aderências podem surgir após a enucleação do corpo lúteo. Algumas vezes, essas aderências são graves, impedindo a captação do oócito por ocasião da ovulação, resultando em infertilidade. A aderência de uma porção da fímbria com o ovário ocasionalmente resulta em acúmulo de fluido na bursa ovariana, causando o que se denomina cisto bursa-ovárico. Pequenas aderências que se desenvolvem após a ovulação não parecem interferir na motilidade da fímbria.

CISTOS ADQUIRIDOS

◀ Cistos intraepiteliais

Cistos intraepiteliais em vacas podem resultar da administração de ocitocina por período prolongado e podem estar presentes durante o período pós-parto. Novilhas apresentam cistos intraepiteliais com grande frequência, independentemente da fase do ciclo estral, sendo, portanto, uma alteração sem relevância clínica. Desenvolvem-se no infundíbulo e na ampola, mas geralmente não são observados no istmo.

◀ Recessos epiteliais císticos

Encontrados nas fímbrias e na porção proximal da tuba uterina de cadelas e gatas, e variam de 0,1 a 1 mm de diâmetro. Os recessos epiteliais císticos localizam-se nas regiões profundas das dobras da mucosa. Ao contrário do que ocorre em vacas, esses cistos não são de origem inflamatória.

METAPLASIA ESCAMOSA

A metaplasia escamosa é bem mais pronunciada em associação com salpingites nas tubas uterinas de porcas do que em outras espécies de mamíferos domésticos. Pode estar relacionada com a deficiência de vitamina A. Inicialmente, ocorrem focos de metaplasia que, com o desenvolvimento da lesão, coalescem-se, aumentando a extensão ocupada pelo epitélio estratificado pavimentoso (Figura 4.11).

A micotoxina F-2 (zearalenona), produzida por uma espécie de *Fusarium,* causa metaplasia escamosa de tubas uterinas, útero, cérvix, vagina e glândula mamária de suínos.

Foi observado comprometimento na secreção de mucossubstâncias neutras e ácidas em casos de metaplasia escamosa da tuba uterina em porcas. Nestes casos pode haver comprometimento do processo de fertilização.

Na vaca, a metaplasia escamosa da tuba uterina apresenta-se associada à salpingite.

ADENOMIOSE

Adenomiose é a ocorrência de heterotopia da membrana mucosa, com extensão do epitélio para as camadas muscular e serosa das tubas uterinas (Figura 4.12). Alguns autores consideram a adenomiose uma lesão pós-inflamatória; outros acreditam que essa alteração seja induzida por estímulo hormonal. Há mais evidências que corroboram a segunda teoria.

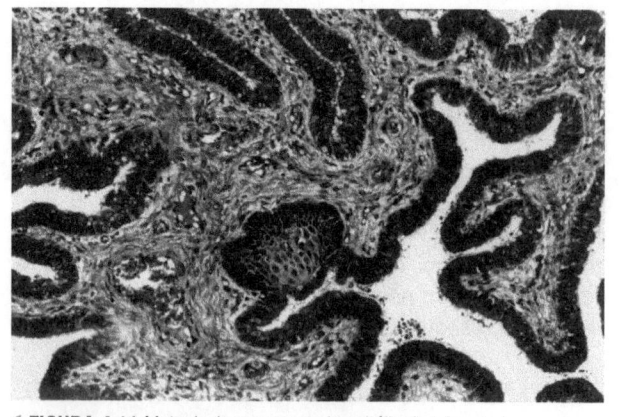

◀ **FIGURA 4.11** Metaplasia escamosa do epitélio da tuba uterina em porca (coloração por hematoxilina-eosina).

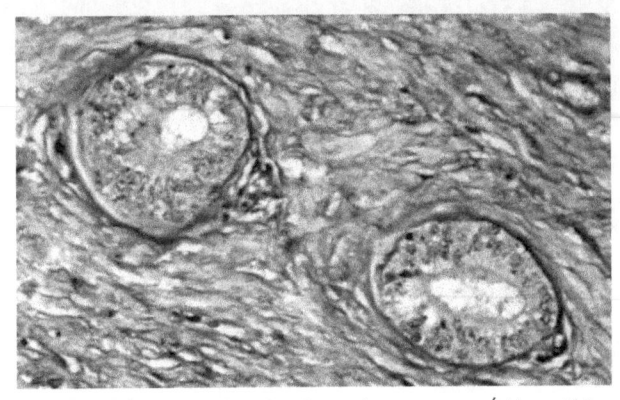

◀ **FIGURA 4.12** Adenomiose de tuba uterina em porca. Ácido periódico de Schiff (PAS).

NEOPLASIAS

Neoplasias das tubas uterinas são alterações extremamente raras nos mamíferos domésticos. As principais são adenomas, carcinomas e adenocarcinomas. Tumores primários da tuba uterina de origem mesenquimal são ainda mais raros, porém há relato de um caso de leiomioma na tuba uterina de uma cadela (Figura 4.13).

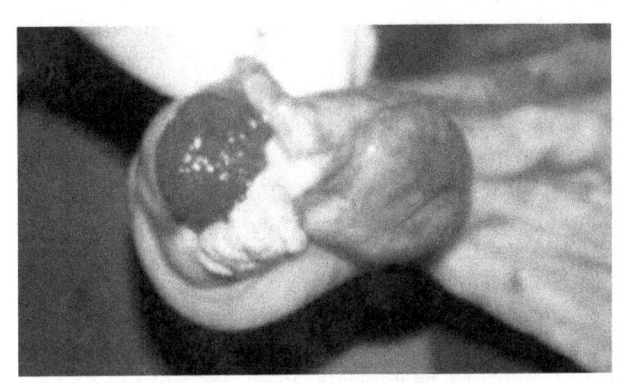

◀ **FIGURA 4.13** Leiomioma de tuba uterina em cadela.

REFERÊNCIAS BIBLIOGRÁFICAS

Basile JR. Anomalias do desenvolvimento do sistema genital de vacas azebuadas no Estado de Minas Gerais. Dissertação (Mestrado). Belo Horizonte: Escola de Veterinária da UFMG; 1971. 50p.

Buhi WC, Alvarez IM, Kouba AJ. Secreted proteins of the oviduct. Cell Tissues Organs. 2000;166(2):165-77.

Ellington JE, Schlafer DH. Uterine tube diseases in cattle. J Am Vet Med Assoc. 1993;202(3):450-4.

Gelberg HB, McEntee, K. Pathology of the canine and feline uterine tube. Vet Pathol. 1986;23(8):770-5.

Habel RE. Mammalian oviduct: what next, avian dentition? Anat Histol Embryol. 1997;26(3):240-1.

Hafez ESE. Reproduction in farm animals. 6th ed. Philadelphia: Lea & Febiger; 1993. 573p.

Harper MJK. Gamete and zygote transport. In: Knobil E, Neal J (Ed.). The physiology of reproduction. 2nd ed. Nova York: Raven Press; 1994. pp. 123-87.

Lippes J, Kramer J, Alfonso LA *et al.* Human oviductal fluid proteins. Fertil Steril. 1981;36(5):623-9.

McEntee K. Reproductive pathology of domestic mammals. San Diego: Academic Press; 1990.

Millward S, Mueller K, Smith R *et al.* A post-mortem survey of bovine female reproductive tracts in the UK. Front Vet Sci. 2019;6:451.

Oliphant G, Reynolds AB, Smith PF *et al.* Immunocytochmical localization and determination of hormone-induced synthesis of the sulphated oviductal glycoproteins. Biol Reprod. 1984;31(1):165-74.

Owhor LE, Reese S, Kölle S. Salpingitis impairs bovine tubal function and sperm-oviduct interaction. Sci Rep. 2019;9:10893.

Roberts SJ. Veterinary obstetrics and genital diseases. 3rd ed. Ithaca: SJ Roberts; 1971.

Sant'Ana FJF. Histopatologia e histoquímica das tubas uterinas de porcas (matrizes) abatidas em matadouro. Dissertação (Mestrado). Belo Horizonte: Escola de Veterinária da UFMG; 2001.

Santos RL, Guedes RMC, Nascimento EF. Leiomioma de tuba uterina em cadela: relato de caso. Arq Bras Med Vet Zootec. 1998;50(1):81-2.

Santos RL, Nascimento EF, Edwards JF. Sistema reprodutivo feminino. In: Santos RL, Alessi AC. (Ed.). Patologia Veterinária. 2. ed. São Paulo: Roca; 2016. pp. 751-804.

Schlafer DH, Foster RA. Female genital system. In: Maxie MG (Ed.). Jubb, Kennedy, and Palmer's Pathology of domestic animals. Vol. 3. 6th ed. St. Louis: Elsevier; 2016. pp. 358-464.

Valle GR, Nascimento EF, Castro ACS *et al.* Análise histológica e histoquímica de cistos intra-epiteliais de tubas uterinas de novilhas mestiças. Arq Bras Med Vet Zootec. 2005;57(3):326-33.

Patologia do Útero

GENERALIDADES

O útero é um órgão do sistema genital feminino que recebe o ovo ou zigoto, faz sua implantação e ainda estabelece as relações vasculares do embrião ou do feto durante todo o período de gestação.

É um órgão cavitário que apresenta uma parede relativamente espessa com grande capacidade de distender-se e, posteriormente, voltar ao tamanho normal. Morfologicamente, nas fêmeas domésticas, o útero é constituído por dois cornos, um corpo e um colo (ou cérvix), exceto em coelhas, nas quais não se observam dois cornos, mas sim a duplicação completa dos segmentos uterinos com dois úteros longos, inteiramente separados por um septo. Histologicamente, o útero é formado por três partes: endométrio, miométrio e perimétrio ou serosa.

ENDOMÉTRIO

O endométrio é o local de implantação do ovo; participa na formação da base uterina da placenta por meio do processo de transformação decidual. Sofre modificações estruturais e funcionais de acordo com a atividade endócrina do ovário. Após a ovariectomia, o endométrio sofre hipotrofia. Pela ação do estrógeno, há proliferação de glândulas endometriais, maiores vascularização, fluxo sanguíneo e atividade metabólica. Nessa fase, o órgão é denominado "útero em fase proliferativa". Periodicamente, a mucosa do útero sofre profundas modificações, tanto sob o efeito estrogênico como progesterônico. Na espécie humana, essa mucosa degenera-se ao final de cada ciclo, e grande parte dela se destrói acompanhada por extravasamento de sangue. O endométrio é revestido por um epitélio que invagina para o estroma, constituindo as glândulas endometriais. O epitélio superficial é do tipo cilíndrico e apresenta-se formado por células ciliadas e secretoras; o epitélio das glândulas é semelhante, mas possui poucas células ciliadas.

Nos ruminantes, as áreas das carúnculas são constituídas basicamente por tecido conjuntivo fibroso, nas quais estão ausentes as glândulas endometriais. As carúnculas, por ocasião da implantação do embrião, formam a porção materna da unidade placentária conhecida como placentoma. Assim, as carúnculas, possuem criptas caruncunculares que alojam o componente fetal da placenta, que são as vilosidades coriônicas, promovendo ampla superfície de justaposição do epitélio caruncular materno e do epitélio trofoblástico das vilosidades coriônicas fetais.

Na fase proliferativa, as glândulas endometriais são mais retilíneas, e as mitoses epiteliais são comuns; essas glândulas multiplicam-se, seu epitélio é cilíndrico e seu lúmen é estreito. No final dessa fase, é comum haver sangramento na mucosa devido à distensão dos capilares pela ação do estrógeno. A hemorragia é comum no proestro e no estro das cadelas, e no metaestro de novilhas. Quando o endométrio já está preparado, pode sofrer reação decidual, ou seja, uma modificação em que as células do estroma se transformam em células deciduais pálidas, grandes e ricas em glicogênio. O estímulo para essa transformação ocorre na implantação do zigoto. A função dessas células é ainda discutida. Admite-se que participem na nutrição do ovo.

Na fase secretória ou progestacional, ocorre espessamento do endométrio devido ao edema e ao acúmulo de secreção das glândulas endometriais. Nessa fase, o núcleo das glândulas desloca-se para a posição basal livre do citoplasma, as glândulas mostram-se mais sinuosas e o lúmen é relativamente grande.

Não se deve confundir hemorragia estral com menstruação, pois são processos completamente diferentes.

MIOMÉTRIO

As fibras musculares lisas da camada muscular apresentam-se dispostas em feixes cilíndricos ou achatados, separados por delgados septos conjuntivos. Logo abaixo da mucosa, há o estrato submucoso – formado predominantemente por fibras longitudinais; em seguida, o estrato vascular – que é a camada mais espessa com numerosos vasos sanguíneos, predominando feixes musculares ciliares e longitudinais; o mais externo é o extrato subseroso.

O miométrio sofre ação de hormônios; dentre eles, a progesterona, o estrógeno, a relaxina, a ocitocina e a prostaglandina.

O útero normal, não gravídico, sofre continuamente contrações superficiais. Essas contrações tornam-se evidentes durante o estro. No útero gestante, a atividade contrátil do miométrio é mínima.

A ocitocina, hormônio produzido pela neuro-hipófise, e a prostaglandina F2α aumentam a contratilidade uterina.

ALTERAÇÕES DE POSIÇÃO OU DISTOPIAS ADQUIRIDAS

Dentre as alterações de posição do útero, destacam-se a torção, o prolapso e a hérnia.

◀ Torção

A torção uterina pode ocorrer em todas as espécies domésticas, sendo mais frequente em vacas leiteiras e ocasional em cadelas, gatas, ovelhas, cabras, éguas e porcas. É uma afecção mais comum em animais gestantes, podendo ocorrer também nos casos de piometrite, mucometra e hidrometra.

Em cadelas e gatas, a alteração afeta geralmente um ou parte de um dos cornos uterinos (Figura 5.1). Nessas espécies, a porção torcida pode romper-se, e os fetos e a placenta caírem na cavidade abdominal, ocorrendo mumificação fetal.

Em vacas, devido à natureza anatômica do útero com o ligamento intercornual bem desenvolvido, a torção uterina, na maioria das vezes, afeta ambos os cornos. Nessa espécie, pequenas torções ocorrem sem que haja manifestações clínicas e quase sempre o corno volta à posição normal espontaneamente.

Quando a torção é mais acentuada, acima de 180°, causa sérios danos clínicos e anatomopatológicos em virtude de transtornos circulatórios locais, tais como: congestão venosa, edema e alterações degenerativas e necróticas da parede do órgão. Em consequência, ocorre a morte do feto e, às vezes, ruptura com mumificação fetal na cavidade abdominal.

A torção é mais comumente observada no terço médio da gestação, sendo rara em seus primeiros 60 dias. Ocorre exatamente na fase em que há projeção do corno uterino gestante, no sentido cranioventral, para a cavidade abdominal. O principal mecanismo que provoca a torção é a falta de estabilidade do corno gestante ao projetar-se para a cavidade abdominal, enquanto o corno não

gestante prende-se à base, já que sua grande curvatura fica livre na cavidade, ocasionando, assim, instabilidade. Há relatos na literatura de que vacas estabuladas são mais suscetíveis a essa distopia. Também ocorre torção uterina em vacas durante o período final de gestação, tendo grande relevância clínica. A torção uterina ao final da gestação resulta em distocia (impossibilidade de expulsão fetal ao final da gestação) em praticamente todos os casos. Nestes casos, há isquemia uterina, morte fetal e, na ausência de intervenção, pode ocorrer um quadro toxêmico e morte da vaca (Figura 5.2). Torção uterina na fase final da gestação predispõe à retenção de placenta (ver Capítulo 7, *Patologia da Cérvix, da Vagina e da Vulva*).

◀ Prolapso uterino

O prolapso uterino é mais comum em ruminantes do que em outras espécies. Em vacas, ocorre frequentemente no período inicial de involução uterina (Figura 5.3). Entre as causas predisponentes mais comuns, destacam-se: a tração forçada do feto no parto, a retenção de placenta e a hipocalcemia pós-parto. Nessas condições, ocorrem alterações relacionadas com a tonicidade uterina. Em ovelhas, o prolapso uterino está associado à ingestão de plantas fitoestrogênicas.

As consequências do prolapso uterino incluem congestão, edema, hemorragia e necrose, podendo, às vezes, evoluir para gangrena.

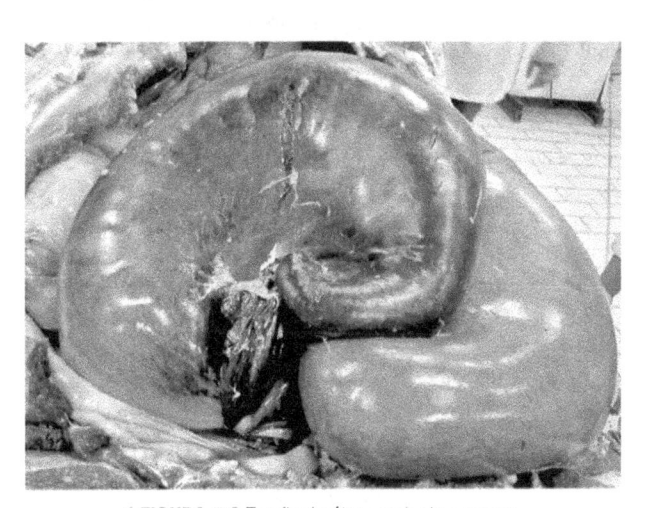

◀ **FIGURA 5.2** Torção de útero gestante em vaca.

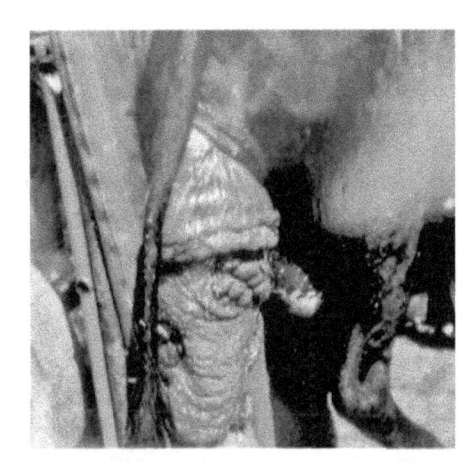

◀ **FIGURA 5.3** Prolapso uterino em vaca. (Fonte: arquivo da Escola de Veterinária da Universidade Federal de Minas Gerais [UFMG].)

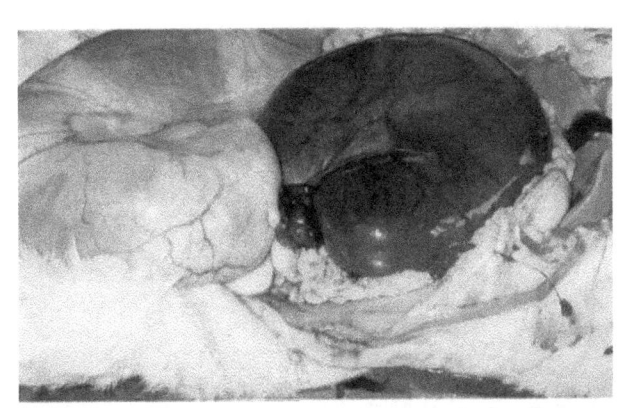

◀ **FIGURA 5.1** Torção de útero gestante em gata: corno uterino direito afetado com intensa congestão. (Fonte: cortesia da Dra. J. Oliveira.)

◀ Hérnia

A hérnia com envolvimento uterino é a insinuação do útero ou de um ou ambos os cornos uterinos, por meio da parede abdominal, com o peritônio e a pele intactos. O deslocamento do corno uterino para o interior do canal inguinal ocorre em cadelas; tal condição pode ser complicada pelo estabelecimento de gestação e implantação de fetos no segmento do corno uterino herniado. Nestes casos, por ocasião do parto, a expulsão de fetos localizados no segmento uterino herniado resulta em distocia. Há relato do desenvolvimento de piometra no segmento do corno uterino herniado com localização inguinal.

◀ Ruptura

A ruptura uterina pode ocorrer espontaneamente, mas é usual ser resultante de manipulações obstétricas. Quando a ruptura é total, geralmente é fatal por causa de hemorragia, peritonite etc. A maioria dos casos de ruptura ocorre no útero desvitalizado como resultado de torção ou distocia prolongada. A ruptura também pode ser devida à distensão do útero pelo acúmulo demasiado de fluidos usados em lavagens uterinas pós-parto.

ALTERAÇÕES DO DESENVOLVIMENTO

Em um estudo realizado no estado de Minas Gerais, envolvendo a avaliação macroscópica do sistema genital de 6.054 vacas azebuadas, observaram-se quatro casos de aplasia segmentar e três casos de útero duplo.

◀ Aplasia segmentar

A aplasia segmentar do útero é mais comum em porcas e vacas, sendo rara nas demais espécies.

Em porcas, a ausência do corno uterino é uma anormalidade anatômica não muito rara, sendo na maioria dos casos unilateral, não havendo predileção por um determinado antímero.

A aplasia segmentar resulta do desenvolvimento incompleto dos ductos paramesonéfricos ou de Müller, por parada do desenvolvimento ou por não fusão desses ductos; condições possivelmente hereditárias.

A lesão pode ser total, quando falta um corno, o que caracteriza a condição conhecida como útero unicorno (Figura 5.4), ou parcial, quando falta um segmento de um corno.

Durante longo período, denominou-se a aplasia da porção tubular do útero como "doença das novilhas brancas" (*white heifer disease*), nome pouco informativo, que incluía outras alterações do trato genital, e, por isso, caiu em desuso. Atualmente, o termo utilizado é aplasia segmentar. A "doença das novilhas brancas" era assim chamada por ser muito comum em animais de pelagem branca da raça Shorthorn. Atualmente, sabe-se que essa anomalia ocorre também em outras raças, independentemente do padrão de pelagem.

Na aplasia segmentar parcial, a lesão quase sempre aparece na região próxima ao corpo do útero. O segmento cranial a essa lesão geralmente se complica com mucometra, podendo-se observar corpo lúteo persistente e anestro prolongado. A lesão sempre resulta em importante causa de redução da fertilidade. Entretanto, a ausência

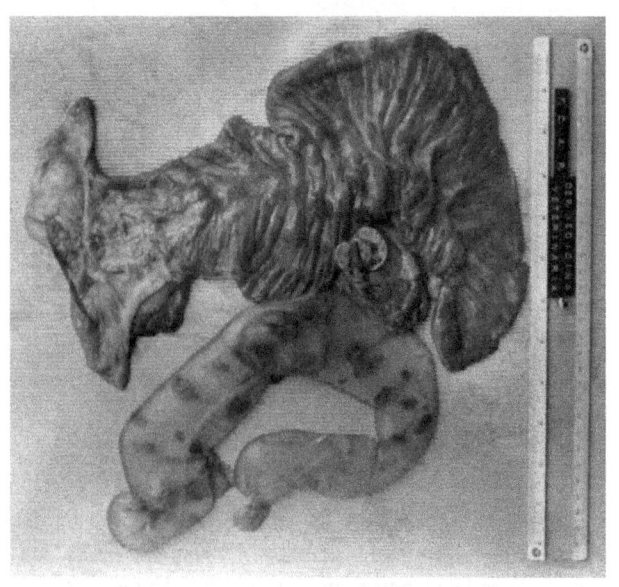

◀ **FIGURA 5.4** Útero unicorno gestante em búfala.

unilateral do corno uterino não impossibilita a gestação no lado oposto. De maneira geral, os ovários e as tubas encontram-se normais.

Pode-se observar, embora raramente, falha de desenvolvimento de vários segmentos de um ou de ambos os cornos.

◀ Hipoplasia uterina

Há casos de hipoplasia moderada ou grave de todo o útero, também se tratando de uma falha do desenvolvimento dos ductos paramesonéfricos. Em alguns casos, o útero, a cérvix e a vagina interna são totalmente hipoplásicos, como é visto em alguns intersexos, particularmente nos casos de freemartinismo em bovinos.

◀ Útero duplo

A ocorrência de útero duplo é mais comum em bovinos. Caracteriza-se por um septo que se estende desde a cérvix até o ponto de bifurcação dos cornos, impossibilitando a comunicação entre eles (Figura 5.5). Esta alteração ocorre devido à fusão incompleta dos ductos paramesonéfricos, resultando em um septo formado pela persistência da parede medial dos ductos paramesonéfricos na região do corpo do útero.

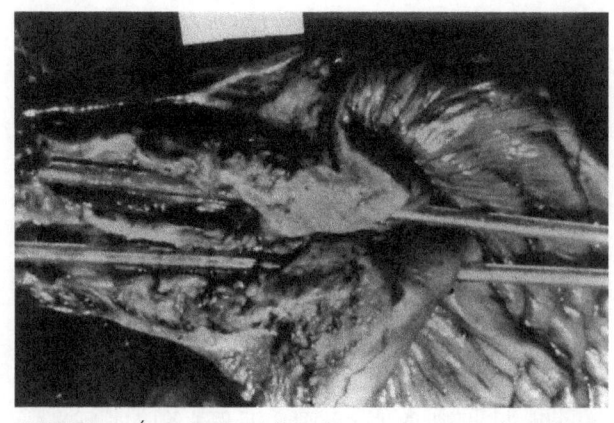

◀ **FIGURA 5.5** Útero duplo em búfala. (Fonte: cortesia do Dr. O. M. Ohashi.)

◀ Dupla cérvix

As anomalias congênitas da cérvix são mais comuns do que em outras partes do trato genital feminino. A dupla cérvix é consequência da persistência da parede medial dos ductos paramesonéfricos, que pode ser completa ou incompleta (ver Capítulo 7, *Patologia da Cérvix, da Vagina e da Vulva*).

◀ Hipoplasia do endométrio

A hipoplasia do endométrio tem sido observada, embora raramente, em bovinos, sobretudo em novilhas. Nesse caso, a lesão caracteriza-se pela ausência das glândulas endometriais. Por consequência, o útero não tem condições para a implantação do zigoto, podendo também predispor à ocorrência de corpo lúteo persistente. Em éguas com cariótipo X0, portadoras da condição de disgenesia ovariana, também ocorre hipoplasia endometrial.

ALTERAÇÕES CIRCULATÓRIAS

◀ Hiperemia e edema

Hiperemia e edema, em geral, surgem no endométrio em consequência do estímulo estrogênico durante as fases de proestro e estro. Nessas situações, a condição é fisiológica, não acarretando transtornos clínicos. Tais alterações também estão presentes durante a gestação.

◀ Hemorragia

A hemorragia é normal e, portanto, considerada fisiológica, no proestro e no estro em cadelas e no metaestro em vacas, especialmente em novilhas, deve-se à distensão das arteríolas do endométrio graças à ação do estrógeno.

Em cadelas, além de haver hemorragia no proestro, esta pode ainda estar presente nos casos de hiperplasia do endométrio, principalmente quando se instala infecção secundária (Figura 5.6). A hemorragia endometrial também pode ocorrer em neoplasias uterinas e em traumatismos.

Em vacas jovens, a hemorragia não é comum, mas pode ocorrer no endométrio quando gravemente traumatizado durante o parto. As áreas hemorrágicas podem tornar-se necróticas e sofrer invasão por fungos, o que pode causar metrite grave.

Em cadelas com subinvolução dos locais de inserção placentária, há grave hemorragia endometrial, sendo esta uma das principais causas de metrorragia clinicamente relevante nessa espécie.

Também em cadelas, tem-se observado grave hemorragia endometrial nos casos de erlichiose, doença causada pela *Ehrlichia canis*, que se caracteriza pelos quadros de hemorragias subcutânea, na mucosa intestinal e na bexiga, e epistaxe.

É importante mencionar que amostras de tecido uterino, obtidas por ovariossalpingo-histerectomia eletiva, que é comumente praticada em cadelas e gatas como método contraceptivo, frequentemente apresentam metrorragia, que, nesses casos, é decorrente de manipulação cirúrgica e não tem correlação com alterações clínicas.

ALTERAÇÕES REGRESSIVAS

◀ Hipotrofia do endométrio

Consequente à perda de função trófica do ovário. Pode ser causada por castração, hipopituitarismo, inanição crônica ou doenças crônicas caquetizantes, ou seja, as causas podem ser as mesmas da hipotrofia ovariana.

O endométrio mostra-se liso, delgado e com coloração acinzentada, observando-se, no início, completa destruição das glândulas endometriais, enquanto as glândulas mais profundas tornam-se císticas. Nos ruminantes, não se observam carúnculas primitivas.

◀ Mucometra e hidrometra

A mucometra e a hidrometra são alterações estudadas conjuntamente, já que se diferenciam apenas pelas características físicas do material acumulado. A diferença básica é o grau de hidratação da mucina. Caracterizam-se pelo acúmulo de líquido ou muco dentro do útero e, em ambos os casos, pode haver invasão bacteriana e evolução para endometrite (Figura 5.7). Em ambas, há hipotrofia do endométrio e do miométrio, e o útero apresenta a parede delgada (Figura 5.8), às vezes mesmo transparente, o que é observado principalmente quando resulta da evolução de uma hiperplasia endometrial cística em consequência de um distúrbio hormonal (hiperestrogenismo).

São causas de mucometra e hidrometra: obstrução do canal cervical ou da vagina, hiperestrogenismo, como nos casos de cisto folicular acompanhado de ninfomania de longa duração, e persistência de hímen.

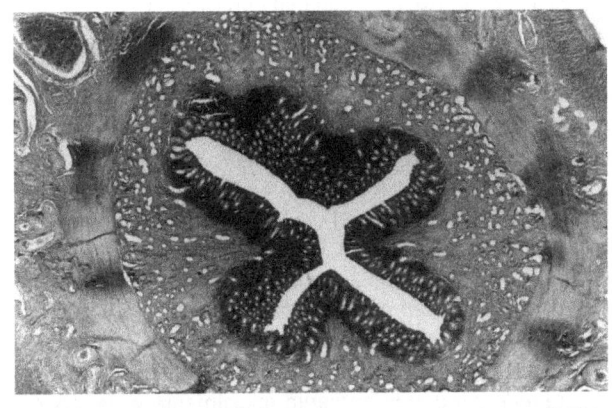

◀ **FIGURA 5.6** Metrorragia em cadela: hemorragia na porção superficial do endométrio (coloração por hematoxilina-eosina).

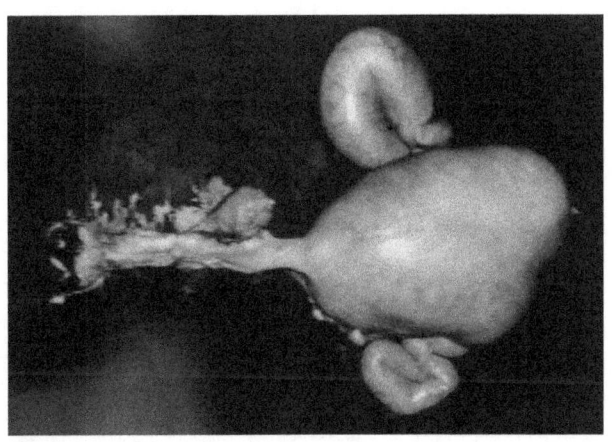

◀ **FIGURA 5.7** Mucometra em cabra.

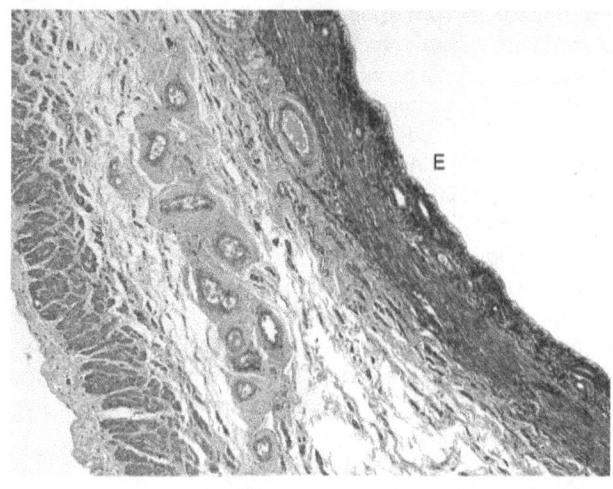

◀ **FIGURA 5.8** Mucometra em cadela: parede uterina delgada, com endométrio hipotrófico (E) (coloração por hematoxilina-eosina). (Fonte: cortesia da Dra. Clarissa Helena Santana.)

Se o colo do útero é muito tortuoso, pode ocorrer mucometra por dificuldade de drenagem das secreções endometriais.

Como consequência da mucometra, tanto em casos congênitos – aplasia segmentar ou persistência de hímen – quanto em adquiridos – hiperplasia endometrial cística –, dependendo do tempo de permanência do quadro, pode ocorrer desidratação progressiva do muco, resultando na formação de concreções intrauterinas, também chamadas de histerólitos (Figura 5.9).

◀ Alongamento da base do corno uterino

Observado em éguas velhas, pode ser confundido com gestação e caracteriza-se por distensão da base do corno como se fosse uma vesícula. Pode levar à infertilidade por impedir a migração do embrião nos primeiros dias de implantação. Também é conhecido como hipotrofia do endométrio. A causa é ainda desconhecida.

◀ Cistos endometriais

Resultam de dilatações de vasos linfáticos ou de glândulas endometriais. Podem ser únicos ou múltiplos. Aqueles com diâmetro maior que 10 mm são geralmente

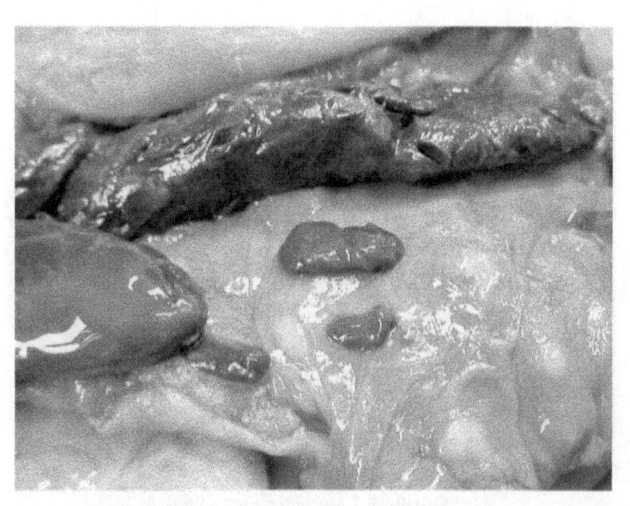

◀ **FIGURA 5.9** Concreções uterinas (histerólitos) em vaca.

resultantes de dilatação linfática, sendo os menores resultantes de glândulas endometriais císticas.

Os cistos endometriais de origem linfática são resultantes de obstrução de vasos linfáticos e mais comuns em úteros com fibrose; e os cistos endometriais glandulares são resultantes de distúrbios hormonais, especialmente o hiperestrogenismo.

Os cistos de origem linfática são mais comuns em animais velhos ou senis, particularmente na espécie equina, em que o processo está associado à degeneração e à fibrose de vasos linfáticos. Quando presentes em animais jovens, os cistos de origem linfática indicam a ocorrência de endometrite.

A frequência de cistos endometriais de origem linfática em éguas é relativamente grande. Um estudo realizado no estado de Minas Gerais mostrou que, de 160 éguas não gestantes, com idade entre 2 e 21 anos, 24 delas, correspondendo a 15% do total, apresentavam cistos endometriais de origem linfática. Estes cistos também podem ser observados no miométrio.

ALTERAÇÕES INFLAMATÓRIAS

◀ Generalidades

O útero normal, não gestante, é dotado de grande resistência às infecções, mesmo no caso de infecções genitais específicas, como a brucelose, a campilobacteriose e a tricomonose. O útero não tolera o crescimento nem a persistência de bactérias por longos períodos. Por isso, uma das alternativas para o tratamento de infecções específicas é o repouso sexual por três cios consecutivos, para se evitar que o útero entre em fase progesterônica prolongada.

Deve-se salientar que a suscetibilidade do útero às infecções está muito relacionada com a fase do ciclo estral e sua resistência depende da atividade dos neutrófilos, da sua motilidade e do seu tônus, com eliminação de microrganismos, e da presença de imunoglobulinas. Tais fatores estão presentes com maior intensidade na fase estrogênica. Já no útero em fase progesterônica, como ocorre no diestro e na gestação, a resistência às infecções é muito reduzida pela diminuição da contratilidade uterina e da atividade leucocitária, pelo menor afluxo sanguíneo e pela imunossupressão durante a gestação.

Em várias espécies, logo após o parto, é comum ocorrer um determinado grau de infecção uterina – como ocorre na égua infectada pelo *Streptococcus* – de 1 a 3 dias após o parto, mas que não persiste. Na vaca, durante o puerpério normal, tem sido observada infecção por *Trueperella pyogenes* (anteriormente conhecida como *Arcanobacterium pyogenes* ou *Corynebacterium pyogenes*), *Escherichia coli* e outras infecções bacterianas mistas, mas a recuperação espontânea ocorre. Entretanto, dependendo da patogenicidade e do número de agentes, a infecção pode evoluir, principalmente nos casos de retardo da involução uterina.

A quantidade e o tipo de bactérias presentes no útero da vaca variam com o tempo decorrido após o parto. No início do período pós-parto, predominam a *Escherichia coli* e os microrganismos ambientais. O isolamento de *Trueperella pyogenes* aumenta inicialmente e depois diminui, exceto nos casos de vacas que desenvolvem piometra, nas quais este número permanece elevado.

O período de involução uterina é variável entre as espécies e está relacionado com o tipo de placenta. Na égua, por volta de 9 dias após o parto, o útero já está quase completamente involuído e apto para uma nova gestação, apesar de a taxa de concepção não ser alta no primeiro ciclo pós-parto; isso porque a involução, em muitos casos, não é completa. Na cadela, a involução é completa por volta de 9 a 12 semanas, período em que ocorre completa reorganização histológica ou completa reepitelização. Estudos com base em ultrassonografia indicam que o período de involução uterina após o parto normal é de 15 semanas, quando os cornos uterinos apresentam diâmetro de 0,3 a 0,6 cm. Na porca, é completa por volta de 20 dias. Assim, porcas cobertas 15 dias após o parto parem, em média, 1,5 a 2 leitões a menos do que aquelas cobertas 25 dias após o parto. Na vaca, a involução uterina é considerada completa por volta de 50 dias após o parto. Os dois fatores mais importantes relacionados com a involução uterina são o tônus para a eliminação do lóquio, o qual é constituído por sangue, líquidos fetais, restos de anexos etc., e a reconstituição epitelial. A diminuição do tônus uterino, como acontece em partos distócicos, é um fator predisponente à inflamação. Na vaca, a involução da placenta materna começa por vasoconstrição das carúnculas, seguida de degeneração e descamação do epitélio e da porção superficial das mesmas, o que, em condições normais, é completa por volta do 10º dia pós-parto. Entre 40 e 50 dias após o parto, a reparação epitelial é completa. Entre 24 e 36 horas após o parto, a cérvix inicia seu processo de involução. Por isso, grande volume de lóquio deve ser eliminado nas primeiras 48 horas pós-parto. Parte dessa eliminação ocorre por descarga e outra por absorção. As retenções de lóquio e de placenta são importantes fatores predisponentes à infecção uterina.

Em vacas após o parto, inicialmente, o útero é maior do que a cérvix, mas por volta do 15º dia pós-parto, tanto o útero quanto a cérvix apresentam diâmetro de aproximadamente 70 mm. O útero continua a involuir mais rapidamente do que a cérvix. Os cornos em geral variam entre 20 e 30 mm por volta do 30º ao 40º dia pós-parto. Macroscopicamente, a cérvix é a última estrutura a involuir completamente. Por volta do 40º ao 50º dia pós-parto, essa estrutura mede cerca de 25 a 30 mm de diâmetro nas primíparas e 30 a 45 mm nas vacas mais velhas. A reepitelização das carúnculas completa-se por volta do 40º ao 50º dia pós-parto. Os fluidos uterinos (lóquio) são eliminados rapidamente durante os 15 primeiros dias após o parto. Normalmente, a eliminação completa do lóquio ocorre até 18 dias pós-parto, persistindo em alguns casos até o 30º dia. O aspecto do lóquio é um indicativo da normalidade da involução uterina. Nas primeiras 48 horas após o parto, o lóquio tem aspecto serossanguinolento. Com o progresso da degeneração caruncular, o lóquio torna-se mais espesso, podendo ser observado material de coloração esbranquiçada, proveniente da desintegração das carúnculas, o qual não deve ser confundido com exsudato purulento. A ausência de odor pútrido do lóquio indica progresso normal da involução uterina.

A maioria dos processos inflamatórios do útero inicia no endométrio e associa-se ao pós-parto ou ao pós-coito. Os processos inflamatórios do útero constituem um dos principais fatores limitantes da fertilidade nas fêmeas domésticas. A intensidade do processo inflamatório no endométrio bovino, com base em avaliação histopatológica, tem correlação direta com o histórico reprodutivo. Em outras palavras, quanto mais intenso o processo inflamatório no endométrio, pior é a história reprodutiva da vaca. À semelhança do que ocorre nas vacas, alterações histológicas no útero equino também são preditivas de seu desempenho reprodutivo.

A cérvix confere uma barreira protetora ao útero. Fêmeas com a cérvix hipoplásica, com fibrose ou com prolapso de anel são mais suscetíveis à inflamação uterina.

Os processos inflamatórios do útero podem ser classificados quanto à localização, recebendo a denominação conforme o componente envolvido. Assim, endometrite, miometrite, perimetrite e metrite referem-se a processos inflamatórios envolvendo o endométrio, o miométrio, o perimétrio e a parede uterina como um todo, respectivamente. Quanto ao curso, o processo pode ser agudo ou crônico.

A metrite ou a endometrite podem também ser classificadas com base no tipo de exsudato, que pode ser seroso, fibrinoso, serofibrinoso, purulento ou necrótico.

Quanto à via de infecção, a maioria dos processos inflamatórios/infecciosos do útero atingem o órgão por via ascendente, ou seja, uma vaginite progride para cervicite, que, por sua vez, origina uma endometrite. Contudo, podem ocorrer casos em que a infecção ocorra por via hematógena e até mesmo por extensão direta de processos inflamatórios em órgãos adjacentes.

A etiologia desse processo inflamatório uterino é variável; são mais frequentes os casos decorrentes de infecção. Por outro lado, agentes químicos, físicos e traumáticos também podem desencadear um processo inflamatório do útero.

Dentre os agentes físicos, o mais comum é o calor, por meio da infusão intrauterina, na qual é utilizado líquido aquecido (lavagens térmicas), que inadvertidamente pode estar em temperatura suficientemente elevada para causar injúria endometrial.

Vários agentes químicos podem induzir inflamação do endométrio quando utilizados por via intrauterina. Entre eles, o mais comum é o lugol, solução à base de iodo, empregada como agente terapêutico nos casos de endometrite. A solução provoca necrose do endométrio e endometrite, sendo, por isso, altamente contraindicada. Medicamentos cujos veículos são oleosos, se inoculados em infusão na parede do útero, provocam grave reação inflamatória crônica granulomatosa (granuloma por corpo estranho).

Lesões traumáticas também predispõem ao desenvolvimento de inflamação do útero. Desse modo, traumatismo ocasionado por pipeta de inseminação artificial ou mesmo traumatismo durante o parto são fatores que podem causar endometrite ou mesmo metrite (Tabela 5.1).

A maioria dos processos inflamatórios do útero ocorre com envolvimento exclusivo do endométrio, principalmente quando surge após o coito ou inseminação artificial.

Em relação à etiologia, os processos inflamatórios do útero são predominantemente de origem infecciosa, sobretudo bacterianos. Muitas vezes, bactérias saprófitas das vias genitais adquirem propriedades patogênicas.

Os distúrbios hormonais e os nutricionais não são considerados fatores determinantes, mas sim predisponentes. É conhecida a sensibilidade do útero à infecção quando ele encontra-se sob estímulo progesterônico,

◀ **TABELA 5.1** Classificação dos processos inflamatórios do útero quanto à localização, ao curso, ao tipo de exsudato, à via de infecção e à etiologia.

Parâmetro	Classificação		
Localização	Endometrite (no endométrio)		
	Miometrite (no miométrio)		
	Perimetrite (no perimétrio)		
	Metrite – endo, mio e perimetrite (parede do útero)		
	Cervicite (na cérvix)		
Curso	Agudo		
	Crônico		
Exsudato	Seroso		
	Fibrinoso		
	Serofibrinoso		
	Purulento		
	Necrótico		
Via de infecção	Ascendente (vaginite → cervicite → endometrite)		
	Hematógena		
	Extensão direta		
Etiologia (agentes)	Física (calor)		
	Química		
	Traumática		
	Infecciosa	Bactérias	
		Vírus	
		Protozoários	
		Fungos	

tanto que uma das recomendações para seu tratamento é fazer com que o órgão não permaneça por muito tempo sob esse efeito. Uma exceção é o caso da piometrite em cadelas, na qual o distúrbio hormonal, condição de hiperprogesteronismo, é o fator determinante e pode preceder o processo inflamatório.

Cabe reforçar aqui uma obviedade sobre a definição dos termos infecção e inflamação, que não são sinônimos. No caso do útero, geralmente os processos infecciosos são acompanhados de processos inflamatórios e a maioria, mas não a totalidade, dos processos inflamatórios uterinos são de origem infecciosa. Contudo, podem ocorrer processos infecciosos uterinos na ausência de inflamação. Um exemplo é a infecção pelo vírus da artrite encefalite caprina (CAE, do inglês *caprine arthritis encephalitis*), quando cabras infectadas têm proliferação e localização de provírus em células epiteliais do endométrio, tanto do tecido luminal quanto do glandular, na ausência de reação inflamatória.

◀ Inflamação uterina na vaca

Animais com problemas no pós-parto, como retenção de placenta, parto distócico, hipocalcemia, acetonemia e aborto, frequentemente desenvolvem processo inflamatório uterino.

No período puerperal, o útero apresenta um ambiente extremamente favorável ao crescimento de microrganismos, já que a decomposição dos restos das membranas fetais e a presença de fluidos proteínicos fazem do útero um excelente meio de cultura. Deve-se salientar ainda que as infusões intrauterinas nos casos de complicações do parto provocam declínio da atividade de defesa no órgão.

Nos casos de aborto no início da gestação, não há retenção de placenta e, consequentemente, não ocorre metrite grave. Por outro lado, o aborto no final da gestação, como ocorre na brucelose, geralmente provoca complicações com metrite, devido à retenção de placenta.

O fato de o útero não permitir o crescimento e a persistência de bactérias por longos períodos deve-se à fagocitose dos microrganismos pelos neutrófilos e à produção de anticorpos locais, como ocorre na campilobacteriose e na brucelose. Sabe-se que novilhas virgens cobertas por touros velhos frequentemente apresentam endometrite e, logo depois, se curam; e, caso sejam posteriormente cobertas pelo mesmo touro, não desenvolvem mais o processo inflamatório.

Em vacas, a maioria dos processos inflamatórios do útero ocorre no período pós-parto ou pós-aborto, embora a endometrite também possa se desenvolver após o coito ou a inseminação artificial – quando se utiliza sêmen de má qualidade ou por falta de higiene do inseminador. Variados microrganismos diferentes têm sido isolados nos casos de endometrite bovina. *Trueperella pyogenes* é o organismo isolado com maior frequência. Outras bactérias como *Streptococcus* sp., *Staphylococcus* sp. e *Escherichia coli* também são isoladas com frequência. No período puerperal, o ambiente uterino proporciona a proliferação de vários microrganismos, dentre os quais vários são contaminantes progressivamente eliminados. Contudo, os processos inflamatórios uterinos de maior importância clínica no pós-parto associam-se à infecção por *Escherichia coli*, *Trueperella pyogenes*, *Fusobacterium necrophorum* e *Prevotella* spp., podendo ocorrer sinergismo entre esses agentes para indução de metrite ou endometrite. Um aspecto importante dos processos inflamatórios uterinos no período pós-parto é que a frequência de metrite ou endometrite clínicas é menor do que a frequência de isolamento bacteriano, que por sua vez é menor do que frequência de alterações inflamatórias microscópicas no endométrio.

◀ Inflamação uterina na égua

A endometrite transitória é uma sequela inevitável decorrente do coito na espécie equina, uma vez que a ejaculação ocorre através da cérvix aberta, contaminando o ambiente uterino com bactérias e debris. Além disso, demonstrou-se que os espermatozoides equinos, mesmo na ausência de bactérias, são capazes de induzir resposta inflamatória do endométrio. Os espermatozoides exercem atividade quimiotática em neutrófilos *in vitro*. Esta atividade quimiotática é inibida pelo plasma seminal, que aparentemente exerce efeito modulatório na resposta inflamatória aos espermatozoides. Em condições normais, ocorre a resolução desse processo em um período de 48 a 72 horas. Éguas que apresentam endometrite persistente ou recorrente são chamadas de suscetíveis à infecção. Essas éguas são particularmente incapazes de resolver a endometrite que sempre segue ao coito. Se este processo inflamatório do endométrio persiste por mais de 5 dias após o coito, que é o período em que o embrião entra no útero, o ambiente uterino citotóxico não é compatível com o estabelecimento da gestação. Embora o espermatozoide equino seja capaz de mobilizar neutrófilos de forma semelhante em éguas resistentes ou suscetíveis à endometrite, eles persistem por tempo prolongado no endométrio de éguas suscetíveis quando comparadas às éguas resistentes. A endometrite persistente induzida pelo coito é mais comum em éguas velhas, principalmente naquelas com alterações conformacionais das barreiras físicas (p. ex., insuficiência de fechamento vulvar). Em condições normais, há produção de citocinas pró-inflamatórias no endométrio equino, como interleucina (IL)-1β, fator de necrose tumoral alfa (TNF-α) e IL-6, logo após o coito. Essas citocinas tendem a retornar às suas concentrações basais em 24 horas, mas nas éguas suscetíveis, a produção dessas citocinas persiste além das 24 horas após o coito. As éguas consideradas resistentes a infecções apresentam motilidade uterina mais eficiente, e os neutrófilos desses animais têm maior poder de fagocitose e de migração. Tem-se demonstrado que fatores envolvidos na produção e na drenagem dos fluidos uterinos têm um papel importante na patogênese da condição. Desse modo, a dilatação uterina parcial e o acúmulo de fluido intrauterino têm sido relacionados com infertilidade e infecções com regular frequência em éguas suscetíveis à endometrite. Aparentemente existe uma associação entre acúmulo de fluidos e estase linfática e atividade miometrial diminuída. Outros fatores são predisponentes à endometrite na égua; como, por exemplo, distocia, retenção de placenta e alterações conformacionais do vestíbulo, da vagina e da cérvix. A pneumovagina na égua, presente em animais com insuficiência do fechamento vulvar, permite a aspiração de microrganismos e outros debris celulares, sendo, por isso, uma importante causa predisponente de endometrite. A ocorrência de perda precoce de gestação é elevada entre éguas suscetíveis à endometrite, atingindo índices de 70% ou mais, percentual muito elevado se comparado ao de éguas normais, cujas perdas precoces de embriões são de aproximadamente 20%.

Independentemente dos fatores predisponentes, as endometrites infecciosas em éguas frequentemente são de origem bacteriana. Dentre os principais agentes, *Streptococcus equi* subespécie *zooepidemicus* (*Streptococcus zooepidemicus*) e *Escherichia coli* são isolados com maior frequência, particularmente nos casos de endometrite aguda e crônica, respectivamente. Além destes, outros agentes bacterianos frequentemente estão associados à endometrite equina, como *Pseudomonas aeruginosa*, *Klebsiella pneumoniae*, *Staphylococcus* spp., *Enterobacter cloacae* e *Proteus* spp. Infecções micóticas são bem menos recorrentes, correspondendo a 1 a 5% dos casos, podendo ocorrer em associação a infecções bacterianas. Em alguns casos, os agentes bacterianos e/ou fúngicos são capazes de dar origem a biofilmes, que são agregados complexos de microrganismos e de produtos secretados por esses agentes, que permitem esses agentes evadirem os sistemas de defesa e persistirem no ambiente uterino.

Com base em sua patogênese, a seguinte classificação foi proposta para a endometrite na égua:

- *Doença sexualmente transmissível*: endometrite que é consequência do acasalamento de éguas com garanhões portadores assintomáticos de *Taylorella equigenitalis* (ver no tópico "Metrite contagiosa equina"), alguns sorotipos de *Pseudomonas aeruginosa* e determinadas cepas de *Klebsiella pneumoniae*
- *Endometrite persistente induzida pelo coito*: conforme discutido, a endometrite é uma consequência comum do coito, que, quando persistente, resulta em ambiente uterino incompatível com o estabelecimento de gestação

- *Infecção uterina crônica*: éguas afetadas por endometrite persistente induzida pelo coito podem desenvolver infecção crônica, embora esta possa não ser precedida de endometrite persistente induzida pelo coito
- *Endometrite crônico-degenerativa*: também denominada endometrose, em referência a um processo essencialmente degenerativo, caracteriza-se por fibrose periglandular e dilatação cística de glândulas endometriais. Trata-se de condição que compromete a fertilidade e é considerada irreversível. A biopsia é uma alternativa de valor diagnóstico para a endometrite na espécie equina. Estudos histopatológicos do endométrio equino, por meio de biopsia, indicam que a fibrose endometrial resultante de endometrite crônica é considerada a principal causa diagnosticável de infertilidade na égua. Fibrose periglandular e dilatação glandular são frequentemente detectadas em éguas velhas pluríparas. Esta condição está associada à maior suscetibilidade à endometrite persistente e pode ser resultado de repetidas inflamações do endométrio. Contudo, fibrose tem sido observada em éguas velhas sem história de endometrite, o que sugere que o processo pode estar relacionado com senilidade, e não necessariamente com inflamação prévia do endométrio. Considerando-se a possibilidade de uma causa não inflamatória para esta condição, alguns autores têm sugerido o termo endometrose em substituição a endometrite degenerativa. Entretanto, tal terminologia ainda não se encontra amplamente aceita e difundida e, certamente, não é a mais adequada nos inúmeros casos em que a fibrose é consequência de inflamação crônica.

◀ Inflamação uterina em porcas

Em porcas, as alterações inflamatórias uterinas alinham-se entre os principais fatores que atuam em detrimento da função reprodutiva, sendo responsáveis por repetição de cio, infertilidade temporária ou permanente e por perdas econômicas significativas, devido ao aumento de dias não produtivos, descarte precoce de fêmeas, custos com medicamentos, complicações devido a infecções geniturinárias, baixa produção de leite (hipogalaxia) que predispõe à diarreia nos leitões em amamentação. A maioria dos processos inflamatórios uterinos, à semelhança das demais fêmeas domésticas, ocorre nos períodos puerperal ou pós-coito e quase sempre associam-se a agentes bacterianos. As bactérias mais frequentemente isoladas do útero de porcas com descarga vaginal anormal são *Escherichia coli*, *Staphylococcus* spp. e *Streptococcus* spp. A utilização de inseminação artificial, de uso crescente na suinocultura moderna, tem contribuído para a diminuição dos índices de repetição de cio graças aos cuidados higiênico-sanitários adotados durante o ato da inseminação artificial.

◀ Endometrite

Apresenta características comuns aos processos inflamatórios em órgãos cavitários revestidos por mucosa. É o processo inflamatório mais frequente no útero de diversas fêmeas domésticas, interferindo negativamente na eficiência reprodutiva dos rebanhos, aumentando não só a ocorrência de repetição de cio como o intervalo entre partos e diminuindo a produção de leite. Caracteriza-se por intumescimento, devido à hiperemia e ao edema, e pela presença de exsudato. No estro, o útero apresenta hiperemia e edema, mas não tem exsudato inflamatório, que se caracteriza por estrias de pus, células descamadas, hemorragia etc. Histologicamente, a endometrite caracteriza-se por infiltrado inflamatório linfoplasmocitário periglandular e perivascular, hiperemia e descamação celular.

Nos processos inflamatórios iniciais do endométrio, há presença de neutrófilos, que logo são substituídos por mononucleares (linfócitos, plasmócitos e histiócitos). Nos processos crônicos, ocorre fibrose periglandular com consequente dilatação cística das glândulas endometriais (Figura 5.10) e fibrose perivascular.

Abscessos uterinos são, na maioria das vezes, evolução de endometrites, que, por sua vez, resultaram de lesões traumáticas pós-parto, e se desenvolvem quase sempre no corpo do útero. Traumatismos provocados por pipeta de inseminação resultam em abscessos. Pela palpação retal, é possível confundir abscesso uterino com tumor.

◀ Metrite puerperal, séptica ou pós-parto

A metrite puerperal aguda é o mais grave dos processos inflamatórios do útero. O quadro infeccioso instala-se geralmente logo após o parto, podendo evoluir para peritonite ou septicemia e toxemia. Os casos não letais evoluem para metrite crônica, que pode conduzir o animal a uma redução da fertilidade ou infertilidade.

A metrite séptica é uma infecção puerperal grave que aparece muitas vezes nos casos de retenção de placenta ou em partos distócicos. Deve-se à invasão de bactérias (*Streptococcus* sp. ou *Staphylococcus* sp.) via ascendente. Ao exame macroscópico, verifica-se que o útero não involuiu e toda sua parede está afetada, o perimétrio apresenta-se escuro com deposição de fibrina, a parede flácida e friável, há abundante exsudato de coloração achocolatada e de odor fétido na cavidade uterina, e o endométrio apresenta-se espesso, vermelho-escuro, e se desprende com facilidade (Figura 5.11).

◀ Metrite enfisematosa

Processo inflamatório agudo do endométrio, que se caracteriza por presença de gases, causado por germes anaeróbicos do gênero *Clostridium*. Apresenta características anatomopatológicas semelhantes àquelas da gangrena gasosa.

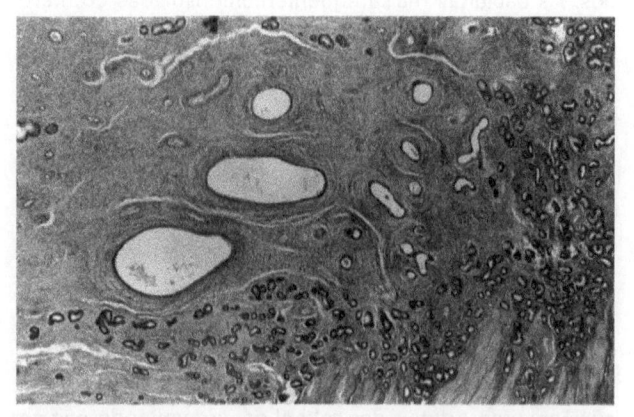

◀ **FIGURA 5.10** Endometrite crônica em vaca: fibrose periglandular e dilatação cística das glândulas endometriais (coloração por hematoxilina-eosina).

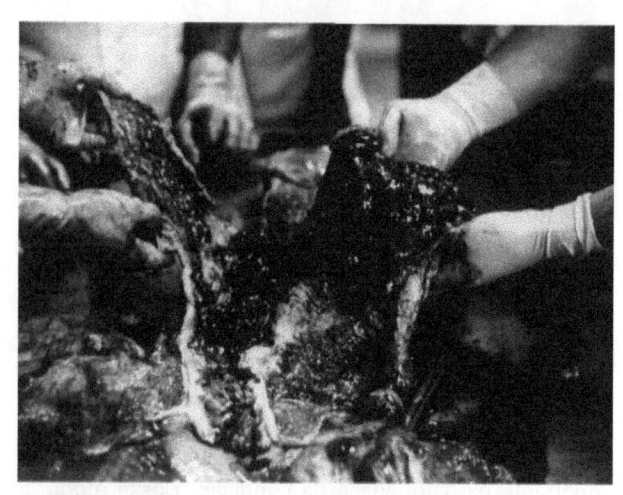

◀ **FIGURA 5.11** Metrite puerperal em vaca: endométrio de coloração escura e útero distendido com parede flácida.

◀ Síndrome mastite-metrite-agalaxia

Ocorre em porcas, após o parto, e é causada por bactérias (*Escherichia coli* ou *Streptococcus* sp.) ou toxinas de *E. coli*. Em decorrência da metrite, surgem septicemia, mastite, e ainda ocorre agalaxia, e os leitões morrem por hipoglicemia.

Essa alteração geralmente surge quando há profundas modificações de manejo, rotatividade muito grande na maternidade, condições insatisfatórias de higiene nas instalações, ração pouco laxativa, grande quantidade de ração ingerida próximo ao parto, umidade excessiva, ventilação deficiente etc.

◀ Tuberculose

Na tuberculose quando generalizada, pode haver envolvimento do útero, especialmente do endométrio ou do perimétrio. Caracteriza-se macroscopicamente por nódulos, geralmente pequenos, amarelados, consistentes, com necrose de caseificação. Há citações na literatura da ocorrência de tuberculose no útero de vacas causada pelo *Mycobacterium avium*, quando utilizado sêmen cujo diluidor continha gema de ovo. Nesse caso, a lesão tende a ser mais crônica do que aquela causada pelo *Mycobacterium bovis*.

Alguns autores relatam ser possível isolar o *Mycobacterium* do útero ileso de vacas com tuberculose. Na tuberculose miliar praticamente não são observadas lesões macroscópicas. Na tuberculose generalizada, as carúnculas são os locais mais comumente afetados. Tanto na tuberculose miliar quanto na tuberculose generalizada nodular, a lesão microscópica é aquela de um granuloma tuberculoso com presença quase sempre de células gigantes (Figura 5.12).

A via de infecção é quase sempre descendente, com a lesão estendendo-se do peritônio, passando pela tuba, ou por extensão direta.

Há possibilidade de transmissão venérea da doença, mas somente do macho para a fêmea, e, neste caso, a lesão primária origina-se na vagina.

◀ Piometrite

A piometrite ocorre em todas as espécies domésticas, sendo mais comum em cadelas e vacas. Em cadelas, é mais frequente nas nulíparas. Em cadelas e gatas, a piometrite

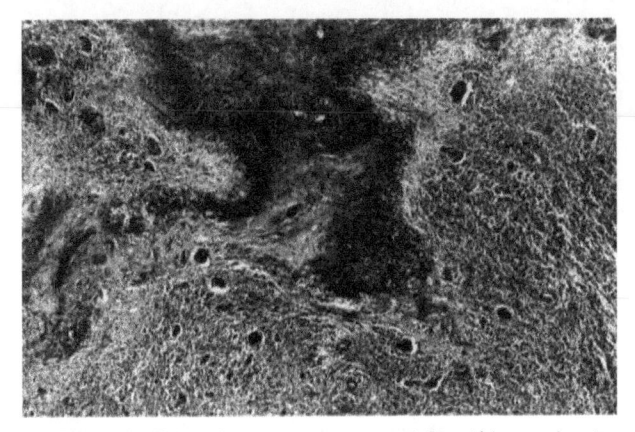

◀ **FIGURA 5.12** Tuberculose em vaca: processo inflamatório granulomatoso com necrose no endométrio (coloração por hematoxilina-eosina).

tende a ser aguda. Em vacas, a piometra é geralmente após o parto ou o coito, sendo a primeira opção mais grave e comum. Já foram observadas vacas com cisto folicular associado à ninfomania, que posteriormente apresentaram hidrometra e, em algumas delas, houve evolução para piometrite. Nesse processo inflamatório, a quantidade de exsudato purulento varia de 100 mililitros a 3 litros ou mais. Em vacas, uma das principais complicações da infecção pelo *Tritrichomonas* é a piometrite. Ambos os cornos uterinos encontram-se dilatados e repletos de exsudato purulento. A parede do útero mostra-se espessa e resistente, devido à fibrose do miométrio. Na piometrite em vacas, há quase sempre presença de um corpo lúteo persistente, decorrente supostamente de lesão grave com perda de glândulas endometriais, onde ocorre a produção da prostaglandina F2α (PGF2α), que é o agente luteolítico na vaca (Figura 5.13). Entretanto, foi demonstrado que a piometrite na vaca está associada ao aumento na produção de PGF2α, o que não condiz com a suposição de que a persistência do corpo lúteo deve-se à ausência desse hormônio. Considerando-se estes dados mais recentes, a persistência do corpo lúteo poderia ser explicada pela ausência de secreção pulsátil de PGF2α que ocorre normalmente durante a luteólise, ou devido a uma possível diminuição no número de receptores para PGF2α, ou, ainda, à ação da PGE2, que também é produzida pelo endométrio nos casos de piometrite e que tem ação luteotrópica, a qual antagoniza o efeito luteolítico da PGF2α.

Histologicamente, a piometrite caracteriza-se por infiltrado inflamatório de mononucleares (linfócitos e plasmócitos) e polimorfonucleares neutrófilos no endométrio, presença de exsudato purulento na cavidade uterina e no lúmen glandular, além de fibrose periglandular no miométrio.

Em cadelas, estudos iniciais demonstraram experimentalmente uma relação complexa entre piometrite e hiperplasia cística endometrial, por isso, nessa espécie a condição passou a ser designada "complexo hiperplasia endometrial cístico-piometrítico" (Figuras 5.14 e 5.15). Essa patologia é observada durante o diestro, ou seja, ela ocorre na fase em que os corpos lúteos encontram-se hormonalmente ativos, produzindo progesterona. Contudo, estudos mais recentes de avaliação da piometrite de ocorrência natural em cadelas demonstraram que a piometra está mais comumente associada à hiperplasia pseudoplacentacional (Figura 5.16), e não necessariamente à hiperplasia endometrial cística (morfológica e clinicamente distinta da primeira). Assim, recomendamos o abandono da terminologia "complexo hiperplasia endometrial cístico-piometrítico" com o uso dos termos "piometra", "hiperplasia endometrial cística" e "hiperplasia pseudoplacentacional" para indicarem condições patológicas que são distintas, embora frequentemente concomitantes, tendo em vista serem mais frequentes no período do diestro da cadela.

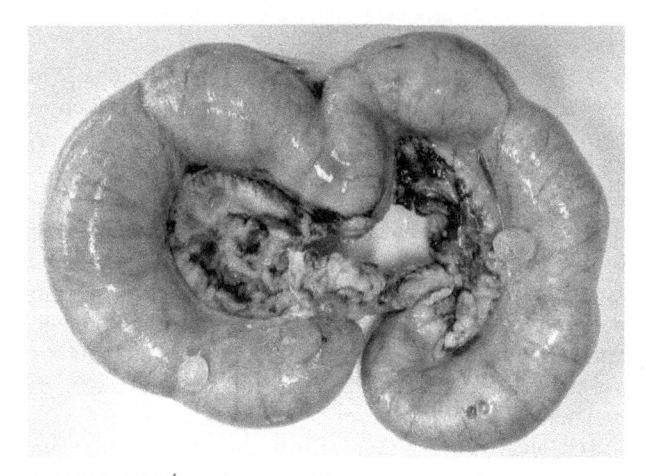

◀ **FIGURA 5.14** Útero de uma cadela com piometra. (Fonte: cortesia da Dra. Clarissa Helena Santana.)

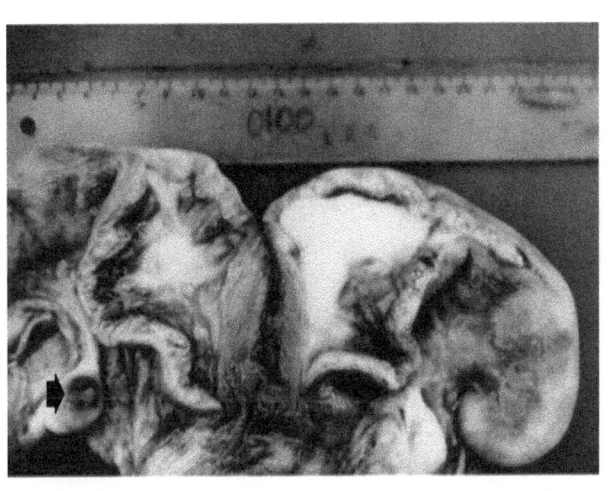

◀ **FIGURA 5.13** Piometrite em vaca: corpo lúteo persistente (*seta*).

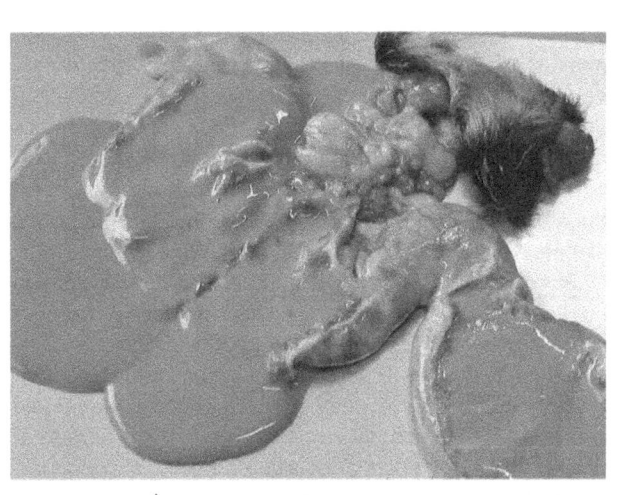

◀ **FIGURA 5.15** Útero de uma cadela com piometra com grande quantidade de exsudato purulento. (Fonte: cortesia da Profª. Silvia França Baêta.)

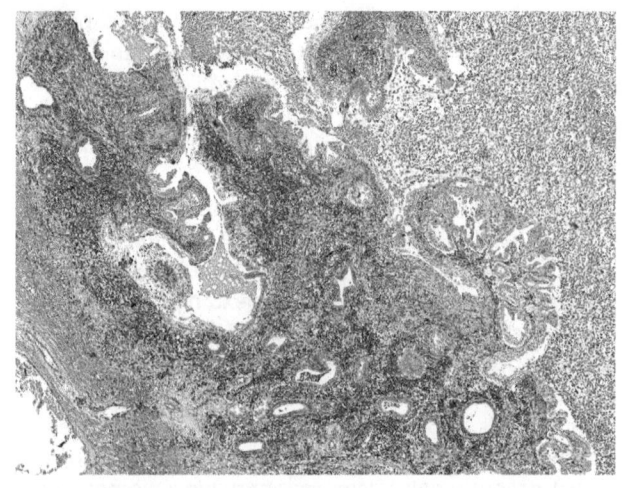

◀ **FIGURA 5.16** Endométrio de cadela com hiperplasia pseudoplacentacional e piometra (coloração por hematoxilina-eosina). (Fonte: cortesia da Dra. Clarissa Helena Santana.)

O principal hormônio envolvido no desencadeamento da piometra na cadela é a progesterona. Experimentalmente, já se observou que a administração de progesterona induz o desenvolvimento de piometra. O estrógeno ministrado isoladamente não determina o desenvolvimento de piometra, podendo desencadear hiperplasia endometrial cística, porém, quando o estímulo estrogênico é seguido de progesterona, a afecção tende a ser mais grave.

Há alguns fatores predisponentes bem definidos para o desenvolvimento de piometra na cadela, que ocorre com maior frequência em animais velhos, sendo a maioria dos casos observados em cadelas com idades que variam entre 7 e 10 anos, sendo mais frequente em cadelas que nunca pariram. Outro aspecto importante é que o tratamento anticoncepcional à base de progestágenos aumenta acentuadamente o risco de desenvolvimento do complexo. O uso de tamoxifeno, fármaco com efeito antiestrogênico, para o tratamento de tumores mamários em cadelas tem sido identificado como um fator predisponente importante para piometra.

Um aspecto importante é que, evolutivamente e em condições naturais, a cadela fisiologicamente tem tendência a desenvolver gestações seguidas. Contudo, devido à domesticação, as cadelas são comumente privadas de atividade reprodutiva, o que, devido a seu tipo de ciclo estral (monoestral), no qual a duração funcional dos corpos lúteos é independente de gestação, faz com que a cadela não castrada e sem atividade reprodutiva tenha seu útero submetido a recorrentes estímulos progesterônicos prolongados. Portanto, para prevenção da piometra, é recomendável que cadelas que não se destinem à reprodução sejam submetidas à ovariossalpingo-histerectomia eletiva.

Em síntese, durante a fase de estímulo progesterônico no diestro, a cadela tem predisposição ao desenvolvimento de processos de hiperplasia endometrial, tanto hiperplasia pseudoplacentacional quanto hiperplasia endometrial cística. Nessas condições, há tendência a acúmulo de secreção endometrial no lúmen uterino, e o órgão torna-se mais predisposto à invasão de bactérias (principalmente *Escherichia coli*), quando o processo pode evoluir para piometra.

Em seus trabalhos originais, Dow (1958) propôs a seguinte classificação do então denominado "complexo hiperplasia endometrial cístico-piometrítico": tipo I – quando há unicamente hiperplasia endometrial cística; tipo II – quando há infiltração de mononucleares (linfócitos e plasmócitos); tipo III – quando há exsudato purulento e infiltrado também de neutrófilos; e tipo IV – quando há, predominantemente, exsudação purulenta e hipotrofia do endométrio (Figuras 5.17 e 5.18). Contudo, embora essa classificação tenha pertinência morfológica, ela não tem correlação com prognóstico ou intensidade de manifestação clínica.

Em alguns casos de piometra, a cadela pode eliminar exsudato purulento por meio da vagina. Isso ocorre nos casos em que a cérvix encontra-se aberta. Por outro lado, pode ocorrer a ausência completa da eliminação de exsudato pela vagina quando a cérvix encontra-se fechada. Nessa última condição, o comprometimento sistêmico do animal é mais evidente. Além disso, a intensidade da resposta leucocitária também está relacionada com a abertura ou não da cérvix, e, nos casos de piometra fechada, a leucocitose tende a ser mais acentuada. Cadelas com piometra mostram um quadro hematológico típico, há uma reação leucemoide, com o leucograma apresentando valores entre 30 mil e 200 mil leucócitos/mm³.

A piometra na cadela também pode ser acompanhada de lesões extragenitais, como a presença de tecido da medula óssea em órgãos como rins, baço, fígado e glândulas adrenais, ocorrendo mielopoese extramedular. Embora seja amplamente difundido na literatura que cadelas com

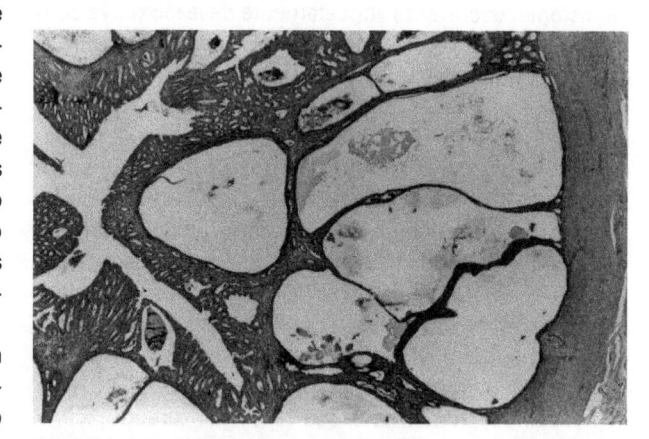

◀ **FIGURA 5.17** Hiperplasia endometrial cística em cadela (classificação tipo I) (coloração por hematoxilina-eosina).

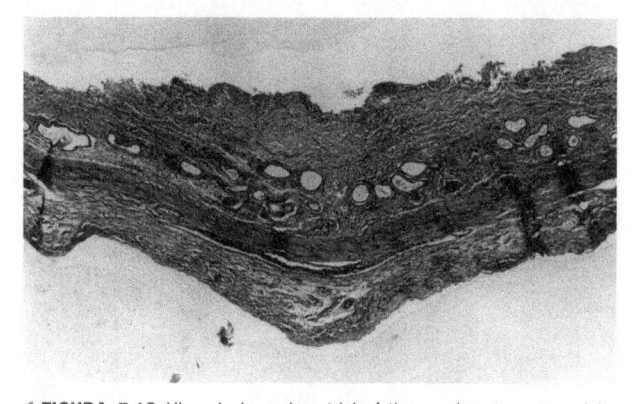

◀ **FIGURA 5.18** Hiperplasia endometrial cística e piometra em cadela: hipotrofia do endométrio (classificação tipo IV) (coloração por hematoxilina-eosina).

piometra podem apresentar glomerulonefrite membranosa ou membranoproliferativa imunomediada, decorrentes da deposição de imunocomplexos na membrana basal dos glomérulos, fixação do complemento e desencadeamento do processo inflamatório, estudo detalhado da patologia renal associada à piometra em cadelas demonstrou que as lesões renais são predominantemente tubulointersticiais e apenas ocasionalmente são detectadas lesões glomerulares específicas. Além disso, não foi detectada deposição significativa de imunocomplexos no mesângio.

Gatas podem desenvolver piometra com características semelhantes às da cadela (Figura 5.19). A piometra na gata é menos frequente do que na cadela, mas também é comum e geralmente afeta gatas entre com idade entre 1 e 10 anos, depois de cópula que não resulta em gestação. Como a ovulação é induzida em gata, a cópula nesses casos induz a formação de corpos lúteos ativos, que na ausência de gestação, fazem com que o útero seja exposto a ambiente progesterônico, que favorece a ocorrência de infecção. Também se propôs uma classificação para esse processo: tipo I – ocorre hiperplasia endometrial cística, que não é acompanhada de alteração inflamatória do endométrio; tipo II – caracteriza-se por hiperplasia cística acompanhada de endometrite aguda; tipo III – hiperplasia cística acompanhada de endometrite subaguda; tipo IV – caracteriza-se por endometrite crônica. A influência hormonal na patogenia do complexo em gatas ainda não está tão bem esclarecida quanto na cadela.

Conforme já mencionado, pode-se concluir que existe uma diferença fundamental entre a piometrite em vacas e em cadelas. Na vaca, o processo inflamatório precede e determina o distúrbio hormonal ocasionado pela persistência do corpo lúteo, e na cadela, o fator hormonal predisponente é determinante do processo inflamatório.

Em éguas, a piometra é uma alteração associada à vaginite e à cervicite, e o agente é quase sempre o *Streptococcus zooepidermicus*, que inicialmente provoca vaginite, a qual progride para cervicite e endometrite. Geralmente, o acúmulo de pus no útero da égua associa-se à fibrose e à estenose da cérvix.

◀ Metrite contagiosa equina

A metrite contagiosa equina é causada por um cocobacilo denominado *Taylorella equigenitalis*. Além da cepa isolada originalmente em 1970, novas cepas patogênicas foram detectadas em 1997 e 1998 na América do Norte. Estas novas cepas são denominadas atípicas. Clinicamente, ocorre infertilidade temporária e secreção vaginal mucopurulenta, que dura de 2 a 3 semanas. O microrganismo pode ser isolado de algumas éguas por, aproximadamente, 3 meses após a recuperação clínica. O clitóris e a fossa uretral são locais importantes para a persistência do organismo. Embora a transmissão seja por contato genital, nenhuma anormalidade clínica é observada no garanhão. Estudos recentes demonstraram, por meio de reação em cadeia da polimerase (PCR), a presença da *T. equigenitalis* no trato genital de éguas sem nenhum sinal clínico de infecção. Este achado sugere a possível condição de portador assintomático nas fêmeas, o que pode ter relevante significado epidemiológico.

Na fase aguda da doença, as lesões macroscópicas têm sido descritas como congestão endometrial com material mucoide claro no lúmen, piomucometra, descamação completa do endométrio, edema e hiperemia da cérvix. Histologicamente, o infiltrado inflamatório é inicialmente neutrofílico e, em estágios mais tardios, torna-se superficial e discreto, constituído basicamente por células inflamatórias mononucleares.

O conhecimento epidemiológico da doença no Brasil é limitado, mas *Taylorella equigenitalis* é considerada exótica, uma vez que não há casos confirmados de infecção oficialmente notificados no país.

◀ Sequelas da metrite e da endometrite

Muitos casos de endometrite se curam, e a fertilidade se restabelece espontaneamente.

Há casos de metrite aguda fatais, mesmo quando o animal foi submetido a tratamento quimioterápico. Outros complicam-se com endometrite crônica, abscessos uterinos, perimetrites, piemia, piometrite, salpingite e ooforite. Em estudo realizado recentemente no Reino Unido, no qual foram avaliadas 680 vacas, os processos de aderências uterinas, presumivelmente decorrentes de processos inflamatórios crônicos, foram relativamente frequentes, sendo observados em 1,9% dos animais.

Aproximadamente 70% das vacas com endometrite purulenta ou piometra mostram evidências histológicas do envolvimento das tubas uterinas, o que pode comprometer o prognóstico reprodutivo, uma vez que a salpingite pode culminar com a obstrução anatômica ou funcional do órgão.

Os abscessos de útero são comuns nos animais domésticos, sendo mais frequentes na vaca. Localizam-se com maior frequência na parede do corpo do útero, especialmente quando são causados por traumatismos provocados por pipeta de inseminação.

ALTERAÇÕES PROGRESSIVAS

◀ Metaplasia escamosa do epitélio endometrial

Metaplasia escamosa do epitélio endometrial é uma condição rara na qual o epitélio simples cuboidal ou colunar do lúmen e as glândulas endometriais são parcialmente substituídos por epitélio estratificado pavimentoso queratinizado (Figura 5.20). Esta condição é observada principalmente em associação com a piometra na cadela. Contudo, com o aumento da utilização de quimioterápicos

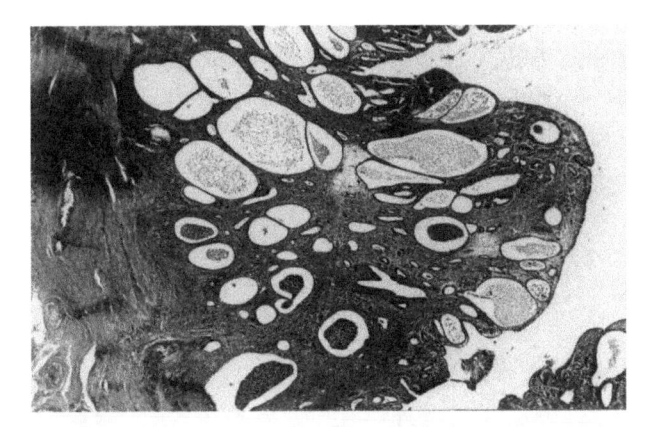

◀ **FIGURA 5.19** Hiperplasia endometrial cística e piometra em gata: células inflamatórias no lúmen das glândulas endometriais (coloração por hematoxilina-eosina).

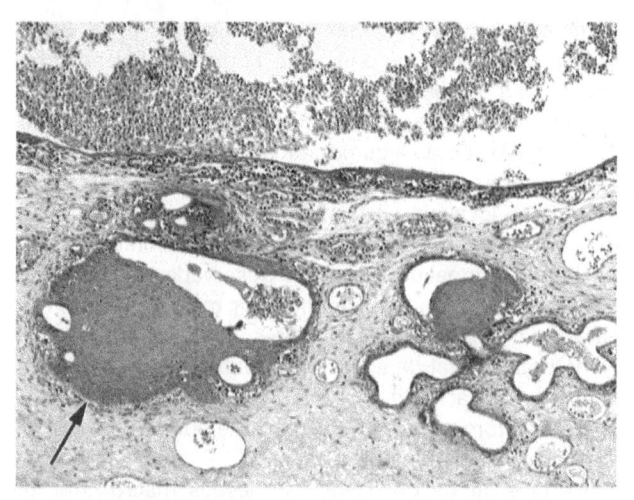

◀ **FIGURA 5.20** Metaplasia escamosa endometrial em cadela: substituição do epitélio glandular normal (simples cúbico) por epitélio estratificado pavimentoso, associado à inflamação endometrial (coloração por hematoxilina-eosina). (Fonte: cortesia da Dra. Clarissa Helena Santana.)

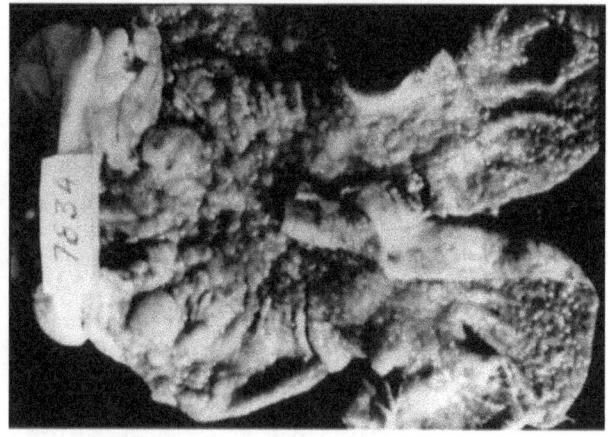

◀ **FIGURA 5.21** Hiperplasia endometrial cística em vaca com cisto folicular. (Fonte: cortesia do Dr. C. A. Bezerra.)

em medicina veterinária, particularmente de tamoxifeno para tratamento de neoplasias mamárias em cadelas, a frequência desta lesão tem aumentado. O tamoxifeno é um inibidor seletivo de receptores de estrógeno que exerce um potente efeito antiestrogênico. Cadelas não castradas tratadas com tamoxifeno têm elevado risco de desenvolvimento de metaplasia escamosa endometrial e de piometra.

◀ Hiperplasia endometrial cística

A hiperplasia endometrial cística caracteriza-se por espessamento excessivo e irregular do endométrio, geralmente resultante de distúrbio hormonal. É também conhecida como endometrite hiperplásica cística, embora o processo inflamatório seja considerado uma consequência da hiperplasia cística, especialmente em cadelas e gatas.

Em algumas espécies, a hiperplasia endometrial cística é uma alteração resultante de estímulo estrogênico excessivo e prolongado, como acontece em vacas e ovelhas.

Em vacas, a hiperplasia endometrial cística frequentemente está associada a cisto folicular com ninfomania ou a tumores das células da granulosa (Figura 5.21).

Ovelhas que têm acesso a plantas fitoestrogênicas com frequência mostram hiperplasia de glândulas endometriais e, ocasionalmente, mucometra ou piometrite. Dentre essas plantas, destacam-se o trevo subterrâneo (*Trifolium subterraneum*), o trevo pratense (*T. pratense*) e, eventualmente, a alfafa (*Medicago sativa*). Ovelhas ou vacas que ingerem continuamente tais plantas apresentam problemas reprodutivos, como redução da fertilidade ou infertilidade. Muitas vezes, os distúrbios são temporários, porque a maior concentração de esteroides na planta ocorre em determinadas fases do seu ciclo vegetativo – sendo maior a concentração fitoestrogênica no período de inverno. Além disso, a mortalidade embrionária pode aumentar significativamente, devido a anormalidades no transporte do oócito na tuba uterina e ao comprometimento do ambiente uterino. As ovelhas expostas aos fitoestrógenos por períodos prolongados podem apresentar infertilidade permanente, devido às alterações morfológicas e funcionais da cérvix, que, nessa espécie, funciona

como reservatório de espermatozoides no período que compreende a inseminação e a ovulação.

Além da hiperplasia endometrial, ovelhas gestantes que ingerem plantas fitoestrogênicas apresentam distocia, devido à diminuição da contratilidade do miométrio. Consequentemente, pode ocorrer a morte do feto (natimorto) ou mesmo a morte da mãe. Ovelhas virgens muitas vezes mostram prolapso de útero ou desenvolvimento de glândula mamária como se estivessem em lactação.

Vacas com cisto folicular ou tumor das células da granulosa mostram comumente hiperplasia endometrial cística. As nulíparas apresentam, ainda, além das características próprias de ninfomania, desenvolvimento da glândula mamária e secreção de leite.

Em éguas, a causa da hiperplasia endometrial cística ainda não está bem determinada. Alguns atribuem essa alteração à condição de hiperestrogenismo.

Em cadelas, ocorre a hiperplasia endometrial cística (Figura 5.22), que é desencadeada por estímulo hormonal, podendo predispor à ocorrência de piometrite.

A hiperplasia endometrial sem a formação de cistos não se evidencia macroscopicamente, salvo nos casos de endométrio excessivamente espesso. Quando há presença de cistos, a hiperplasia endometrial é de mais fácil observação. Além dos cistos, ocorre espessamento do endométrio, com coloração brancacenta ou branco-acinzentada e de aspecto brilhante, semelhante à gelatina.

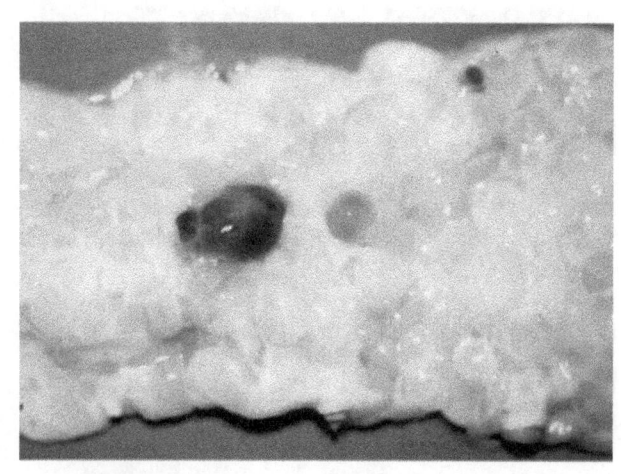

◀ **FIGURA 5.22** Hiperplasia endometrial cística em cadela.

Ao exame microscópico, observam-se grande quantidade de glândulas endometriais (muitas tornam-se dilatadas ou císticas), edema do estroma e, às vezes, como ocorre na vaca, acúmulo de muco no lúmen uterino.

A mucometra ou hidrometra é uma sequela muito comum da hiperplasia endometrial em vacas. Em cadelas, a principal consequência é a piometrite.

Hiperplasia pseudoplacentacional

A cadela apresenta, com frequência, a condição chamada de pseudogestação ou pseudoprenhez, ou ainda, pseudociese. Clinicamente, esses animais encontram-se na fase de diestro e apresentam distensão abdominal, hiperplasia da glândula mamária com secreção láctea e comportamento que mimetiza o de uma cadela gestante. A causa dessa alteração não está bem estabelecida, mas sabe-se que ocorre aumento da concentração sérica de prolactina. Macroscopicamente, as alterações comportamentais da pseudogestação estão associadas a lesões que se caracterizam por espessamento do endométrio, que pode ser polipoide ou não, com presença de muco sanguinolento no lúmen uterino. As áreas são semelhantes à porção materna da placenta de cadelas gestantes, com abundante reação decidual do epitélio endometrial luminal e glandular superficial (Figura 5.23). Essa condição é distinta da hiperplasia endometrial cística, sendo denominada hiperplasia pseudoplacentacional. Estudos recentes demonstraram que a hiperplasia pseudoplacentacional frequentemente está associada à piometrite, embora a relação de causa e efeito entre essas duas alterações ainda não seja bem conhecida.

Adenomiose

A adenomiose caracteriza-se pela presença de glândulas endometriais entre os feixes musculares do miométrio (Figura 5.24). Em alguns casos, é uma anomalia congênita; em outros, é adquirida, resultando de crescimento hiperplásico do endométrio. Não é uma lesão frequente nos animais domésticos, sendo mais comum em cadelas. Em vacas, aparece com maior frequência nos casos de aplasia segmentar parcial de corno uterino. Em casos de subinvolução placentária, em cadelas, pode-se observar adenomiose.

Em geral, o termo adenomiose é usado incorretamente como sinônimo de endometriose (ou endometriose interna), que se refere à condição na qual o endométrio, incluindo o epitélio e o estroma, localiza-se em várias posições do

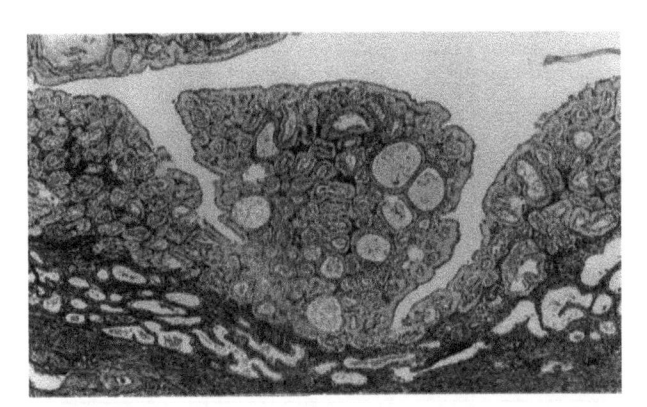

FIGURA 5.23 Hiperplasia pseudoplacentacional em cadela: reação decidual do endométrio associada à pseudogestação (coloração por hematoxilina-eosina).

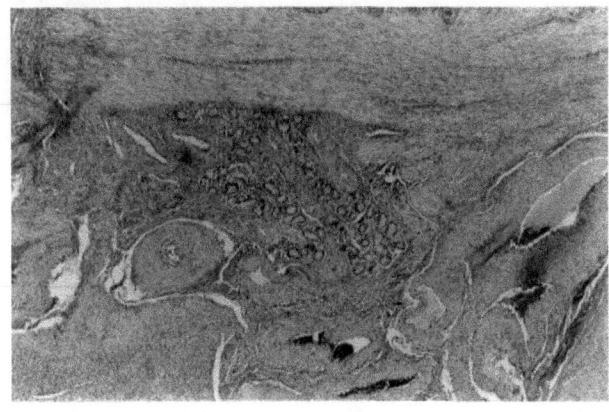

FIGURA 5.24 Adenomiose em vaca: glândulas endometriais localizadas no miométrio (coloração por hematoxilina-eosina).

lado de fora do útero, isto é, no perimétrio, na serosa da tuba uterina, na superfície ovariana ou em outras superfícies serosas da cavidade abdominal. A endometriose é uma lesão comum na mulher e em outras espécies de primatas, mas só ocorre em mamíferos cujas fêmeas menstruam. Vários autores defendem, no entanto, a classificação dessa patologia em endometriose interna, quando o endométrio está presente exclusivamente no miométrio, ou endometriose externa, quando da presença de tecido endometrial no perimétrio. Portanto, nas espécies de animais domésticos, não ocorre endometriose, apenas adenomiose.

Pólipo endometrial

O pólipo endometrial é uma afecção rara e, de acordo com a literatura, é mais comum em cadelas, podendo ocorrer também em ruminantes. Caracteriza-se por um nódulo pedunculado no endométrio, com presença de glândulas endometriais e rico estroma conjuntivo. Podem ser múltiplos ou simples. O pólipo endometrial em cadelas pode predispor ao prolapso do corno uterino envolvido.

Neoplasias

Os tumores do útero são relativamente raros nos animais domésticos, com exceção do leiomioma, em cadelas e vacas, e do adenocarcinoma, em vacas e coelhas. Este último tem aspecto de couve-flor, não atinge grandes tamanhos e geralmente produz metástase nos linfonodos da região pélvica.

As neoplasias uterinas podem ser classificadas em tumores de origem epitelial (adenoma e adenocarcinoma) e tumores de origem mesenquimal (lipoma, fibroma/fibrossarcoma e leiomioma/leiomiossarcoma).

Nos casos de linfossarcoma em bovinos (leucose enzoótica bovina), frequentemente ocorre o envolvimento do útero, que se apresenta com a parede muito espessa, coloração esbranquiçada e consistência friável (Figura 5.25). Essa condição pode determinar aborto.

O adenoma uterino é raro, apresenta-se como um nódulo de tecido endometrial bem diferenciado (Figura 5.26).

O adenocarcinoma uterino é raro em todas as espécies, exceto em vacas e coelhas. Em vacas, é um dos tumores mais comuns, sendo superado em ocorrência unicamente pelo linfossarcoma e pelo carcinoma de olho. É mais comum em vacas velhas, em geral acima de 6 anos de idade. Raramente produz manifestações clínicas, exceto nos

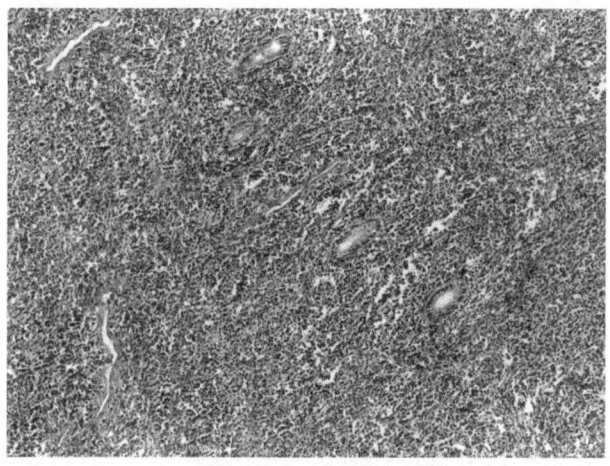

◀ **FIGURA 5.25** Linfossarcoma no útero de vaca (coloração por hemato-xilina-eosina).

casos de grande malignidade, quando há metástases nos linfonodos e no pulmão. Nem sempre tem aparência macroscópica; às vezes, cresce difusamente na parede, espessando-a, ou aparece como nódulos esbranquiçados. Histologicamente, a neoplasia invade todas as camadas da parede uterina, tem marcado estroma conjuntivo e abundante proliferação de glândulas endometriais neoplásicas.

O leiomioma é comum em cadelas. O crescimento do tecido neoplásico é hormônio-dependente. Cadelas com cisto folicular acompanhado de hiperplasia endometrial às vezes desenvolvem leiomioma e hiperplasia ou neoplasia de glândula mamária. Histologicamente, observam-se estroma conjuntivo bastante desenvolvido e feixes musculares neoplásicos com disposição muito característica, com fibras musculares lisas entrelaçadas (Figura 5.27). Estima-se que 10 a 50% dos tumores do trato genital das fêmeas ruminantes domésticas sejam de origem muscular, e aproximadamente 10% destes são considerados malignos, ou seja, são leiomiossarcomas.

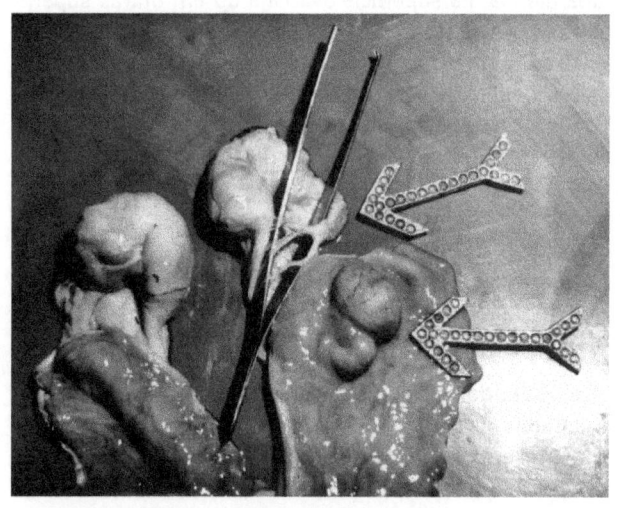

◀ **FIGURA 5.26** Adenoma uterino em égua: aderências no ovário.

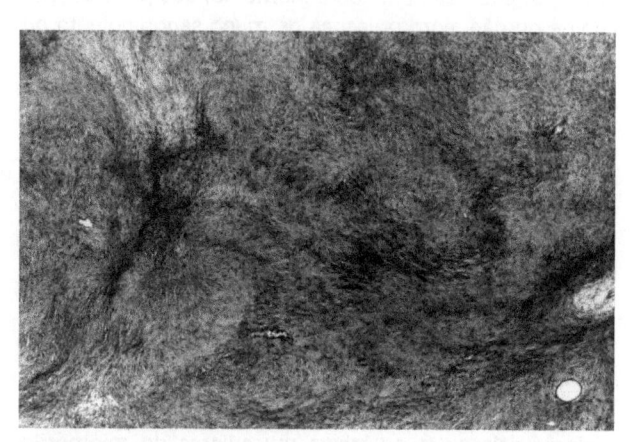

◀ **FIGURA 5.27** Leiomioma uterino em cadela (coloração por hematoxili-na-eosina).

◀ **TABELA 5.2** Frequência de alterações patológicas uterinas nos animais domésticos em diferentes regiões do Brasil.

Patologia	Espécie	Frequência	Região	Referência
Aplasia segmentar	Vaca (zebu)	4/6.054 — 0,06%	Minas Gerais	Basile (1971)
Aplasia segmentar	Vaca (zebu)	1/168 — 0,6%	Mato Grosso do Sul	Abdo (1987)
Aplasia segmentar	Búfala	2/590 — 0,33%	Pará	Ohashi (1982)
Aplasia segmentar	Porca	1/150 — 0,7%	Minas Gerais, Paraná	Silva (1981)
Aplasia segmentar	Coelha	1/120 — 0,8%	Minas Gerais	Costa (1986)
Útero duplo	Vaca (zebu)	3/6.054 — 0,05%	Minas Gerais	Basile (1971)
Cisto do perimétrio	Vaca (zebu)	1/168 — 0,6%	Mato Grosso do Sul	Abdo (1987)
Cisto do perimétrio	Búfala	14/590 — 2,37%	Pará	Ohashi (1982)
Cisto do paramétrio	Cadela	2/200 — 1,0%	Minas Gerais, Rio de Janeiro	Marchevsky (1981)
Endometrite	Vaca (zebu)	80/168 — 47,6%	Mato Grosso do Sul	Abdo (1987)
Endometrite	Búfala	4/150 — 2,66%	Pará	Silva (1995)
Endometrite	Cabra	10/208 — 4,8%	Bahia	Moreira (1986)
Endometrite	Ovelha	75/225 — 33,33%	Rio Grande do Sul	Cassali (1989)
Endometrite	Porca	23/150 — 15,3%	Minas Gerais, Paraná	Silva (1981)
Endometrite	Égua	55/160 — 34,38%	Minas Gerais	Silva (1991)
Endometrite	Coelha	30/120 — 25,0%	Minas Gerais	Costa (1986)

(continua)

TABELA 5.2 Frequência de alterações patológicas uterinas nos animais domésticos em diferentes regiões do Brasil. (*continuação*)

Patologia	Espécie	Frequência	Região	Referência
Metrite	Vaca (zebu)	6/168 — 3,6%	Mato Grosso do Sul	Abdo (1987)
Metrite	Cabra	3/208 — 1,4%	Bahia	Moreira (1986)
Metrite	Ovelha	6/225 — 2,66%	Rio Grande do Sul	Cassali (1989)
Metrite	Porca	3/150 — 2,0%	Minas Gerais, Paraná	Silva (1981)
Metrite	Égua	5/160 — 3,13%	Minas Gerais	Silva (1991)
Metrite	Cadela	1/203 — 0,5%	Minas Gerais, Rio de Janeiro	Marchevsky (1981)
Metrite	Coelha	33/120 — 27,5%	Minas Gerais	Costa (1986)
Inflamações uterinas	Búfala	44/590 — 7,45%	Pará	Ohashi (1982)
Miometrite	Cabra	1/208 — 0,5%	Bahia	Moreira (1986)
Miometrite	Ovelha	1/225 — 0,44%	Rio Grande do Sul	Cassali (1989)
Miometrite	Égua	19/160 — 11,88%	Minas Gerais	Silva (1991)
Perimetrite	Égua	5/160 — 3,13%	Minas Gerais	Silva (1991)
Perimetrite e parametrite	Ovelha	1/225 — 0,44%	Rio Grande do Sul	Cassali (1989)
Perimetrite e parametrite	Coelha	5/120 — 44,2%	Minas Gerais	Costa (1986)
Complexo hiperplasia endometrial cístico-piometrítico	Cadela	27/200 — 13,5%	Minas Gerais, Rio de Janeiro	Marchevsky (1981)
Adenomiose	Vaca (zebu)	7/168 — 4,2%	Mato Grosso do Sul	Abdo (1987)
Adenomiose	Búfala	3/150 — 2,0%	Pará	Silva (1995)
Adenomiose	Cabra	7/208 — 3,4%	Bahia	Moreira (1986)
Adenomiose	Égua	1/160 — 0,63%	Minas Gerais	Silva (1991)
Adenomiose	Coelha	5/120 — 4,2%	Minas Gerais	Costa (1986)
Endometriose interna	Ovelha	61/225 — 27,1%	Rio Grande do Sul	Cassali (1989)
Endometriose externa	Ovelha	14/225 — 6,22%	Rio Grande do Sul	Cassali (1989)
Hiperplasia endometrial cística	Búfala	1/590 — 0,16%	Pará	Ohashi (1982)
Hiperplasia endometrial cística	Porca	5/150 — 3,3%	Minas Gerais, Paraná	Silva (1981)
Hiperplasia endometrial cística	Coelha	3/120 — 2,5%	Minas Gerais	Costa (1986)
Cistos endometriais	Ovelha	25/225 — 11,11%	Rio Grande do Sul	Cassali (1989)
Cistos endometriais	Égua	29/160 — 15,0%	Minas Gerais	Silva (1991)
Cistos do perimétrio	Égua	3/160 — 1,88%	Minas Gerais	Silva (1991)
Glândulas císticas e fibrose endometrial	Égua	42/160 — 26,25%	Minas Gerais	Silva (1991)
Polipose endometrial	Cabra	3/208 — 1,4%	Bahia	Moreira (1986)
Polipose endometrial	Cadela	1/200 — 0,5%	Minas Gerais, Rio de Janeiro	Marchevsky (1981)
Metaplasia escamosa	Cabra	6/208 — 2,9%	Bahia	Moreira (1986)
Metaplasia escamosa	Ovelha	12/225 — 5,33%	Rio Grande do Sul	Cassali (1989)
Adenocarcinoma	Vaca (zebu)	1/168 — 0,6%	Mato Grosso do Sul	Abdo (1987)
Adenocarcinoma	Cabra	1/208 — 0,55%	Bahia	Moreira (1986)
Adenocarcinoma	Coelha	9/120 — 7,5%	Minas Gerais	Costa (1986)
Adenoma	Égua	1/160 — 0,63%	Minas Gerais	Silva (1991)
Leiomioma	Cabra	1/208 — 0,55%	Bahia	Moreira (1986)
Fibroleiomioma	Cabra	1/208 — 0,5%	Bahia	Moreira (1986)
Hipotrofia	Cabra	5/208 — 2,4%	Bahia	Moreira (1986)
Hipotrofia	Ovelha	2/225 — 0,88%	Rio Grande do Sul	Cassali (1989)
Hipotrofia	Égua	28/160 — 13,13%	Minas Gerais	Silva (1991)
Hipotrofia	Cadela	4/200 — 2,0%	Minas Gerais, Rio de Janeiro	Marchevsky (1981)
Hipotrofia	Coelha	1/120 — 0,8%	Minas Gerais	Costa (1986)
Persistência de cálices endometriais	Égua	4/160 — 1,25%	Minas Gerais	Silva (1991)

REFERÊNCIAS BIBLIOGRÁFICAS

Abdo MAGS. Alterações morfológicas em ovários e útero de vacas azebuadas não gestantes. Dissertação (Mestrado). Belo Horizonte: Escola de Veterinária da UFMG; 1987. 70p.

Adams NR. Organizational and activational effects of phytoestrogens on the reproductive tract of the ewe. Proc Soc Exp Biol Med. 1995;208(1):87-91.

Al Ahmad MZA, Dubreil L, Chatagnon G et al. Goat uterine epithelial cells are susceptible to infection with caprine arthritis encephalitis virus (CAEV) in vivo. Vet Res. 2012;43(1):5.

Allen WE, Pycock J.F. Current views on the pathogenesis of bacterial endometritis in mares. Vet Rec. 1989;125(11):298-301.

Basile JR. Anomalias do desenvolvimento do sistema genital de vacas azebuadas no Estado de Minas Gerais. Dissertação (Mestrado). Belo Horizonte: Escola de Veterinária da UFMG; 1971. 50p.

Brewer RA. Contagious equine metritis: a review/summary. Vet Bull. 1983; 53(10):881-91.

Canisso IF, Segabinazzi LGTM, Fedorka CE. Persistent breeding-induced endometritis in mares – a multifaceted challenge: from clinical aspects to immunopathogenesis and pathobiology. Int J Mol Sci. 2020;21:1432.

Cassali GD. Achados anatomopatológicos em ovários e útero de ovelhas lanadas provenientes de dois rebanhos do Rio Grande do Sul. Dissertação (Mestrado). Belo Horizonte: Escola de Veterinária da UFMG; 1989. 77p.

Chquiloff MAG, Nascimento EF, Moreira ELT. Alterações morfológicas em ovário e útero de Capra hircus L. Frequência e efeitos sobre a fertilidade. Rev Bras Reprod Anim. 1989;13(2):91-8.

Costa FAL. Alterações morfológicas em ovários e útero de coelhas adultas não gestantes. Dissertação (Mestrado). Belo Horizonte: Escola de Veterinária da UFMG; 1986. 56p.

Costa FAL, Nascimento EF, Chquiloff MAG. Alterações morfológicas em ovário e útero de coelhas adultas não gestantes. I. Cistos paraováricos, hipotrofia uterina e útero unicorno. Arq Bras Med Vet Zootec. 1988;40(5):321-7.

Davidson JA, Wright DJ, Archbald LF et al. Effect of induced pyometra on luteal lifespan and uterine fluid concentrations of prostaglandins and interferons in cows. Theriogenology. 1996;45(2,):459-70.

Dhaliwal GS, Murray RD, Woldehiwet Z. Some aspects of immunology of the bovine uterus related to treatments for endometritis. Anim Reprod Sci. 2001;67(3-4):135-52.

Dias GF. A endometrite na égua: alguns aspectos da sua etiologia e diagnóstico. Vet Tec. 1995;5(4):28-34.

Dow C. The cystic hyperplasia-pyometra complex in the bitch. Vet Rec. 1957; 69(50):1409-15.

Dow C. The cystic hyperplasia-pyometra complex in the bitch. Vet Rec. 1958; 70(49):1102-8.

Dow C. Experimental reproduction of the cystic hyperplasia-pyometra complex in the bitch. J Pathol Bacteriol. 1959;78:267-78.

Dow C. The cystic hyperplasia-pyometra complex in the cat. Vet Rec. 1962; 74(5):141-6.

Frazer GS, Perkins NR, Constable PD. Bovine uterine torsion: 164 hospital referal cases. Theriogenology. 1996;46(5):739-58.

Gonzalez HE, Crowell WA, Caudle AB et al. Morphometric studies of the bovine uterus: microscopic lesions and retrospective reproductive history. Am J Vet Res. 1985;46(12):2588-95.

Gruninger B, Schoon HA, Schoon D et al. Incidence and morphology of endometrial angiopathies in mares in relationship to age and arity. J Comp Pathol. 1998;119:293-309.

Katila T. Uterine defense mechanisms in the mare. Anim Reprod Sci. 1996; 42(1-4):197-204.

Katz JB, Evans LE, Hutto DL et al. Clinical, bacteriologic, serologic, and pathologic features of infections with atypical Taylorella equigenitalis in mares. J Am Vet Med Assoc. 2000;216(12):1945-8.

Kenney RM. Cyclic and pathologic changes of the mare endometrium as detected by biopy, with a note on early embryonic death. J Am Vet Med Assoc. 1978;172(3):241-62.

Marchevsky RS. Alterações morfológicas no ovário e corno uterino da cadela. Frequências e interações. Dissertação (Mestrado). Belo Horizonte: Escola de Veterinária da UFMG; 1981. 71p.

McEntee K. Reproductive pathology of domestic mammals. San Diego: Academic Press; 1990.

Millward S, Mueller K, Smith R et al. A post-mortem survey of bovine female reproductive tracts in the UK. Front Vet Sci. 2019;6:451.

Moreira ELT. Alterações morfológicas em ovário e útero de Capra hircus L. Dissertação (Mestrado). Belo Horizonte: Escola de Veterinária da UFMG; 1986. 67p.

Nascimento EF, Chquiloff MAG, Abdo MAGS et al. Alterações morfológicas em ovários e útero de vacas azebuadas não gestantes. I. Alterações inflamatórias: metrite, endometrite e cervicite. Arq Bras Med Vet Zootec. 1994;46(2,):121-6.

Nascimento EF, Silva MIF, Cassali GD. Alterações morfológicas em útero, tubas e ovários de égua. I. Cistos endometriais. Arq Bras Med Vet Zootec. 1995;47(5):675-80.

Nascimento EF, Silva JCP, Chquiloff MAG. Alterações ovarianas e uterinas em porcas: 2. Metrite, endometrite, cervicite e ooforite. Arq Bras Med Vet Zootec. 1983;35(2):159-68.

Ohashi OM. Ocorrência de alterações do ovário, tuba uterina e útero em búfalas (Bubalus bubalis) abatidas em matadouro no Estado do Pará. Dissertação (Mestrado). Belo Horizonte: Escola de Veterinária;1982. 62p.

Olson JD, Bretzlaff KN, Mortimer RG et al. The metritis-pyometra complex. In: Morrow DA (Ed.). Current Therapy in Theriogenology. 2nd ed. Philadelphia: Saunders; 1986. pp. 227-37.

Ortega-Pacheco A, Gutiérrez-Blanco E, Jiménez-Coello M. Common lesions in the female reproductive tract of dogs and cats. Vet Clin North Am Small Anim Pract. 2012;42(3):547-59.

Parlevliet JM, Bleumink-Pluym NMC, Howers DJ et al. Epidemiologic aspects of Taylorella equigenitalis. Theriogenology. 1997;47(6):1169-77.

Reberg SR, Peter AT, Blevins WE. Subinvolution of placental sites in dogs. Comp Cont Educ Pract Vet. 1992;14(6):789-93.

Risco CA, Reynolds JP, Hird D. Uterine prolapse and hypocalcemia in dairy cows. J Am Vet Med Assoc. 1984;185(12):1517-9.

Roberts SJ. Veterinary obstetrics and genital diseases. 3rd ed. Ithaca: SJ Roberts; 1971.

Santana CH, Santos DO, Trindade LM et al. Association of pseudoplacentational endometrial hyperplasia and pyometra in bitches. J Comp Pathol. 2020;180:79-85.

Santos RL, Nascimento EF, Edwards JF. Sistema reprodutivo feminino. In: Santos RL, Alessi AC (Ed.). Patologia veterinária. 2. ed. São Paulo: Roca; 2016. pp. 751-804.

Schlafer DH, Foster RA. Female genital system. In: Maxie MG (Ed.). Jubb, Kennedy, and Palmer's Pathology of domestic animals. Vol. 3. 6th ed. St. Louis: Elsevier; 2016. pp. 358-464.

Sheldon IM, Williams EJ, Miller ANA et al. Uterine diseases in cattle after parturition. Vet J. 2008;176:115-21.

Silva AWC. Alterações morfológicas no ovário e cornos uterinos de búfalas procedentes da Ilha de Marajó – PA. Dissertação (Mestrado). Belo Horizonte: Escola de Veterinária da UFMG; 1995. 53p.

Silva JCP. Alterações ovarianas e uterinas em porcas. Dissertação (Mestrado). Belo Horizonte: Escola de Veterinária da UFMG; 1981. 55p.

Silva JCP, Chquiloff MAG, Nascimento EF. Alterações ovarianas e uterinas em porcas: III. Hiperplasia endometrial cística e hemangioma. Arq Bras Med Vet Zootec. 1984;36(4):417-23.

Silva MIF. Alterações morfológicas em útero, tubas e ovários da égua. Dissertação (Mestrado). Belo Horizonte: Escola de Veterinária da UFMG; 1991. 253p.

Sontas BH, Toydemir FTS, Erdogan O et al. Inguinal herniation with hydrometra/mucometra in a poodle bitch. Can Vet J. 2013;54(9):840-4.

Stone EA, Littman MP, Robertson JL et al. Renal disfunction in dogs with pyometra. J Am Vet Med Assoc. 1988;193(4):457-64.

Tavares WLF, Lavalle GE, Figueiredo MS et al. Evaluation of adverse effects in tamoxifen exposed healthy female dogs. Acta Vet Scand. 2010; 52(1):67.

Troedsson MHT. Uterine clearance and resistance to persistent endometritis in the mare. Theriogenology. 1999;52(3):461-71.

Watson ED. Post-breeding endometritis in the mare. Anim Reprod Sci. 2000;60-61:221-32.

Whitney KM, Valentine BA, Schlafer DH. Caprine genital leiomyosarcoma. Vet Pathol. 2000;37(1):89-94.

Winter PJJ, Verdonck M, Kruif A et al. Bacterial endometritis and vaginal discharge in the sow: prevalence of different bacterial species and experimental reproduction of the syndrome. Anim Reprod Sci. 1995;37:325-35.

Woods GL, Baker CB, Baldwin JL et al. Early pregnancy loss in brood mares. J Reprod Fertil Suppl. 1987;35:455-9.

Patologia do Útero Gestante

GENERALIDADES

Há grande variação entre as espécies no que se refere aos mecanismos que envolvem o reconhecimento materno da gestação e à estrutura e função placentárias; consequentemente, algumas das alterações patológicas do útero gestante ocorrem com exclusividade em determinadas espécies.

O estudo da patologia do útero gestante é complementado pelo estudo das alterações do embrião e do feto que interferem na gestação. Contudo, a possibilidade do exame anatomopatológico do embrião é reduzida, uma vez que, dificilmente, este está disponível e íntegro para exame nos casos de morte embrionária. Já o feto frequentemente encontra-se disponível para a avaliação anatomopatológica, constituindo-se material importante para o estabelecimento do diagnóstico em várias situações.

A seguir, serão estudadas as principais alterações do útero gestante e da placenta, bem como as alterações embrionárias e fetais relacionadas com a fisiopatologia desse órgão nessas condições.

GESTAÇÃO PROLONGADA

Períodos anormais e longos de gestação ocorrem em bovinos e ovinos, e devem-se a anomalias fetais, tanto anatômicas quanto funcionais. Em bovinos, aparentemente são de origem hereditária (gene autossômico recessivo em homozigose). Nesses casos, o período de gestação é prolongado por dois ou mais meses, e o parto é anormal, não havendo relaxamento dos ligamentos pelvianos nem repleção da glândula mamária. As glândulas adrenais fetais são hipoplásicas. Vacas com hipotireoidismo também apresentam gestação prolongada.

Em ovelhas, essa afecção parece ser causada por substâncias químicas. A ingestão da planta *Veratrum californicum* até o 14º dia após a concepção prorroga a gestação de ovelhas por várias semanas. O feto apresenta alterações ciclópicas, lesões hipoplásicas das glândulas hipófise e adrenais e atinge proporções gigantescas. A produção normal de corticoides pelo feto ao final da gestação é essencial para desencadear o mecanismo de parto; na vaca, isso ocorre por volta de 20 dias antes do parto. Após a liberação do cortisol, há aumento da produção de estrógeno e, em seguida, liberação de prostaglandina F2α (PGF2α), que tem sua atividade complementada pela ocitocina. Portanto, se ocorrerem transtornos na formação do hipotálamo e das glândulas hipófise ou adrenais, a gestação será prolongada.

PLACENTAÇÃO ADVENTÍCIA

A placenta dos bovinos é cotiledonária, ou seja, os locais de interdigitação entre os tecidos materno e fetal são restritos a áreas do córion conhecidas como cotilédones, que se unem às carúnculas para formarem a unidade placentária conhecida como placentoma. O desenvolvimento de placentação intercotiledonária é um mecanismo de compensação para o desenvolvimento inadequado dos placentomas. A quantidade inadequada de placentomas decorre do número reduzido de carúnculas no endométrio, condição que pode ser congênita ou adquirida. Em condições normais, na vaca, desenvolvem-se 70 a 120 placentomas no útero gestante. A placentação adventícia desenvolve-se primeiro nas áreas adjacentes aos placentomas, e o processo pode permanecer localizado ou envolver virtualmente toda a placenta intercotiledonária (Figura 6.1).

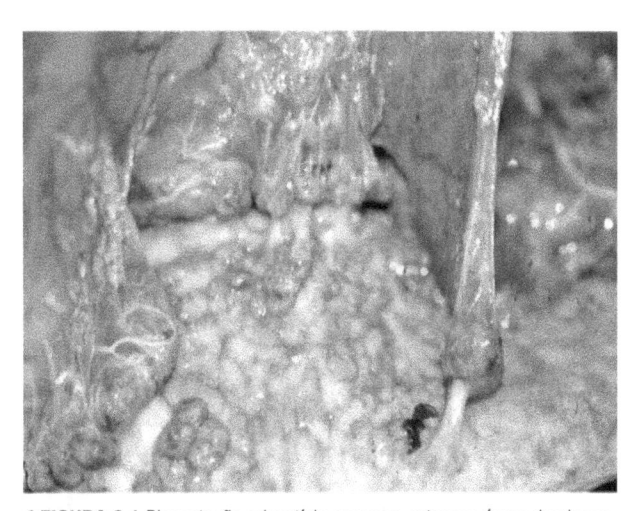

◀ **FIGURA 6.1** Placentação adventícia em vaca: extensas áreas de placentação nas regiões intercarunculares e intercotiledonárias.

CISTOS PLACENTÁRIOS

Cistos placentários são formações císticas caracterizadas por apresentar parede transparente que contém substância gelatinosa. Distribuem-se por vários pontos no córion e no alantoide, e foram descritos em búfalas gestantes.

Na égua gestante, é comum observar estrutura nodular pedunculada aderida ao cordão umbilical, que é um remanescente do saco vitelínico que se apresenta como uma estrutura cavitária com a parede ossificada, podendo atingir 15 cm de diâmetro.

HIDRÂMNIO E HIDRALANTOIDE

O acúmulo excessivo de líquido na cavidade amniótica e no alantoide é alteração pouco frequente que acomete o útero gestante. Ocorre nos bovinos e é raro em outras espécies (Figura 6.2). Normalmente, na vaca gestante, há de 6 a 15 litros de líquido alantoide e de 3 a 6 litros de líquido amniótico. O acúmulo de líquido no alantoide e no âmnio pode ser resultado de deficiência na absorção desses líquidos devido a transtornos na circulação placentária. Como consequência, podem ocorrer morte do feto e aborto.

O hidrâmnio ou hidropisia do âmnio geralmente associa-se à malformação fetal.

O hidralantoide, em bovinos, é com frequência associado com alterações patológicas uterinas, quantidade inadequada de carúnculas e desenvolvimento de placentação adventícia. Essa condição é mais frequente em gestações gemelares. O excesso de fluido pode chegar a 170 litros, mas a qualidade não é diferente do fluido normal. As membranas fetais são ligeiramente espessas e rompem-se com dificuldade. Distocia, atonia uterina, retenção de placenta e metrite são sequelas dos poucos casos em que não ocorre aborto. Os fetos geralmente estão mortos, quando do aborto ou nascimento a termo, ou são pequenos para sua idade, podendo apresentar anasarca e ascite. Incidência elevada de hidralantoide tem sido observada em fêmeas bovinas cujo concepto é produto de clonagem. A implantação de embrião bovino clonado

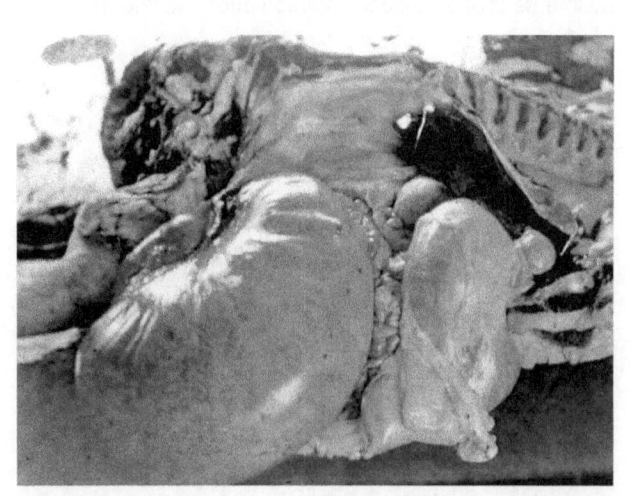

◀ **FIGURA 6.2** Hidrâmnio em vaca: útero extremamente distendido e aumentado de volume devido ao acúmulo excessivo de líquido amniótico. (Fonte: arquivo da Escola de Veterinária da Universidade Federal de Minas Gerais [UFMG].)

associa-se à expressão diferencial de vários genes que resultam em alteração da placentação e maior índice de letalidade embrionária.

MORTE EMBRIONÁRIA

A maioria das perdas embrionárias ocorre durante o processo de implantação do embrião no endométrio dos animais domésticos, que se inicia por volta do 14º dia após a fecundação na porca, 15º ou 16º dia na ovelha, 16º dia na cadela, 18º ao 20º dia em cabras, 21º ou 22º dia em vacas e 36º ao 40º dia em éguas. A taxa de mortalidade embrionária tem sido estimada em aproximadamente 20 a 40% em vacas, 10 a 40% em porcas, 10 a 30% em cabras e 15 a 60% em éguas.

As causas de mortalidade embrionária podem ser infecciosas ou não, e as infecciosas podem ser indiretas, devido a febre ou liberação de prostaglandina. Além disso, as infecções podem ser específicas – por exemplo, *Toxoplasma gondii*, *Campylobacter fetus*, vírus da diarreia bovina, dentre outros – ou causadas por patógenos inespecíficos, nos casos de infecções ascendentes. O herpes-vírus bovino tipo 1 (HVB-1) e o vírus da diarreia bovina podem estar presentes no fluido folicular, sendo capazes de infectar o embrião mesmo antes do rompimento da zona pelúcida. Vários arbovírus pertencentes à família Bunyaviridae, como os vírus Cache Valley, LaCrosse, San Angelo, Akabane e Aino, entre outros, são capazes de causar mortalidade embrionária, particularmente em pequenos ruminantes, embora bovinos também sejam suscetíveis. Na maioria dos casos, as infecções por estes vírus são assintomáticas e, mesmo em fêmeas gestantes, sua principal manifestação é a teratogenicidade, que se manifesta por alterações do sistema nervoso central (SNC) e do aparelho locomotor.

Causas não infecciosas de mortalidade embrionária incluem: (1) alterações cromossômicas; (2) fatores externos, como temperatura ambiente elevada, deficiência de nutrientes específicos ou desnutrição, estresse, tóxicos ambientais, substâncias teratogênicas e micotoxinas; (3) fatores maternos, como desequilíbrio hormonal, alterações da interação materno-fetal, espaço uterino insuficiente, idade da mãe e consanguinidade.

Pouco se conhece sobre a patologia do óvulo, do zigoto e do embrião. Quando o ovo fecundado morre, sofre citólise progressiva e desintegra-se, sendo reabsorvido ao longo das vias genitais femininas, ou é eliminado. É provável que a ocorrência de morte nos primórdios da embriogênese seja elevada e, possivelmente, as anomalias ou aberrações cromossômicas sejam a causa mais importante de mortalidade embrionária nessa fase.

As causas de mortalidade embrionária em cada espécie doméstica serão discutidas a seguir.

◀ Mortalidade embrionária em bovinos

Na espécie bovina, o reconhecimento materno da gestação depende da produção de uma proteína pelo embrião, a interferona *tau* (τ), que bloqueia a liberação da PGF2α pelo endométrio e, consequentemente, o corpo lúteo se mantém funcional, proporcionando condições para o estabelecimento da gestação.

Uma característica clínica importante de morte embrionária em bovinos é a repetição de cio precoce (25 a 30 dias após a cobrição ou inseminação) ou tardio (40 a 50 dias após a cobrição ou inseminação).

As causas infecciosas de morte embrionária nesses animais incluem infecções por vírus (vírus da língua azul, vírus da diarreia bovina e HVB-1) e tricomonose ou campilobacteriose, que são doenças venéreas associadas a endometrite e mortalidade embrionária. Por conveniência, estes dois agentes serão discutidos adiante entre os agentes causadores de aborto. Já brucelose, infecção por *Trueperella* (*Arcanobacterium*) *pyogenes*, candidíase, leptospirose, neosporose, infecções fúngicas, listeriose e infecção por *Histophilus somni* (*Haemophilus somnus*), são causas importantes de mortalidade embrionária tardia, morte fetal e aborto (ver os tópicos "Morte fetal" e "Aborto" mais adiante, neste capítulo). Além das causas infecciosas, a morte embrionária nessa espécie pode estar relacionada com distúrbios hormonais (baixa concentração de progesterona), traumas (principalmente nos casos de palpação retal) e balanço energético negativo em vacas leiteiras.

◀ Mortalidade embrionária em equinos

Na égua, o reconhecimento materno da gestação depende da migração do embrião por todo o útero. Ele percorre todo o endométrio, da extremidade do corno uterino até a extremidade do corno contralateral, passando pelo corpo do útero. Essa movimentação repete-se várias vezes e, quando não ocorre, a gestação não se estabelece. A movimentação do embrião equino durante a fase de reconhecimento materno da gestação, entre 10 e 15 dias após a fertilização, depende da contratilidade miometrial, resultando em peristalse que desloca o embrião, possibilitando seu contato com toda a superfície endometrial.

As causas infecciosas de mortalidade embrionária na espécie equina incluem patógenos oportunistas como *Escherichia coli* e *Streptococcus* spp. ou infecções venéreas por *Pseudomonas* spp., *Klebsiella* spp. e *Taylorella equigenitalis*. Além disso, endometrite persistente e endometrite crônico-degenerativa (ver Capítulo 5, *Patologia do Útero*) estão associadas à elevada taxa de mortalidade embrionária. O herpes-vírus equino e o vírus da arterite viral equina são causas importantes de morte fetal e aborto. Causas não infecciosas de morte embrionária na égua incluem: anormalidades cromossômicas, que estão associadas à morte do embrião entre o 20º e o 30º dia de gestação; distúrbios hormonais (baixa concentração de progesterona, que é de ocorrência rara na égua); gestação gemelar e estresse.

◀ Mortalidade embrionária em suínos

Na porca, para que a gestação se mantenha, é necessário que haja, pelo menos, quatro embriões no útero até o 14º dia após a concepção. Quando a porca pare de um a três leitões, isso significa que ocorreu mortalidade embrionária após o 14º dia de gestação. Porcas obesas apresentam maior taxa de mortalidade embrionária. Nessa espécie, após 10 a 12 dias da fertilização, os conceptos produzem estradiol e outras proteínas que alteram a distribuição da PGF2α, aumentando a concentração desta no interior do útero. Esse processo impede que ocorra a luteólise, e o

corpo lúteo é fundamental para a manutenção da gestação. A assincronia no processo de ovulação da porca pode aumentar a taxa de mortalidade embrionária, uma vez que embriões jovens podem ser expostos a um ambiente uterino muito "avançado", quando do aumento da concentração intrauterina de estradiol.

Mortalidade embrionária causada por infecções virais em suínos pode ser relacionada com os efeitos sistêmicos da infecção, como no caso do vírus da *influenza* suína, ou como resultado direto do vírus nos embriões, como no caso do vírus da pseudorraiva. Infecções antes do 35º dia de gestação geralmente resultam em reabsorção ou aborto precoce. Infecções virais pelo enterovírus suíno, parvovírus suíno, vírus da pseudorraiva ou vírus da peste suína clássica após o 35º dia de gestação resultam em mumificação fetal. Inúmeras bactérias ubiquitárias, como, por exemplo, *Escherichia coli*, *Erysipelothrix rhusiopathiae*, *Listeria* spp., *Staphylococcus* spp. e *Streptococcus* spp., podem causar endometrite e, consequentemente, morte embrionária.

Fatores relacionados com o manejo que podem estar associados à alta taxa de mortalidade embrionária incluem estresse, devido principalmente à má nutrição e ao transporte, e plano nutricional elevado no início da gestação. O desmame precoce e a cobrição, quando realizados durante o período puerperal, podem resultar em sérios problemas reprodutivos, como infertilidade ou alta mortalidade embrionária, e, consequentemente, repetição de cio ou nascimento de leitegadas pequenas. Demonstrou-se que, quando se diminui o período de lactação de 6 semanas para 7 dias, a sobrevivência embrionária é reduzida de 80 para 60%.

◀ Mortalidade embrionária em cães e gatos

O parvovírus canino tipo 1 (conhecido em inglês como *minute virus*) pode causar infecções transplacentárias e morte embrionária. Em gatos, vírus como o da leucemia felina, o da panleucopenia felina, o da peritonite infecciosa felina e o herpes-vírus felino tipo 1 podem provocar mortalidade embrionária. Além desses agentes infecciosos, algumas cadelas e gatas podem apresentar mortalidade embrionária resultante de insuficiência luteínica.

MORTE FETAL

Durante a vida intrauterina, o indivíduo passa a ser considerado feto quando já apresenta características da espécie a que pertence.

O feto morto pode sofrer mumificação, maceração ou ser expulso do útero, neste último caso resultando em abortamento. Em fêmeas domésticas uníparas, a morte do feto em fases avançadas de gestação é geralmente seguida de abortamento, ao contrário do observado nas multíparas, quando somente alguns fetos morrem enquanto outros permanecem vivos. Nas multíparas, a duração da gestação é normal, e os fetos mortos sofrem mumificação. Nas uníparas, quando a morte fetal acontece nas primeiras fases da gestação, pode ocorrer a maceração ou a mumificação.

MUMIFICAÇÃO FETAL

A mumificação é mais frequentemente observada nas fêmeas multíparas, em especial nas porcas. O requisito básico para que haja mumificação é a ausência de contaminação bacteriana na cavidade uterina. Os líquidos placentários são reabsorvidos e as membranas fetais aderem-se ao feto morto desidratado, formando uma massa de coloração escura, com a superfície de aspecto úmido, sem odor nem exsudação (Figura 6.3). Nas fêmeas domésticas uníparas, o feto mumificado pode ser retido por longo período (Figura 6.4). Os animais que se recuperam do processo conservam sua capacidade reprodutiva.

Em geral, a etiologia da mumificação fetal não é estabelecida. Há citações que a definem como uma condição hereditária. Em suínos, os vírus como o enterovírus, o parvovírus e o vírus da peste suína são importantes causas dessa afecção. Na toxoplasmose em ovelhas gestantes pode ocorrer mumificação fetal, dependendo da fase da gestação em que ocorre a infecção e da dose infectante.

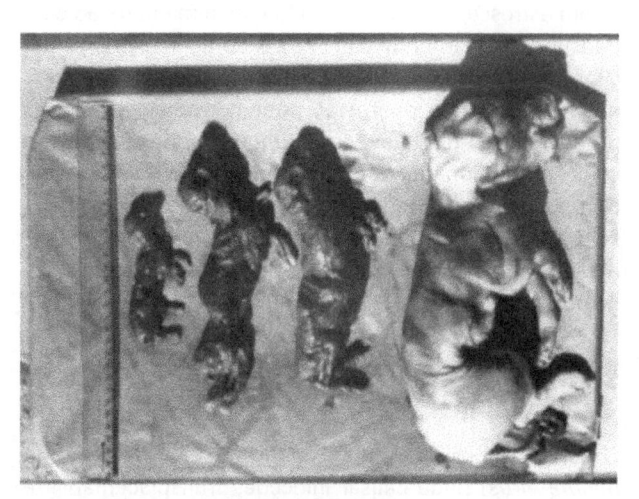

◀ **FIGURA 6.3** Mumificação fetal em suíno.

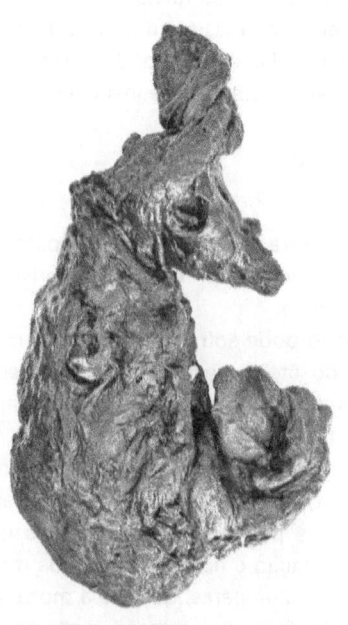

◀ **FIGURA 6.4** Feto bovino mumificado. (Fonte: cortesia do Dr. Fabrício Gomes Melo.)

MACERAÇÃO FETAL

O feto macerado é aquele que sofreu destruição dos tecidos moles. Ao contrário da mumificação, a maceração ocorre na presença de contaminação bacteriana na cavidade uterina. Nesses casos, a morte fetal não é acompanhada de expulsão do feto, que permanece no útero com contaminação bacteriana ascendente, que resulta na putrefação e liquefação dos tecidos moles, persistindo apenas os ossos fetais (Figura 6.5).

Essa afecção caracteriza-se por estruturas ósseas no útero, exsudato purulento de odor extremamente fétido, que, eventualmente, é aquoso e sem odor, como acontece na tricomonose. Nos casos de maceração fetal, ocorre com frequência a presença de corpo lúteo persistente no ovário. A parede uterina apresenta-se espessa, consistente e, às vezes, intensamente fibrosada, ou até mesmo perfurada. Esta condição é detectada mais frequentemente na vaca, sendo rara na égua.

ABORTO

Aborto é definido como a expulsão do concepto antes do término do período normal de gestação, quando ele ainda é incapaz de se manter vivo. Já a natimortalidade pode ser definida como a expulsão de um feto morto, completamente desenvolvido, após o período normal de gestação. Portanto, abortar é expulsar o feto inviável em consequência de morte intrauterina. Deve-se salientar que nem toda alteração uterina resulta em morte fetal. Assim, o feto pode nascer prematuramente ou ao término normal da gestação, sobrevivendo ou não.

A média da estimativa de perdas fetais em bovinos leiteiros varia de 1,95%, quando considerados somente os abortos efetivamente relatados, a 6,5%, quando considerados abortos observados ou não. A proporção de abortos decorrentes de causa infecciosa não é conhecida, mas no caso da espécie bovina, em aproximadamente 90% dos casos em que o diagnóstico é estabelecido, a causa é infecciosa. Contudo, em outras espécies, particularmente em equinos, aborto de causa não infecciosa, causado, por exemplo, por gestação gemelar, descolamento precoce da placenta ou torção do cordão umbilical, ocorre aproximadamente com a mesma frequência daqueles de etiologia infecciosa.

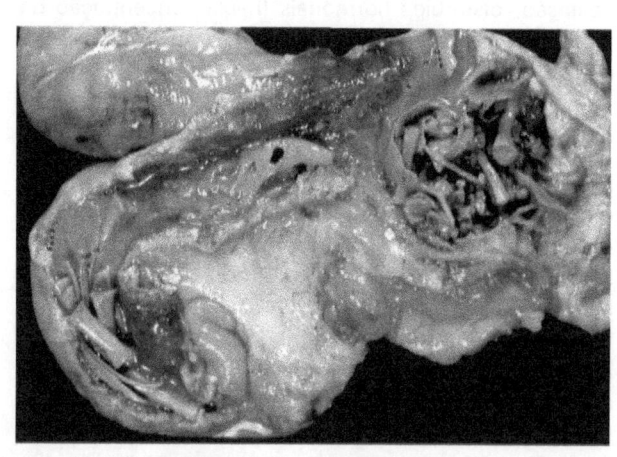

◀ **FIGURA 6.5** Feto bovino macerado.

Alterações sistêmicas, como, por exemplo, anemia, hipertermia, toxemia e doença respiratória, em uma fêmea gestante podem afetar a placenta e/ou o feto. Um exemplo importante dessa condição é a infecção pelo vírus da febre aftosa, que, apesar de provocar lesões não relacionadas com o sistema genital, pode resultar em aborto em consequência da infecção sistêmica e do estado febril. Em cabras, fatores como idade avançada, dificuldade em concepção, condição social baixa na hierarquia do rebanho, gestações com número de fetos maior ou igual a três e histórico de aborto associam-se a risco de perda fetal.

Na espécie bovina, embora frequentemente a placenta seja negligenciada como parte do diagnóstico, a placentite é uma das lesões mais comuns nos casos de aborto por causa infecciosa. O exame macroscópico do feto é também muito importante. A idade fetal, na espécie bovina, pode ser determinada por meio do comprimento entre a nuca e a base da cauda (Tabela 6.1). Assim, morte fetal nos casos de aborto pode ser decorrente de lesões fetais ou placentárias que podem comprometer as trocas metabólicas entre a gestante e o feto. Contudo, cabe também mencionar que, em algumas situações, ocorre a transmissão transplacentária de agentes infecciosos sem que tal condição resulte em morte fetal e abortamento, resultando, contudo, em infecção transplacentária do feto. Variados agentes infecciosos podem ser transmitidos de modo vertical ou transplacentário. Como exemplo de transmissão transplacentária que geralmente não resulta em aborto, a leishmaniose visceral causada por *Leishmania infantum* (sinonímia: *L. chagasi*) pode ser transmitida da cadela para os fetos. Outro exemplo interessante é a transmissão transplacentária da proteína priônica associada à ocorrência de *scrapie* em ovinos.

As causas de aborto podem ser infecciosas, tóxicas, endócrinas, físicas e nutricionais. As infecciosas incluem bactérias (*Staphylococcus* sp., *Streptococcus* sp., *Escherichia coli*, *Brucella* sp., *Campylobacter* sp., *Mycobacterium* sp., *Clostridium* sp., *Proteus* sp., *Leptospira* sp., *Listeria*

◀ **TABELA 6.1** Determinação da idade fetal por meio do comprimento entre a nuca e a base da cauda na espécie bovina.

Comprimento do feto (cm)	Idade fetal (meses)
10	2,5
25	4,0
50	6,0
75	8,0

monocytogenes, *Trueperella pyogenes*, *Salmonella* sp., *Bacillus* sp., *Chlamydophila psittaci* e *Mycoplasma* spp.), vírus (HVB-1, vírus da diarreia bovina, herpes-vírus equino tipo 1, vírus da arterite viral equina, e vírus da síndrome respiratória e reprodutiva suína), protozoários (*Tritrichomonas foetus*, *Neospora caninum* e *Toxoplasma gondii*) e fungos (*Aspergillus* sp., e micotoxinas).

Os principais agentes infecciosos de abortamento serão discutidos a seguir e sumarizados na Tabela 6.2. Contudo, embora mais frequentes, os agentes etiológicos listados adiante não incluem todas as causas infecciosas de aborto.

◀ *Brucella* spp.

A *Brucella abortus* é uma causa extremamente importante de aborto em bovinos. Nestes casos, o aborto geralmente ocorre no terço final da gestação. Cabe ressaltar que, além de aborto, é muito frequente o nascimento de bezerros fracos elevada taxa de mortalidade neonatal. Esse microrganismo provoca placentite necrótica (Figura 6.6) e, em consequência disso, morte do feto. Os placentomos apresentam lesões de intensidades variáveis e não são homogeneamente afetados. Histologicamente observam-se intenso infiltrado inflamatório constituído por neutrófilos e macrófagos e, frequentemente, bacilos intracitoplasmáticos em células trofoblásticas e macrófagos, além de colônias bacterianas extracelulares intralesionais. Os tecidos placentários contêm grandes quantidades do organismo (Figura 6.7), sendo a principal fonte de transmissão da doença no rebanho. O feto pode apresentar pleurite fibrinosa (Figura 6.8) ou pleuropneumonia e arterite necrótica dos vasos pulmonares, além de reação inflamatória granulomatosa e necrose focal em baço, fígado e rins. Pericardite fibrinosa e, com menor frequência, peritonite fibrinosa podem também ser relatadas nos casos de aborto por *B. abortus*. A brucelose bovina é amplamente disseminada na maior parte do território brasileiro. A amostra B19, extensivamente utilizada como vacina no Brasil, é capaz de causar aborto em fêmeas bovinas gestantes. A amostra RB51, em uso em alguns países como amostra vacinal e recentemente aprovada para uso como vacina no Brasil causa placentite, embora seja atenuada para indução de aborto. Cabe ressaltar que a brucelose causada por *B. abortus* é uma zoonose importante, com casos humanos, afetando principalmente grupos de risco, que incluem, entre outros, os veterinários e funcionários de abatedouros.

◀ **TABELA 6.2** Agentes mais comuns de aborto infeccioso e de lesões fetais e placentárias em animais domésticos.

Agente	Espécie	Idade gestacional	Lesões fetoplacentárias
Herpes-vírus bovino tipo 1	Ruminantes	> 4 meses	Necrose focal com discreta reação inflamatória em fígado, glândulas adrenais, rins, intestinos, linfonodos, pulmões e baço. Corpúsculos de inclusão podem ser observados, principalmente na glândula adrenal
Herpes-vírus bovino tipo 4 (citomegalovírus bovino)	Bovinos	5 a 8 meses	Pode ocorrer espessamento dos septos alveolares no pulmão, com corpúsculos de inclusão no epitélio alveolar
Herpes-vírus equino tipos 1 e 4	Equídeos	> 5 meses	Edemas subcutâneo e pulmonar, necrose focal no fígado e hemorragia em vários órgãos (mucosas e serosas). Pode haver corpúsculos de inclusão no epitélio bronquiolar e na glândula adrenal
Herpes-vírus canino tipo 1	Cães	Mortalidade neonatal, eventual aborto	Hemorragia intensa e necrose em rins e pulmões. Podem ser observados corpúsculos de inclusão intranucleares

(continua)

◀ **TABELA 6.2** Agentes mais comuns de aborto infeccioso e de lesões fetais e placentárias em animais domésticos. (*continuação*)

Agente	Espécie	Idade gestacional	Lesões fetoplacentárias
Vírus da diarreia bovina	Bovinos	> 2 meses	Hipoplasia cerebelar, microftalmia, catarata, atrofia de retina e neurite óptica. Atrofia linfoide no timo, vasculite generalizada, miocardite multifocal, hiperplasia linfoide peribronquiolar, hipoplasia pulmonar, dermatite perivascular multifocal com hipotriquia e alterações do crescimento endocondral
Vírus da língua azul	Ruminante	Qualquer fase	Encefalopatia necrosante com hidranencefalia e porencefalia
Bocavírus canino (vírus diminuto canino)	Cães	Qualquer fase	Miocardite e anasarca. Pode haver corpúsculos de inclusão em células epiteliais intestinais ou bronquiais
Brucella abortus	Bovinos	> 6 meses	Placentite neutrofílica com bactérias intracitoplasmáticas em trofoblastos ou colônias extracelulares. Bronquite e/ou broncopneumonia com vasculite. Pleurite e/ou pericardite fibrinosa. Ocasionais granulomas em linfonodos, fígado e baço
Brucella canis	Cães	> 30 dias	Necrose focal nas vilosidades coriônicas. Fetos com pneumonia, endocardite e hepatite
Brucella ovis	Ovinos	21 a 90 dias	A doença mais significativa é a epididimite, mas também causa aborto, com placentite necrótica. Os fetos tendem a estar autolisados, sem lesões específicas
Leptospira interrogans	Ruminantes, suínos e equinos	Terço médio e final	Autólise avançada. Edema da placenta com alterações inflamatórias bastante discretas. Em alguns fetos: necrose tubular e nefrite intersticial linfoplasmocitária; meningite não supurada
Listeria monocytogenes	Ruminantes	Terço final	Autólise avançada. Placentite necrossupurada, em especial nas extremidades das vilosidades coriônicas. Focos necróticos contendo o microrganismo em fígado, pulmões, miocárdio, rins, glândulas adrenais, baço e encéfalo; meningite cerebrospinal; enterite necrótica no cólon
Campylobacter fetus venerealis	Bovinos e ovinos	Mortalidade embrionária ou 4 a 6 meses	Lesões placentárias semelhantes e menos intensas que às da brucelose. Lesões fetais inespecíficas: efusões sanguinolentas subcutâneas e cavidades corporais podendo conter pequena quantidade de fibrina
Campylobacter fetus sp. *fetus*/*C. jejuni*	Ovinos	Terço final	Pode não haver lesões específicas, mas a hepatite necrosante é muito sugestiva (áreas esbranquiçadas multifocais com aspecto de "alvo"). Pode ocorrer broncopneumonia
Salmonella spp.	Ruminantes	Terços médio e final	Mineralização do trofoblasto cotiledonário com grumos bacterianos em abundância, associada à infiltração neutrofílica. Crescimento bacteriano em capilares das vilosidades coriônicas. Bronquite neutrofílica e hepatite supurada multifocal. Lesões fetais são pouco frequentes
Trueperella (*Arcanobacterium*) *pyogenes*	Ruminantes	Terços médio e final	Placentite supurada. Broncopneumonia fibrinosa aguda, com hemorragia e edema
Histophilus somni (*Haemophilus somnus*)	Bovinos	Qualquer fase	Placentite necrossupurada aguda, geralmente restrita ao cotilédone, com necrose fibrinoide de artérias e arteríolas, e trombose. Autólise e, ocasionalmente, broncopneumonia fibrinosa
Ureaplasma diversum	Bovinos	Terço final	Inflamação, principalmente no âmnio (aminionite), com necrose, hemorragia, deposição de fibrina e vasculite. Conjuntivite erosiva com metaplasia caliciforme, alveolite não supurada
Chlamydophila abortus	Ruminantes	Terço final	Placentite necrosante com vasculite. Necrose focal de coagulação no fígado
Tritrichomonas foetus	Bovinos	Mortalidade embrionária ou primeira metade gestacional	Edema placentário com infiltrado mononuclear difuso e discreto com focos necróticos discretos. O patógeno pode ser observado no estroma do córion. Pode ocorrer broncopneumonia, com infiltrado neutrofílico e células gigantes contendo os microrganismos, que também podem ser observados nas vias respiratórias
Neospora caninum	Bovinos	3 a 8 meses	Zoítos em cistos pobremente definidos no trofoblasto. Encefalite (em especial no tronco cerebral) com gliose e necrose multifocal; necrose e infiltrado mononuclear multifocal em músculos esquelético e cardíaco, com zoítos intracelulares em miócitos, fibras de Purkinje e endotélio. Diagnóstico diferencial: *Sarcocystis* spp.
Toxoplasma gondii	Ovinos e caprinos	Qualquer fase	Pequenos nódulos esbranquiçados nas vilosidades coriônicas correspondentes aos focos de necrose com zoítos intralesionais. Pode haver necrose focal e discreta em miocárdio, pulmões e encéfalo
Aspergillus fumigatus/zigomicetos	Bovinos	> 4 meses	Placentite necrosante. Lesões cutâneas no feto, caracterizadas pela formação de placas de formato irregular e elevadas, com o patógeno intralesional

Fonte: Santos *et al.*, 2016.

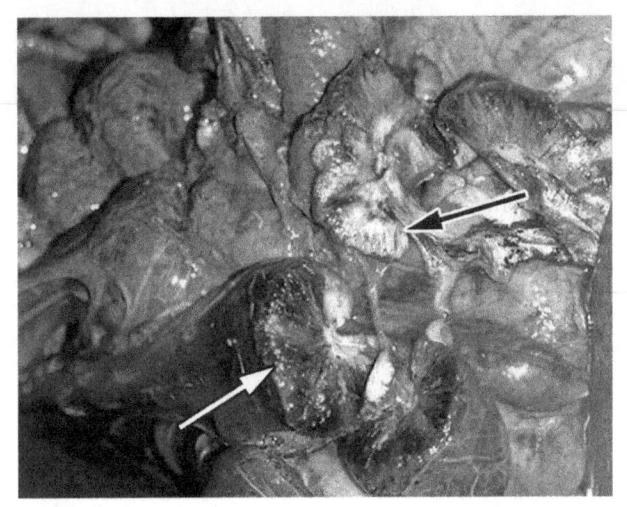

◀ **FIGURA 6.6** Placentite necro-hemorrágica em vaca: infecção por *Brucella abortus*, com superfície de corte de placentomos com extensas áreas esbranquiçadas evidenciando necrose (*seta preta*) e intensa hemorragia (*seta branca*).

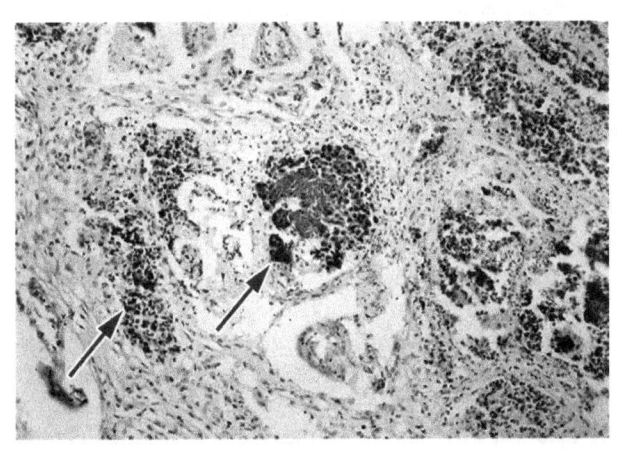

◀ **FIGURA 6.7** Placentite necrossupurativa em vaca: infecção por *Brucella abortus*; placentomo contendo abundantes colônias de *Brucella abortus* intralesionais imunomarcadas (*setas*). Estreptoavidina-biotina-peroxidase.

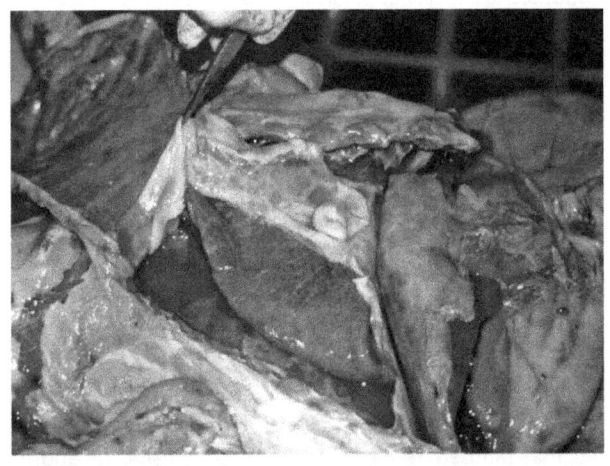

◀ **FIGURA 6.8** Pleurite fibrinosa em feto bovino. Infecção por *Brucella abortus*.

Em outras espécies de animais domésticos, bactérias do gênero *Brucella* são importantes causas de aborto e/ou infertilidade. A *Brucella melitensis*, espécie considerada exótica no Brasil, infecta preferencialmente pequenos ruminantes e é a espécie do gênero *Brucella* com maior potencial zoonótico, resultando no maior número de infecções humanas em todo o mundo. A segunda espécie com maior potencial patogênico para o homem é a *Brucella suis*, cujo hospedeiro preferencial é o suíno, embora tenha potencial para infectar outras espécies, inclusive bovinos. A *Brucella canis* é uma causa importante de aborto em cadelas, embora a manifestação mais comum em áreas enzoóticas seja a ocorrência de elevada taxa de mortalidade neonatal. Estudo recente demonstrou que cães neonatos infectados têm ampla distribuição de *B. canis* em diversos órgãos. A *B. canis* também é zoonótica, embora tenha menor potencial patogênico para o homem quando comparada a outras espécies do gênero como *B. melitensis*, *B. suis* e *B. abortus*. Ovelhas gestantes podem abortar em consequência da infecção por *Brucella ovis*, embora a manifestação mais comum dessa infecção seja epididimite em carneiros. A *B. ovis* é uma das duas espécies do gênero que não têm potencial zoonótico. O gênero *Brucella* tem expandido com a identificação de novas espécies que infectam roedores, mamíferos marinhos e outros animais selvagens.

◀ *Campylobacter* spp.

A infecção causada por *Campylobacter fetus venerealis* em bovinos resulta na doença denominada campilobacteriose, caracterizada principalmente por elevada taxa de mortalidade embrionária. Contudo, este agente pode causar aborto entre os terços inicial e médio da gestação em vacas, ovelhas, porcas e cadelas. A infecção é transmitida pelo coito. Os touros contaminados podem permanecer como portadores indefinidamente, ainda que haja casos de cura espontânea. O microrganismo não causa esterilidade nos machos; nas fêmeas, provoca endometrite e placentite. As lesões fetais não são específicas, mas ocasionalmente são observadas pleurite, peritonite e/ou pericardite fibrinosas. Histologicamente, ocorrem placentite fibrinosa e neutrofílica, broncopneumonia neutrofílica e serosite fibrinosa e neutrofílica. Em alguns casos, é possível evidenciar o agente intralesional com colorações de prata. Estudos epidemiológicos realizados nas últimas décadas indicam que a prevalência de aborto bovino devido à campilobacteriose é alta no rebanho brasileiro.

Em ovinos, aborto devido à campilobacteriose é comum, mas nesta espécie de hospedeiro, o aborto é ocasionado por *Campylobacter fetus* subespécie *fetus* e *Campylobacter jejuni*. Podem ocorrer surtos afetando até 20% das ovelhas gestantes, sendo mais frequentes abortos durante as últimas 6 semanas de gestação ou nascimento de carneiros fracos. Não há lesões específicas na placenta, mas os fetos ovinos abortados frequentemente apresentam necrose hepática multifocal, macroscopicamente caracterizada por aspecto semelhante a "alvo", por apresentar área central avermelhada circundada por área mais pálida que contrasta com a coloração do restante do parênquima hepático normal.

◀ *Leptospira* sp.

Vários sorotipos de *Leptospira interrogans*, como Hardjo, Pomona e, com menor frequência, Icterohaemorrhagiae e Grippotyphosa, podem causar aborto, podendo ocorrer a partir do 4º mês até o final da gestação, ou o nascimento de bezerros fracos com alto risco de letalidade pós-natal. O aborto é uma manifestação de leptospirose crônica em bovinos e frequentemente é a única manifestação clínica no rebanho. Em geral, o feto morre de 24 a 48 horas antes de ser expelido. Daí a dificuldade de se isolar o agente etiológico nos tecidos, que já se encontram em decomposição. Nos fetos abortados na fase final de gestação, pode eventualmente ser observada icterícia. Histologicamente, em alguns casos pode haver nefrite e estase biliar. O agente pode ser demonstrado por meio de imunofluorescência da placenta ou em cortes histológicos do fígado e dos rins corados em prata.

A leptospirose também é uma causa importante de aborto em éguas, não havendo predisposição evidente por qualquer sorotipo específico. Leptospirose é também associada a aborto em porcas, tanto primíparas como pluríparas.

◀ *Flexispira rappini*

Trata-se de uma afecção causada pela *Flexispira rappini*, uma bactéria móvel, anaeróbica, multiflagelar, filogeneticamente próxima do gênero *Helicobacter*, encontrada nas fezes de cães e suínos e no estômago de outras espécies. Essa bactéria causa problema reprodutivo em ovelhas, especialmente aborto nos três primeiros meses de gestação. O feto apresenta hepatite necrótica multifocal e peritonite fibrinosa, ocorrendo também placentite necrótica.

◀ *Listeria monocytogenes*

A infecção por *Listeria monocytogenes* geralmente provoca aborto ao final da gestação em bovinos. Além da *L. monocytogenes*, *Listeria ivanovii* também pode ocasionalmente causar aborto em bovinos. A porcentagem de animais gestantes que podem abortar em um determinado grupo é variável. De modo geral, isso é esporádico, embora, em algumas situações, a infecção possa se manifestar como surto. As vacas infectadas podem apresentar, além do aborto, febre e anorexia, devido à metrite. *L. monocytogenes* também é uma causa importante de doença neurológica em ruminantes, embora geralmente manifestações reprodutivas e neurológicas não ocorram concomitantemente. A fonte de infecção mais comum é a silagem mal conservada.

O aborto causado por *Listeria* geralmente ocorre no terço final da gestação; o feto costuma encontrar-se em estado avançado de autólise nessa ocasião e frequentemente há retenção de placenta. O microrganismo pode ser isolado dos cotilédones, do conteúdo estomacal, do fígado e do baço do feto. Histologicamente, pode ser observada placentite necrosante, e no feto a lesão mais comum é a hepatite necrosante. Os focos de necrose podem estar associados às bactérias gram-positivas intralesionais.

◀ *Trueperella pyogenes*

Antes denominada *Arcanobacterium pyogenes* ou *Corynebacterium pyogenes*, a *T. pyogenes* frequentemente causa aborto, provocando placentite supurada, semelhante àquela causada por *Brucella abortus*. O feto apresenta pneumonia e hepatite, mas não arterite necrótica, como na brucelose.

◀ *Salmonella* sp.

Em geral, o aborto causado por diferentes sorotipos de *Salmonella enterica* ocorre ao final da gestação, sobretudo em éguas e ovelhas, principalmente nos casos de infecção pelos sorotipos Abortus-equi e Abortus-ovis, respectivamente, mas também em porcas e vacas. O feto mostra-se edematoso e com hemorragias das serosas, encontrando-se em avançado estado de autólise.

Em vacas e novilhas gestantes, a infecção pelo sorotipo Dublin (antigamente denominado *Salmonella dublin*, cuja classificação taxonômica correta é *Salmonella enterica* sorotipo Dublin) pode provocar aborto na ausência de qualquer outra manifestação clínica da infecção. Nesses casos, o aborto ocorre principalmente na segunda metade da gestação. Normalmente, o feto sofre autólise e, ocasionalmente, enfisema, e frequentemente resulta em retenção de placenta. Não há lesões macroscópicas específicas e, histologicamente, pode haver placentite neutrofílica e, no feto, hepatite e/ou pneumonia neutrofílicas.

Têm sido observadas, com bastante frequência, falhas reprodutivas de porcas, especialmente aborto, em rebanhos suínos nos quais *Salmonella* tem condição enzoótica. Nesses casos, eventualmente pode ocorrer coinfecção com outros patógenos, especialmente circovírus suíno e parvovírus suíno.

◀ *Bacillus* sp.

Bactérias pertencentes ao gênero *Bacillus* têm sido associadas a aborto nas espécies bovina, ovina e suína em todo o mundo. Alguns estudos indicam que estes agentes podem ser responsáveis por 1 a 10% dos abortos na espécie bovina, com maior incidência na Europa. Inoculação intravenosa de *Bacillus cereus* resulta em aborto em 7 a 12 dias em novilhas no 7º mês de gestação. *B. cereus* também provoca aborto em ovinos. Infecção experimental por *B. licheniformis* também resulta em aborto em bovinos, caracterizados por áreas de necrose nos cotilédones, nas áreas intercotiledonárias e na superfície do endométrio. Microscopicamente, as lesões estão presentes principalmente no lado fetal do placentoma. Ocorre acúmulo de neutrófilos e de material necrótico na junção materno-fetal. Por meio de microscopia eletrônica, os organismos são detectados em vacúolos citoplasmáticos ou livres no citoplasma de trofoblastos.

◀ *Chlamydophila* sp.

A bactéria *Chlamydophyla abortus* é uma importante causa de aborto e morte fetal nos animais domésticos. Essa bactéria foi inicialmente classificada como *Chlamydia psittaci*, mas, a partir de 1999, *Chlamydia psittaci* e *Chlamydophyla abortus* passaram a ser classificadas como espécies distintas. A *C. abortus* é endêmica nos ruminantes, mas também tem sido relatada como causa de aborto em equinos, suínos, coelhos e no homem. Essa bactéria pode ser transmitida por via oral, mas também pelo coito. A *C. abortus* pode ser detectada por reação em cadeia da polimerase (PCR) ou isolada da placenta ou de órgãos de feto abortado. Em bovinos, a *C. abortus* provoca aborto especialmente em primíparas (60% dos casos). Os fetos abortados apresentam: hemorragias petequiais nas mucosas, na pele e no tecido subcutâneo; hiperemia passiva no fígado; ascite; miocardite; esplenomegalia devido à hiperplasia de células reticulares; linfonodos aumentados de volume e congestos, e, às vezes, meningite.

Nos ovinos é considerada a causa mais importante de aborto, sendo a doença conhecida como aborto clamidial ovino (anteriormente denominado aborto enzoótico das ovelhas). A infecção não resulta em nenhum outro sinal clínico além de aborto. As fontes de infecção mais comuns são feto abortado, placenta e descargas uterinas. Nos machos, pode causar inflamação de glândulas sexuais acessórias, do epidídimo e dos testículos, e, nessas condições, a doença pode ser transmitida pelo coito, provocando intensa reação inflamatória uterina. Podem ocorrer alterações macroscópicas na placenta sugestivas de inflamação, como espessamento das membranas fetais. Histologicamente, há infiltrado inflamatório misto com vasculite e trombose no mesênquima, e tecidos intercotiledonários da placenta. Em bovinos, ovinos e caprinos, o aborto geralmente ocorre no terço final da gestação; além disso, essa bactéria pode causar natimortalidade ou nascimento de feto prematuro. Entre as principais lesões observadas nos fetos abortados, destacam-se: placentite necro-hemorrágica, hemorragia e edema subcutâneo, esplenomegalia e linfadenomegalia.

Antígenos de *C. abortus* foram detectados, por meio de imuno-histoquímica, no fígado do feto em cinco casos de aborto suíno em estudo retrospectivo de 139 casos. Na maioria dos casos positivos para essa bactéria, relatou-se infiltração discreta de neutrófilos e eosinófilos nos espaços portais.

Cabe aqui um esclarecimento quanto ao aborto epizoótico bovino, eles não são causados por *C. abortus*. Essa enfermidade, conhecida desde a década de 1950, ocorre em regiões geográficas restritas à América do Norte (especificamente nos estados de Califórnia, Nevada e Oregón), sendo causada por uma bactéria da família Polyangiaceae, recentemente denominada *Pajaroellobacter abortibovis*, veiculada por carrapato do gênero *Ornithodoros*. Se a infecção ocorre entre 2 e 6 meses de gestação, o aborto acontece no terço final da gestação. Quando a infecção se dá a partir de 7 meses de gestação, o feto é imunocompetente, nasce normal, mas torna-se portador da infecção.

◀ *Mycoplasma* e *Ureaplasma*

Ureaplasma diversum, *Mycoplasma bovis* e *M. bovigenitalium* causam aborto em bovinos. Quando causado por *U. diversum*, é resultado de placentite e pneumonia fetal que ocorrem principalmente no terço final da gestação. Microscopicamente, observam-se fibrose difusa, infiltrado inflamatório mononuclear, necrose multifocal, exsudato fibrinoso e mineralização. No pulmão do feto, ocorrem alveolite difusa com degeneração e necrose do epitélio alveolar e intensa infiltração de macrófagos e granulócitos. O microrganismo pode ser encontrado nas mucosas nasal, vulvar e vaginal e também em sêmen e líquidos fetais.

Na vaca, o *U. diversum* provoca vulvovaginite fibrinopurulenta, sendo transmitido pelo coito. Alguns dias após o coito surgem lesões na vagina, que logo se estendem para o útero, e posteriormente, atingem a tuba uterina. No touro, o contágio com esse microrganismo provoca funiculite, epididimite e adenite vesicular, e ampolite supuradas.

Mycoplasma mycoides subespécie *mycoides* tem sido isolado de fetos caprinos abortados. Infecção experimental de cabra gestante por *Mycoplasma capricolum* subspécie *capricolum* resultou em aborto no 23º dia após infecção sem evidência clínica de infecção. Macroscopicamente, observaram-se necrose e congestão de carúnculas e cotilédones; microscopicamente, detectou-se placentite supurada necrótica difusa; a coloração pelo Giemsa evidenciou corpúsculos cocoides intracelulares sugestivos de micoplasma. Pela imuno-histoquímica, houve intensa marcação de trofoblastos e vasos sanguíneos coriônicos, sendo a localização intracitoplasmática detectada em células trofoblásticas por meio de microscopia eletrônica.

◀ Herpes-vírus bovino tipo 1

Os herpes-vírus causam uma série de doenças em diversas espécies, incluindo bovinos, equinos, caprinos e ovinos. Já foram identificados seis tipos de HVBs, sendo designados: HVB-1, HVB-2, HVB-3, HVB-4, HVB-5 e HVB-6. Frequentemente, ocorre infecção do útero gestante pelos HVBs, particularmente pelo HVB-1, causador da vulvovaginite pustular bovina e da rinotraqueíte infecciosa bovina, e pelo HVB-4 ou citomegalovírus. Atualmente, são reconhecidos três subtipos do HVB-1: HVB-1.1, HVB-1.2a e HVB-1.2b (este último pouco prevalente no Brasil). O HVB-1.1 causa predominantemente inflamação do sistema respiratório superior (rinotraqueíte), sendo também causa de aborto. Já o HVB-1.2a associa-se predominantemente com vulvovaginite pustular e aborto. O HVB-1 tem distribuição mundial, é geralmente transmitido por contato direto ou pelas vias respiratória, conjuntival e ocular ou por descarga vulvovaginal. O vírus penetra através das mucosas respiratória ou genital, multiplica-se e dissemina-se por todo o organismo por meio de leucócitos. Ele pode persistir como infecção latente após a fase aguda. Em algumas regiões, a taxa de aborto é da ordem de 25% e, geralmente, ocorre entre 5 e 8 meses de gestação. O feto é expulso entre 3 e 5 dias após a morte e, por isso, apresenta-se muito autolisado. Entretanto, em alguns casos observam-se hepatite e nefrite necrótica, esplenite linfocitária e placentite necrótica com vasculite. Histologicamente, o feto abortado apresenta focos de necrose no fígado e nos rins, além de corpúsculos de inclusão nos hepatócitos, nas células epiteliais dos túbulos renais e, principalmente, nas glândulas adrenais.

◀ Herpes-vírus caprino

O herpes-vírus caprino (também conhecido como HVB-6) pode causar surtos de aborto em rebanhos caprinos. Os fetos abortados não apresentam alterações macroscópicas significativas, e microscopicamente são observados focos de necrose no fígado com a presença de corpúsculos de inclusão intranucleares eosinofílicos ou anfofílicos nos hepatócitos adjacentes às áreas de necrose. Focos de necrose também são observados eventualmente no pulmão e no baço.

Cabras podem ser infectadas por vários herpes-vírus, inclusive o HVB-1 que causa predominantemente doença respiratória nesta espécie.

◀ Herpes-vírus equino tipo 1

O aborto devido à infecção pelo vírus da rinopneumonite equina (herpes-vírus equino tipo 1) pode ocorrer entre 9 e 10 meses de gestação. O herpes-vírus equino tipo 4 também tem sido relatado como causa de aborto em éguas. O herpes-vírus equino tipo 1, além de problemas reprodutivos, pode causar doença com manifestação respiratória ou neurológica. Este vírus é cosmopolita e sua primoinfecção geralmente ocorre em potros com menos de 12 meses de idade, nos quais se observam sinais respiratórios, muitas vezes associados à infecção bacteriana secundária. O feto apresenta edema subcutâneo, hidroperitônio, hidropericárdio, icterícia, edema e reação inflamatória nos pulmões, com corpúsculos de inclusão acidófilos intranucleares nos epitélios alveolar e brônquico e, às vezes, nos hepatócitos. No coração, podem ser descritas miocardite, caracterizada pela infiltração de linfócitos e macrófagos, e lesões vasculares (necrose de células endoteliais e degeneração fibrinoide da túnica média) associadas a degeneração e necrose de células musculares cardíacas. Corpúsculos de inclusão intranucleares eosinofílicos podem ser observados em células musculares cardíacas e macrófagos nas áreas de inflamação e nas células endoteliais e células musculares lisas da túnica média dos vasos afetados. Antígeno viral pode ser detectado nessas lesões por meio de imuno-histoquímica. Alguns potros nascem vivos no parto normal, mas muitos morrem alguns dias depois em decorrência de pneumonia e septicemia secundária à infecção viral.

◀ Diarreia bovina a vírus

A diarreia bovina a vírus é causada por um pestivírus, e é uma enfermidade de distribuição mundial. Os bovinos infectados eliminam o vírus por fezes, sêmen, leite, e secreções uterina, nasal e ocular. Os animais suscetíveis infectam-se por via oral ou pelo sêmen. Vacas também podem infectar-se quando recebem embriões infectados por transferência de embriões. O vírus pode induzir transtornos reprodutivos como: ooforite, morte embrionária, aborto, natimorto e defeitos congênitos como hipoplasia cerebelar. Em geral, o aborto ocorre no terço inicial da gestação, mas a infecção do feto pelo vírus da diarreia bovina tem consequências que variam de acordo com a idade fetal e a cepa viral. No primeiro trimestre de gestação, a infecção pode causar morte e reabsorção embrionária. Infecções com cepas não citopáticas do vírus entre 18 e 125 dias de gestação podem resultar em bezerros que nascem vivos e persistentemente infectados. Contudo, infecções que ocorrem no meio da gestação (geralmente entre 100 e 150 dias) podem resultar no nascimento de bezerros com anomalias congênitas. Assim, vacas que adquirem a doença no terço médio da gestação não abortam, mas o feto pode apresentar hipoplasia cerebelar, catarata e microftalmia. Quando a infecção surge no último trimestre da gestação, não há aborto; o feto é normal e imune à doença. Quando se contaminam, touros eliminam o vírus pelo sêmen após 14 dias de infecção e podem produzir sêmen anormal por vários meses. Este vírus pode ser transmitido tanto pela monta natural como pela inseminação artificial. Vacas livres da doença, se receberem o vírus via intrauterina, não se fertilizam. Além de hipoplasia cerebelar, o vírus é capaz de causar

hidrocefalia, hidranencefalia, microftalmia, hipotricose, lesões de retina, crescimento ósseo deficiente e aplasia do timo. A soroprevalência de anticorpos contra o vírus é elevada no Brasil.

◀ Vírus da arterite viral equina

A arterite viral equina é uma doença caracterizada por panvasculite, que ocasiona edema, hemorragias e aborto em éguas gestantes. Nos casos de aborto causados por esse agente, o feto e suas membranas podem estar bem preservados ou autolisados. No feto, pode não haver alterações, ou as lesões são observadas ocasionalmente e, quando presentes, são representadas por infiltração linfocítica perivascular e pneumonia intersticial discretas. Raramente relata-se vasculite no alantocórion, cérebro, fígado, baço e pulmão. Em alguns casos, antígenos virais podem ser detectados nos tecidos fetais por meio de imuno-histoquímica, particularmente no citoplasma de células trofoblásticas, em alantocórion, mesênquima, epitélio do timo, células reticulares do baço, endotélio de vasos sanguíneos viscerais e enterócitos. Nas éguas que abortam, podem ser observados: infiltrado inflamatório constituído por neutrófilos e macrófagos no endométrio, tumefação de células epiteliais e endoteliais, e necrose de leiomiócitos. Aborto causado por este agente tem sido diagnosticado em 3 a 10 meses de gestação e pode ocorrer sem outros sinais de infecção.

Animais com infecção persistente mantêm o vírus no trato reprodutivo e o eliminam continuamente no sêmen, podendo transmitir a infecção por via venérea. As consequências da infecção venérea são mínimas, sem efeitos conhecidos sobre a taxa de concepção, embora infecções em fases mais avançadas da gestação possam resultar em aborto.

◀ Língua azul

O vírus da língua azul tem distribuição mundialmente, e, nos bovinos, a doença caracteriza-se por febre, gastrenterite erosiva ou ulcerativa, hemorragia e necrose dos músculos cardíaco e esquelético. Em vacas gestantes, é capaz de provocar morte embrionária ou fetal e também anomalias congênitas. Bovinos infectados apresentam longo período de viremia. As consequências da infecção durante a gestação dependem do seu estágio e do sorotipo do vírus. Se a infecção ocorrer nos dois primeiros meses da gestação, o feto ou o embrião morrerão, sendo eliminados ou reabsorvidos. Nos ovinos, se a infecção ocorrer por volta de 50 dias de gestação, o feto morrerá, sendo abortado. Entre 50 a 80 dias de gestação, observam-se alterações neurológicas como hipoplasia cerebelar, leptomeningite linfocitária e necrose do córtex cerebral. Se a infecção ocorrer no terço médio da gestação, o feto não morrerá, mas apresentará hipoplasia cerebelar, microftalmia e catarata. Por outro lado, se a infecção ocorrer próximo ao parto, o feto nascerá vivo, porém fraco e imunodeprimido, e o colostro não conterá anticorpos devido à ação imunossupressora do vírus. Nos bovinos, as lesões neurológicas desenvolvem-se geralmente quando a infecção ocorre entre 70 e 130 dias de gestação, uma vez que o vírus é capaz de causar lesões vasculares levando a isquemia, necrose e microcavitações.

Embora o vírus da língua azul tenha mais relevância para ruminantes, há relatos de infecção em cães decorrente de inoculação com vacina contaminada com uma cepa do vírus da língua azul. Nesses casos, ocorreu aborto em cadelas gestantes, principalmente ao final da gestação. Elas apresentaram febre e depressão entre 2 e 3 dias após a vacinação e aborto alguns dias depois.

◖ Parvovírus suíno

O parvovírus suíno tem distribuição ubiquitária em todo o mundo e sua manifestação clínica é resultado da infecção do concepto, cuja lesão mais importante é a mumificação fetal. O alto índice mitótico da maioria dos tecidos fetais favorece a replicação deste agente. Infecções após 70 dias de gestação não resultam em aborto, uma vez que, nesta fase, o feto é imunocompetente. Nem todos os fetos são infectados, motivo pelo qual uma das características desta doença é o nascimento de leitegadas pequenas.

◖ Vírus da síndrome reprodutiva e respiratória suína

Descrita pela primeira vez em 1987, a síndrome reprodutiva e respiratória suína já é endêmica em muitos países produtores de suínos e causa muito importante de perdas reprodutivas e de doença respiratória. A manifestação clínica da infecção depende da idade e do estado reprodutivo (se gestante ou não, e qual o estágio da gestação). Os abortos podem ser esporádicos ou em surtos e persistir em um determinado rebanho de 10 a 12 semanas até 4 a 6 meses. Sêmen contaminado pelo vírus pode determinar mortalidade embrionária até o 20º dia de gestação. Quando a exposição ao vírus ocorre em uma fase mais avançada da gestação, podem ocorrer aborto, parto prematuro com leitões natimortos e mumificação fetal. As células-alvo para o vírus são macrófagos, monócitos e células gliais. Os fetos abortados podem estar bem conservados ou autolisados e não apresentar alterações macroscópicas. Microscopicamente, são observadas hipertrofia, hiperplasia e necrose nos centros germinativos em linfonodos com formação de espaços císticos contendo células multinucleadas (policariócitos). Vasculite linfoplasmocitária também pode ser descrita em vasos sanguíneos e linfáticos, assim como miocardite, e, no SNC, inflamação histiocítica no plexo coroide, manguito perivascular linfocítico e gliose focal.

◖ Tritrichomonas foetus

A tricomonose geralmente causa morte embrionária, embora ocasionalmente possa causar aborto em bovinos. É uma doença de transmissão venérea causada pelo protozoário flagelado *Tritrichomonas foetus.*

A doença na vaca caracteriza-se por infertilidade após monta natural, morte embrionária precoce, aborto e piometrite. Nesses casos, o aborto pode ocorrer a partir dos 2 meses até o final da gestação. O feto pode apresentar intensidades variáveis de autólise. Na maioria dos casos, não há alterações macroscópicas, além de edema placentário. Histologicamente, podem ocorrer placentite e broncopneumonia no feto, ocasionalmente com células gigantes multinucleadas. Os touros são portadores assintomáticos. Em rebanhos nos quais a inseminação artificial é praticada em todas as fêmeas em reprodução, essa doença não se mantém.

◖ Toxoplasma gondii

O *Toxoplasma gondii*, agente da toxoplasmose, é importante causa de aborto em ovelhas e cabras, podendo raramente causar aborto em porcas, sendo os bovinos considerados resistentes. O gato é o hospedeiro definitivo, no qual a infecção é geralmente assintomática e resulta na produção de milhões de oocistos. A infecção da ovelha gestante resulta na invasão da placenta por taquizoítos, resultando em placentite. De modo geral, o aborto ocorre no terço final da gestação. Contudo, a manifestação da infecção depende da fase da gestação e da dose infectante, podendo ocorrer morte e reabsorção embrionária, infertilidade, mumificação fetal, aborto, natimortalidade ou nascimento de carneiros vivos. No feto, as lesões ocorrem no coração, fígado e cérebro, e caracterizam-se por infiltrado de células inflamatórias e pela presença do parasito. Nos cotilédones, é possível observar pontos esbranquiçados nas vilosidades coriônicas, que correspondem a focos de necrose, que podem ser reconhecidos macroscopicamente. Histologicamente, é possível observar o patógeno intralesional associado aos focos de necrose.

◖ Neospora caninum

O *Neospora caninum* foi inicialmente descrito em cães e, depois, identificado como causa importante de aborto em gado leiteiro, o único sinal clínico observado em vacas infectadas por *N. caninum*. A transmissão pode ser horizontal (o cão é o hospedeiro definitivo) ou vertical, resultante de infecção transplacentária.

Geralmente, vacas que abortam um feto infectado por *N. caninum* terão outros abortos ou fetos infectados nas gestações subsequentes. A maioria dos bezerros que adquirem a infecção durante a gestação nasce clinicamente normal. Uma novilha nascida congenitamente infectada é capaz de transmitir a infecção para a próxima geração, quando ela se tornar gestante, mantendo a infecção no rebanho. Novilhas soropositivas ao nascimento apresentam risco de aborto 3 vezes maior quando comparadas a novilhas soronegativas. A infecção de bezerros de corte resulta em perda de ganho de peso após o desmame.

Os fetos abortados geralmente encontram-se autolisados e sem alterações macroscópicas específicas ou, ocasionalmente, são mumificados. A idade de gestação desses fetos varia entre 3 e 8 meses; contudo, a maioria deles tem entre 4 e 6 meses por ocasião do aborto. Há relato de um caso de hidrocefalia em feto abortado infectado por *N. caninum*. Na maioria dos casos, não ocorre retenção de placenta. Os fetos apresentam lesões microscópicas sugestivas da infecção por *N. caninum*, que, no cérebro, são caracterizadas por focos necróticos circundados por células linfocíticas e da micróglia, organizadas em paliçada. Também podem ser observadas alterações inflamatórias em pulmão, coração, fígado, rim, músculos, placenta e em outros órgãos. O diagnóstico do aborto por *N. caninum* baseia-se na identificação do parasito, por meio de método imuno-histoquímico, cujo material de escolha é o cérebro do feto abortado. Infecção experimental de ovelhas no 90º dia de gestação não resultou em aborto, mas produziu lesões características de neosporose nos fetos.

Sarcocystis spp.

Protozoários do gênero *Sarcocystis* (incluindo *Sarcocystis bovicanis* e *S. caprinis*) são capazes de causar aborto em bovinos, caprinos e suínos. Os cães são hospedeiros intermediários. Os animais infectam-se pela via oral por meio de alimentos contaminados por fezes de cães contendo oocistos. A mãe pode desenvolver endometrite necrótica multifocal, e o feto, áreas de necrose no cérebro e leptomeningite não supurada, além de reação inflamatória com predomínio de mononucleares em coração, rins, fígado e pulmão.

Fungos

Abortos micóticos ocorrem esporadicamente em bovinos e equinos e, geralmente, no terço final da gestação. Os fungos do gênero *Aspergillus* são os agentes mais comuns. Esses agentes causam placentite necrótica semelhante àquela causada por *Brucella*. Cortes histológicos da placenta são de grande importância para o diagnóstico da enfermidade. O feto mostra lesões de pele, caracterizadas por placas acinzentadas, irregulares, localizadas sobretudo na região do pescoço. Histologicamente, as placas caracterizam-se por dermatite com presença do fungo.

Placentite ascendente da égua

Ao final da gestação, a égua pode desenvolver placentite ascendente como consequência de migração de bactérias provenientes da vagina, que ultrapassam a barreira da cérvix, alcançando o útero gestante. Nesses casos, ocorre inflamação ao redor da estrela cervical que se estende para as porções adjacentes da placenta. A coloração avermelhada normal da placenta torna-se amarronzada, e o alantocórion fica mais espesso. O agente mais comumente associado a essa condição é o *Streptococcus equi* subespécie *zooepidemicus*, embora *Escherichia coli*, *Pseudomonas aeruginosa*, *Klebsiella* spp., *Leptospira* spp., *Enterobacter* spp., *Streptococcus* α-hemolítico, *Staphylococcus* spp. e nocardiformes, como *Crossiella* ou *Cellulosimicrobium* spp., também possam ser isolados nesses casos. A placentite ascendente pode causar aborto ao final da gestação, parto prematuro ou nascimento de potros fracos.

Causas não infecciosas de aborto

Além dos diversos agentes infecciosos, fatores tóxicos podem ser responsáveis por aborto. Entre esses agentes, destacam-se os nitratos, os fosforados (utilizados como inseticidas) e as plantas tóxicas, como, por exemplo, a *Niedenzuella* (*Tetrapterys*) *multiglandulosa*, cujo nome popular é cipó-preto. Esta planta é encontrada nos estados da região Sudeste do Brasil, sendo muito frequente no Vale do Rio Doce, no Vale do Mucuri e no Vale do Jequitinhonha, no estado de Minas Gerais. *Ateleia glazioviana*, popularmente conhecida como "maria-preta", "cinamono-bravo" ou "timbó", presente nos estados do Sul do Brasil, também induz aborto em vacas e, quando em pequenas doses, provoca o nascimento de bezerros fracos. Nesses casos, não são detectadas lesões nos fetos abortados devido ao seu avançado estado de autólise. Na América do Norte, a *Pinus ponderosa* tem sido apontada como causa de aborto e retenção de placenta. Embora esta espécie não se adapte bem às condições brasileiras, outras plantas do gênero *Pinus* têm sido extensivamente utilizadas no Brasil e podem eventualmente apresentar princípios tóxicos semelhantes aos da *P. ponderosa*.

Alterações do padrão endocrinológico durante a gestação, seja por distúrbios endócrinos ou por administração de hormônios exógenos, também podem desencadear o aborto. Dessa forma, a administração de estrógenos a animais gestantes pode causar aborto. Plantas ricas em fitoestrógeno também são abortivas. Por outro lado, a deficiência de progesterona ocasionada por uma condição de hipoluteoidismo tem sido relatada por alguns autores como causa de aborto em cadelas. A utilização de prostaglandina F2α e de seus análogos têm sido crescente em medicina veterinária como ferramenta útil no manejo reprodutivo, principalmente de bovinos, mas tais agentes, se administrados a animais gestantes, induzem o aborto. De maneira análoga, o aumento da concentração sérica de prostaglandinas endógenas em decorrência de processos inflamatórios, como no caso da mastite, também pode contribuir para o desencadeamento do aborto. Outro grupo de hormônios utilizados com finalidade terapêutica são os corticoides, que podem determinar aborto ou parição prematura, dependendo do estágio da gestação em que a droga é administrada. Em cabras, as perdas fetais por causas não infecciosas estão associadas a aumento na concentração de PGF2α e diminuição na concentração de estrona.

Dentre os fatores físicos responsáveis por aborto, destacam-se: a remoção do corpo lúteo da gestação; a ruptura de âmnio; o diagnóstico precoce de gestação por palpação retal, se praticado com imperícia; e a inseminação artificial ou infusão intrauterina durante a gestação. Cabe salientar que a vaca gestante pode apresentar manifestação de cio durante a gestação por volta do quinto mês e, com isso, caso não haja controle reprodutivo rigoroso, o animal pode ser submetido à inseminação artificial nessa fase, o que pode culminar com o aborto. Na égua, a ocorrência de gestação gemelar geralmente resulta em aborto. A torção do cordão umbilical é uma causa importante de mortalidade fetal e aborto na espécie equina.

A deficiência nutricional, principalmente em casos específicos como na deficiência de vitamina A, iodo, selênio e biotina, pode ocasionar ou predispor ao aborto.

Recentemente, experimentação com transgênese e clonagem na espécie bovina tem resultado em elevada taxa de mortalidade fetal, que geralmente se associa a anomalias placentárias como placentomos aumentados de tamanho e hidralantoide.

Pode-se concluir, portanto, que as causas de aborto são variadas e, sempre que possível, deve-se determinar sua etiologia. O exame ginecológico após o aborto é necessário, mas, acima de tudo, em todos os casos, é imperioso conhecer o agente causador. Para isso, exames complementares, como o histopatológico, o microbiológico e o sorológico tornam-se necessários. O material de eleição para tais exames é o próprio feto, haja vista ele apresentar, muitas vezes, lesões específicas e ser o portador do agente etiológico.

MORTALIDADE FETAL E MORTALIDADE NEONATAL ASSOCIADAS A ALTERAÇÕES TERATOLÓGICAS

A teratologia (do grego *terato*, monstro; e *logos*, estudo) é o ramo da ciência dedicado ao estudo das alterações do desenvolvimento pré-natal. Várias alterações congênitas estão frequentemente associadas à mortalidade fetal ou neonatal, podendo se manifestar como casos esporádicos ou, em menor frequência, como surtos. Surtos de mortalidade fetal/neonatal associada a alterações do desenvolvimento geralmente estão associadas a causas tóxicas, inclusive por plantas dos gêneros *Lupinus*, *Conium*, *Veratrum*, *Astragalus*, *Oxytropis*, *Nicotiana* e *Trachymene*, ou infecciosas, particularmente em decorrência da infecção por alguns agentes virais, como o vírus da língua azul, vírus da diarreia bovina a vírus e arbovírus pertencentes à família Bunyaviridae (vírus Cache Valley, LaCrosse, San Angelo, Akabane e Aino), dentre outros.

Embora esta seção não represente uma revisão extensa e completa da literatura, algumas das principais alterações teratológicas mais comuns nos animais domésticos serão brevemente descritas.

Alguns autores classificam os fetos com alterações teratológicas como monstros fetais simples ou complexos. No caso dos monstros fetais simples, há aumento, diminuição ou alteração de conformação de algum órgão ou parte do corpo (p. ex., *schistosomus reflexus*, artrogripose, ascite, *pectus excavatum*, *pectus carinatum*, *perosomus elumbis* e hidrocefalia); e nos monstros fetais complexos, pode haver duplicação simétrica ou assimétrica de partes do corpo decorrente da fusão entre dois embriões (p. ex., toracogastrópago, cefalotoracogastrópago, dicéfalo e diprosopo).

Alterações teratológicas também relacionam-se geralmente à ocorrência de distocia. Silva Filho *et al.* (2015) desenvolveram um trabalho de caracterização de casos de distocia associada a alterações do desenvolvimento fetal. Esses autores encontraram que 74% (20/27) dos casos de distocia associada a alterações do desenvolvimento fetal correspondiam a monstros fetais simples, com as seguintes alterações em ordem decrescente de frequência: *schistosomus reflexus* (9 casos), artrogripose (6 casos), ascite (2 casos), *perosomus elumbis* (2 casos) e hidrocefalia (1 caso); sendo os demais 26% (7/27) associados a monstros fetais complexos, incluindo-se 3 toracogastrópagos, 2 dicéfalos, 1 diprosopo e 1 duplicitas posterior.

Amorphus globosus, também conhecido como monstro acardíaco ou *acardius amorphus*, é uma condição incomum que ocorre principalmente em ruminantes, principalmente em bovinos. Conforme evidenciado pelo nome, o concepto tem conformação globoide, sustentada por seu próprio cordão umbilical, sendo constituído por tecido fibrovascular, com áreas de diferenciação adiposa, muscular, condroide e, eventualmente, osteoide, revestido por pele pilosa bem diferenciada (Figura 6.9), mas não há desenvolvimento de qualquer órgão funcional. O *amorphus globosus* desenvolve-se em gestação gemelar com outro feto normal, que supre sua necessidade

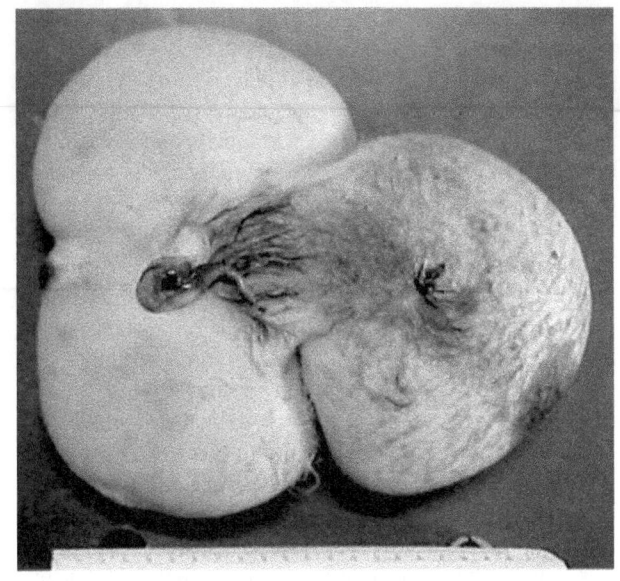

◀ **FIGURA 6.9** *Amorphus globosus* em bovino.

circulatória, por não possuir coração. O *amorphus globosus* pode ser do mesmo sexo genético do outro feto, ou pode ter sexo diferenciado, tendo sido documentado quimerismo XX/XY no feto viável, produto de gestação gemelar com *amorphus globosus*. Obviamente o *amorphus globosus* não tem viabilidade pós-natal.

Schistosomus reflexus é uma alteração congênita rara, caracterizada pela flexão dorsal da coluna vertebral, e fechamento ventral incompleto associado à evisceração congênita de órgãos torácicos e abdominais (Figura 6.10). Esta condição pode raramente ocorrer em qualquer espécie de animais domésticos, sendo decorrente de falha na fusão de estruturas embrionárias durante a diferenciação do disco embrionário. Além do *schistosomus reflexus*, tais falhas de fusão na fase de diferenciação do disco embrionário podem resultar em outras alterações congênitas, como palatosquise, queilosquise, craniosquise e espinha bífida.

Perosomus elumbis é uma alteração do desenvolvimento fetal, que embora rara, já foi descrita em diferentes espécies de animais domésticos, incluindo-se bovinos, ovinos, suínos e caninos. Morfologicamente, esta condição caracteriza-se pela ausência de desenvolvimento de vértebras lombares, sacrais e coccígeas, havendo, portanto, agenesia lombossacral e da medula espinal correspondente. Nesses casos, o canal vertebral é interrompido no segmento torácico, terminando em fundo cego. Em consequência da falha de inervação, geralmente há hipotrofia muscular e artrogripose dos membros pélvicos.

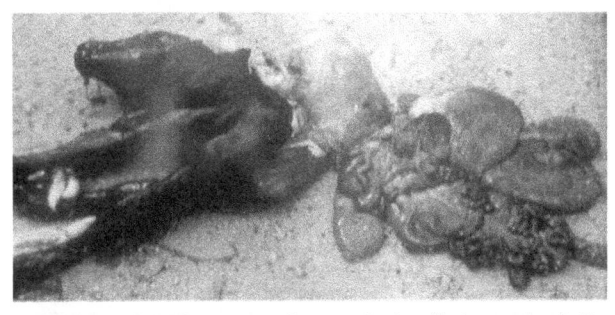

◀ **FIGURA 6.10** *Schistosomus reflexus* em bovino. (Fonte: arquivo da Escola de Veterinária da UFMG.)

Pectus excavatum é caracterizado pelo desvio dorsal do esterno, com consequente achatamento dorsoventral da cavidade torácica. Trata-se de condição rara em medicina veterinária, com exceção de cães de raças braquicefálicas, nos quais esta condição tem incidência mais elevada. Em contraste, *Pectus carinatum* é caracterizado pela protrusão ou desvio ventral do esterno. Estas alterações podem ser bem toleradas e não resultar em alterações clínicas, ou podem associar-se à disfunção respiratória, particularmente em cães braquicefálicos, que frequentemente apresentam também hipoplasia traqueal. Há relato da associação de *Pectus excavatum* e *ectopia cordis* em um bezerro.

Artrogripose é uma ocorrência relativamente comum em fetos abortados e natimortos, especialmente em ruminantes. Caracteriza-se por contratura ou hiperflexão dos membros torácicos e/ou pélvicos. Quando frequente, geralmente está associada a infecções virais, como a diarreia viral bovina ou o vírus da língua azul em fetos bovinos, que também podem apresentar alterações do desenvolvimento do SNC; ou alguns arbovírus em pequenos ruminantes, como os vírus Akabane e Cache Valley.

Anasarca fetal é uma condição que pode resultar em morte fetal e distocia, sendo caracterizada por edema generalizado e intenso do feto (Figura 6.11), sendo geralmente secundária à torção do cordão umbilical.

Dentre as condições classificadas como monstros fetais complexos, destacam-se a dicefalia e a bicefalia ou diprosopia: condição em que o feto possui duas cabeças, podendo a condição ser completa ou incompleta, quando há duas cabeças independentes ou duas cabeças ou duas faces que não são completamente independentes, respectivamente. Contudo, a utilização mais precisa dessa terminologia é quando a dicefalia se aplica à duplicação completa da cabeça e disopropia se refere a duas faces em uma única cabeça. Outras alterações complexas incluem aquelas popularmente conhecidas como gêmeos siameses, que decorrem da fusão entre embriões monozigóticos (ou univitelínicos) durante o desenvolvimento embrionário. Essas alterações podem ser classificadas como toracópagos, toracogastrópagos, cefalotoracogastrópagos (Figura 6.12), isquiogastrópagos e duplicitas posterior, que correspondem a fetos unidos pelo tórax; tórax e abdome; crânio, tórax e abdome; pelve e abdome; ou duplicação da pelve e de membros pélvicos, respectivamente.

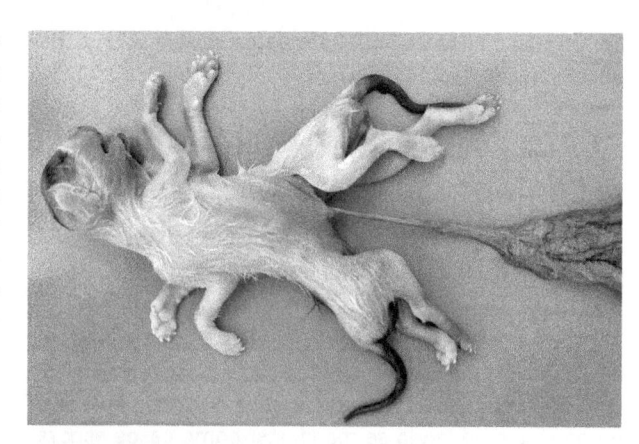

◀ **FIGURA 6.12** Cefalotoracogastrópago em feto canino. (Fonte: cortesia da Profª. Silvia França Baêta.)

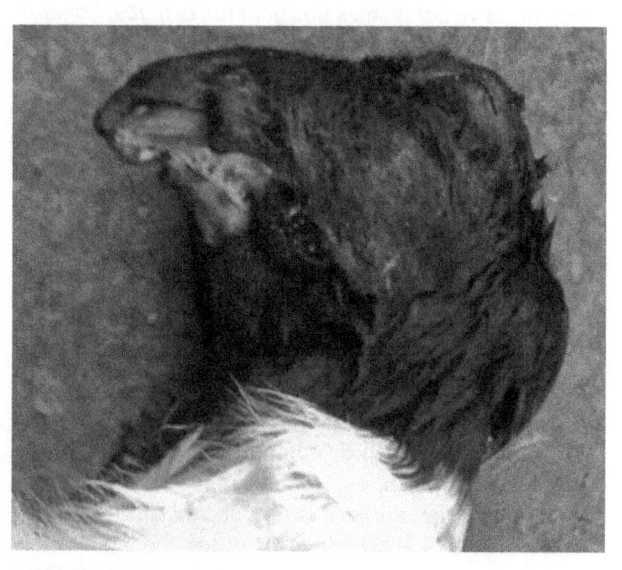

◀ **FIGURA 6.13** Agnatia em caprina. (Fonte: cortesia da Profª. Silvia França Baêta.)

No Nordeste do Brasil, há elevada frequência de artrogripose e agnatia ou micrognatia, caracterizadas por ausência ou hipodesenvolvimento da mandíbula (Figura 6.13), respectivamente. Há evidências de que estas alterações possam estar associadas à ingestão de plantas tóxicas, particularmente *Poincianella pyramidalis*, popularmente conhecida como "catingueira". Outras alterações que cursam com alta letalidade peri e neonatal incluem hidrocefalia, porencefalia, hipoplasia cerebelar, palatósquise, dentre outras. Algumas dessas alterações são abordadas dentre as causas infecciosas de aborto.

PERSISTÊNCIA DOS CÁLICES ENDOMETRIAIS

Na espécie equina, as células do trofoblasto invadem o endométrio, diferenciam-se em células grandes, semelhantes às deciduais, e são denominadas "células do cálice" (Figura 6.14). Elas são responsáveis pela produção de gonadotropina coriônica equina (eCG). Os cálices endometriais são visíveis macroscopicamente a partir do 40º dia de gestação, alcançando sua maturidade por volta do 50º ao 60º dia; iniciam seu desprendimento da parede

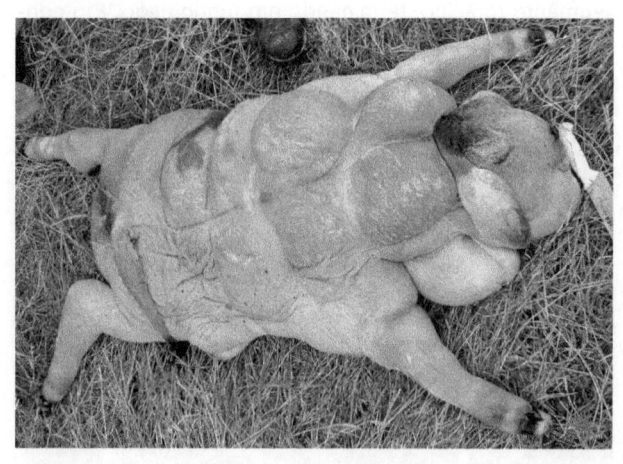

◀ **FIGURA 6.11** Anasarca fetal em bovina. (Fonte: cortesia da Dra. Kristel Kegler.)

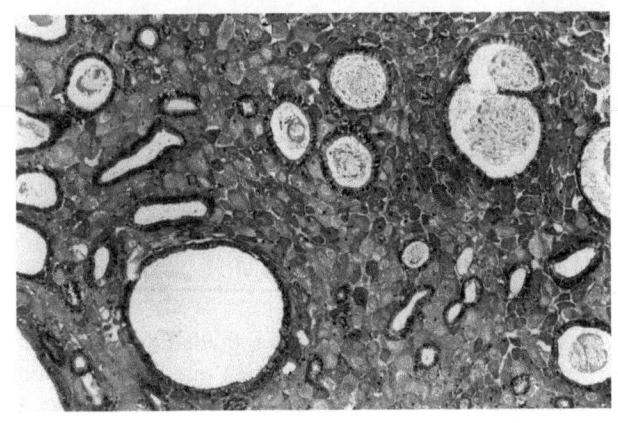

◀ FIGURA 6.14 Persistência dos cálices endometriais em égua: endométrio de útero não gestante mostrando "células do cálice" e glândulas endometriais dilatadas (coloração por hematoxilina-eosina).

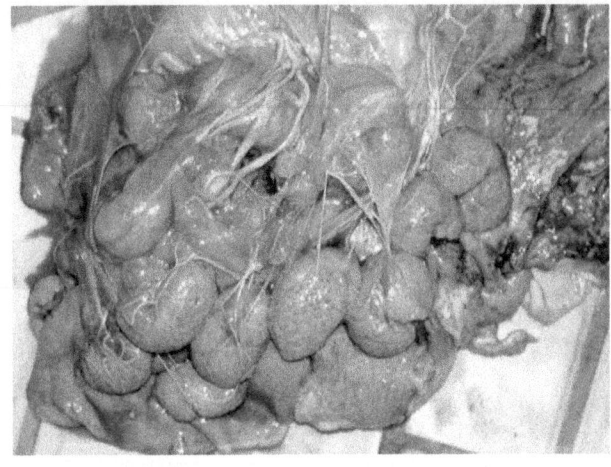

◀ FIGURA 6.15 Retenção de placenta em bovino.

uterina entre o 70º e o 100º dia de gestação, formando as bolsas alantocoriônicas, ou permanecem livres entre o alantocórion e o endométrio.

Se a égua aborta após a formação dos cálices endometriais, estes persistem normalmente, e a secreção de eCG continua, mesmo na ausência do embrião. Nesses casos, os cálices endometriais persistem até por volta de 130 dias após a concepção. Como consequência da persistência dos cálices endometriais, a produção de eCG continua. Ocorre, então, o desenvolvimento dos corpos lúteos acessórios, e a égua não retoma imediatamente a atividade ovariana cíclica, permanecendo por período variável em uma condição de pseudogestação.

Macroscopicamente, os cálices endometriais são observados como áreas de espessamento do endométrio com formações cavitárias. Histologicamente, caracterizam-se pela dilatação cística de glândulas endometriais, infiltrado de células inflamatórias do tipo mononuclear e presença de células do cálice.

RETENÇÃO DE PLACENTA

Em condições normais, a porção fetal da placenta na vaca é liberada entre 3 e 8 horas após a expulsão do feto. Em alguns casos, no entanto, ocorre sua retenção, um atraso no processo de liberação. A placenta é considerada retida, no caso da vaca, quando não é liberada até 12 horas após a expulsão do feto (Figura 6.15).

A incidência dessa patologia em um rebanho bovino é variável, ocorrendo com frequência entre 2 e 55% das parições, com a média em torno de 7%. Vacas com maior número de parições têm maior probabilidade de apresentar retenção de placenta em comparação com as vacas jovens. São conhecidos vários fatores predisponentes à retenção de placenta, como, por exemplo, parto distócico, gestações gemelares e período de gestação curto ou prolongado. Além disso, a retenção de placenta está relacionada com a maior probabilidade de ocorrência de outras alterações patológicas puerperais, como o cisto folicular e a mastite pós-parto. A retenção de placenta predispõe ao desenvolvimento de metrite puerperal.

Os casos de aborto em bovinos que ocorrem na fase final da gestação normalmente são acompanhados de retenção de placenta.

A etiologia da retenção de placenta é complexa e não foi ainda completamente elucidada. Vários fatores têm sido relatados como causadores da retenção, entre eles: inércia uterina e fatores nutricionais, hereditários, infecciosos e hormonais. A maioria dos casos se deve à falha no processo de separação entre os tecidos materno e fetal, sendo poucos os casos que resultaram exclusivamente de inércia uterina.

Histologicamente, o placentoma de vacas que apresentam retenção de placenta, excetuando-se os casos decorrentes de infecção, apresenta características de imaturidade, ou seja, não tem características histológicas de um placentoma do final da gestação, e sim se assemelha mais ao placentoma do terço médio do período gestacional. Desse modo, os placentomas de vacas com retenção contêm maior quantidade de células epiteliais nas criptas carunculares e também de células binucleadas do trofoblasto. Aparentemente, as mudanças estruturais que ocorrem no placentoma ao final da gestação estão relacionadas com as alterações funcionais que determinarão a liberação normal da placenta (Figuras 6.16 e 6.17).

Na espécie equina, uma das alterações puerperais mais frequentes é a retenção de placenta, embora sua ocorrência seja menor quando comparada com a da espécie bovina. A égua libera normalmente a porção fetal da placenta entre 30 minutos e 3 horas após a expulsão do feto.

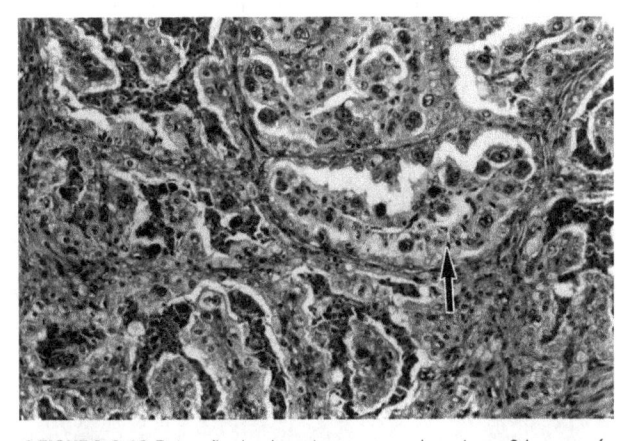

◀ FIGURA 6.16 Retenção de placenta em vaca: placentoma 8 horas após a expulsão do feto; vilosidades coriônicas (*seta*) preenchendo totalmente as criptas carunculares; algumas vilosidades coriônicas encontram-se em degeneração e necrose (coloração por hematoxilina-eosina).

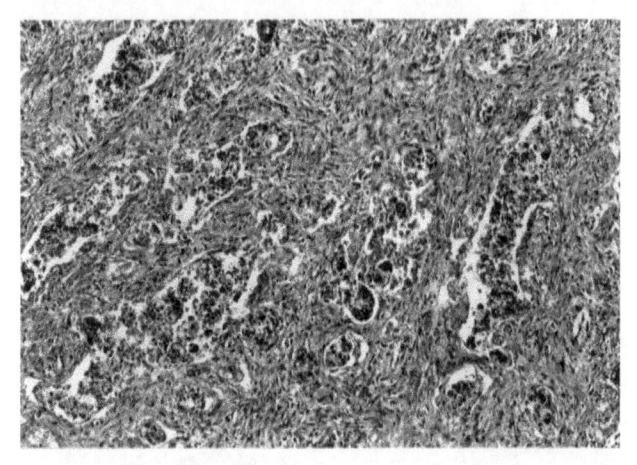

◀ **FIGURA 6.17** Retenção de placenta em vaca: carúncula uterina 60 dias após o parto; presença de tecido fetal necrótico nas criptas carunculares (coloração por hematoxilina-eosina).

Considera-se retenção quando a liberação da placenta não ocorre até 3 horas após a expulsão do feto. Nessa espécie, a ocorrência de retenção de placenta varia entre 2 e 10%. Sua etiologia não está muito bem estabelecida, mas inclui distocia, placentite e falha no processo de liberação de ocitocina por ocasião do parto. Como consequência, podem ocorrer na égua: metrite, toxemia, septicemia, laminite e morte.

SUBINVOLUÇÃO DOS SÍTIOS DE INSERÇÃO PLACENTÁRIA

A subinvolução dos sítios de inserção placentária ocorre na cadela. Trata-se de retardamento da involução dos locais de inserção placentária, que se caracteriza por hemorragia persistente por semanas ou meses (Figura 6.18). A etiologia dessa alteração é desconhecida, mas dois fatores são atribuídos à sua patogenia: falha no processo de remodelação do colágeno e não regressão do tecido trofoblástico (fetal) após o parto. As células trofoblásticas persistem e podem invadir o endométrio, ou a porção materna da placenta, após o parto. Ocorre mais comumente em cadelas jovens, com menos de 3 anos de idade, em geral após primeira ou segunda parição. Essa alteração caracteriza-se macroscopicamente por áreas de espessamento do endométrio acompanhadas por hemorragia. Tais áreas nas quais o endométrio encontra-se

espesso correspondem à porção materna da placenta ou a sítios de inserção placentária. Ao exame histológico, detectam-se massas eosinofílicas no endométrio e a presença de células que se assemelham às células trofoblásticas, além de hemorragia (Figura 6.19).

HEMORRAGIA E ERITROFAGOCITOSE NO PLACENTOMA DOS RUMINANTES

A hemorragia do tecido materno seguida da eritrofagocitose pelas células do trofoblasto não tem se constituído em patologia, uma vez que, entre os ruminantes, este é o principal mecanismo de transferência de ferro da mãe para o feto. Entre os pequenos ruminantes, ocorre a formação de verdadeiros hematomas no placentoma, junto à base das vilosidades coriônicas (na região conhecida como zona arcada). O sangue extravasado acumula-se entre os tecidos materno e fetal e é fagocitado pelas células do trofoblasto (Figura 6.20).

METAPLASIA ÓSSEA PLACENTÁRIA

Há um relato de metaplasia óssea do mesênquima fetal na espécie caprina, caracterizada pela presença de tecido ósseo bem diferenciado em substituição ao mesênquima fetal na base de uma vilosidade coriônica (Figura 6.21).

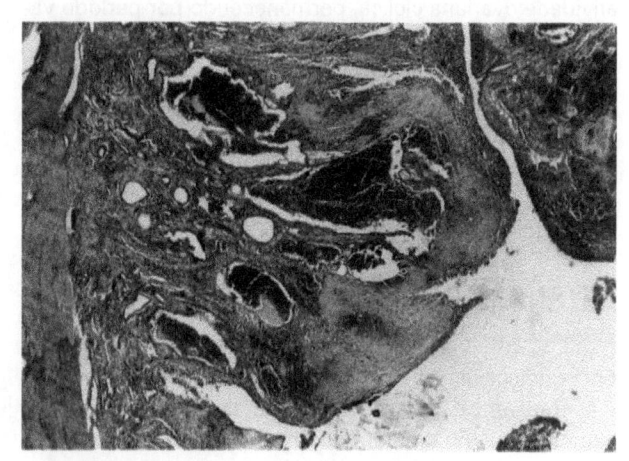

◀ **FIGURA 6.19** Subinvolução dos sítios de inserção placentária em cadela (coloração por hematoxilina-eosina).

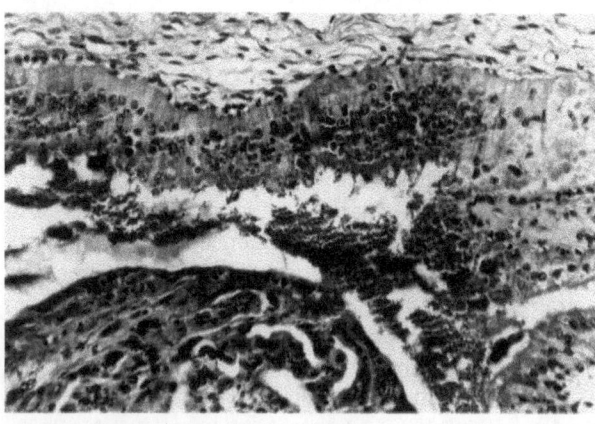

◀ **FIGURA 6.20** Eritrofagocitose pelas células do trofoblasto em cabra (coloração por hematoxilina-eosina).

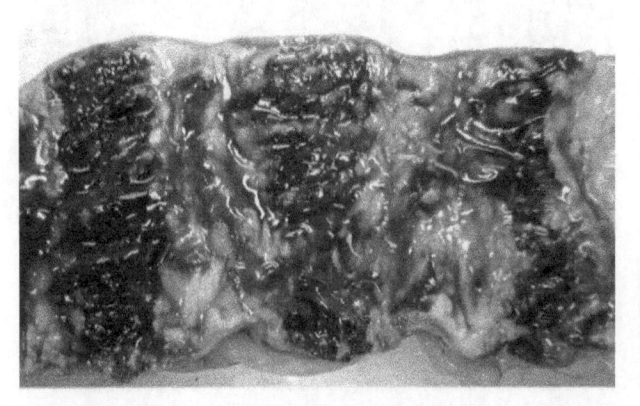

◀ **FIGURA 6.18** Subinvolução dos sítios de inserção placentária em cadela.

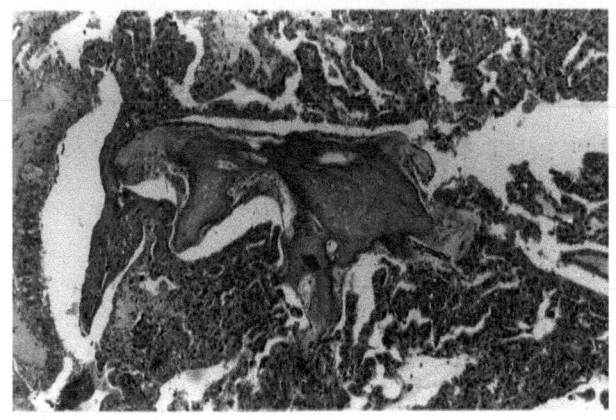

◀ **FIGURA 6.21** Metaplasia óssea em placentoma caprino (coloração por hematoxilina-eosina).

Há também história de intensa metaplasia óssea no mesênquima das vilosidades coriônicas na placenta de uma égua que abortou. Neste caso, não foram identificadas outras causas de aborto, sendo a insuficiência placentária decorrente de extensa metaplasia óssea a causa mais provável de morte fetal e aborto. Ao contrário da metaplasia óssea, focos de mineralização na placenta são comuns ao final da gestação, especialmente em vacas, e aparentemente não têm significado clínico.

REFERÊNCIAS BIBLIOGRÁFICAS

Agerholm JS, Jensen NE, Dantzer V et al. Experimental infection of pregnant cows with Bacillus lichniformis bacteria. Vet Pathol. 1999;36(3):191-201.

Anderson ML. Infectious causes of bovine abortion during mid- to late-gestation. Theriogenology. 2007;68:474-86.

Anderson ML, Andrianarivo AG, Conrad PA. Neosporosis in cattle. Anim Reprod Sci. 2000;60-1:417-31.

Araújo BM, Kemper B, Figueiredo ML et al. Perosomus elumbus em cão Beagle. Ciênc Vet Trop. 2008;11(1):36-9.

Barling KS, McNeill JW, Thompson JA et al. Association of serologic status for Neospora caninum with postweaning weight gain and carcass measurements in beef calves. J Am Vet Med Assoc. 2000;217(9):1356-60.

Bertolo PHL, Conceição MEBAM, Aguirra LRVM et al. Schistosomus reflexus in a dog and a cat. Acta Sci Vet. 2017;45(Suppl 1):235.

Biase FH, Rabel C, Guillomot M et al. Massive dysregulation of genes involved in cell signaling and placental development in cloned cattle conceptus and maternal endometrium. Proc Natl Acad Sci. 2016;113(51):14492-501.

Blanchard TL, Varner DD. Therapy for retained placenta in the mare. Vet Med. 1993;88(1):55-9.

Brooks RS, Blanchard MT, Clothier KA et al. Characterization of Pajaroellobacter abortibovis, the etiologic agent of epizootic bovine abortion. Vet Microbiol. 2016;192:73-80.

Burns TE, Card CE. Fetal maceration and retention of fetal bones in a mare. J Am Vet Med Assoc. 1998;217(6):878-80.

Buxton D, Anderson IE, Longbottom D et al. Ovine chlamydial abortion: characterization of the inflammatory immune response in placental tissues. J Comp Pathol. 2002;127(2-3):133-41.

Buxton D, Maley SW, Thomson KM et al. Experimental infection of non-pregnant and pregnant sheep with Neospora caninum. J Comp Pathol. 1997;117(1):1-16.

Carvalho Neta AV, Mol JPS, Xavier MN et al. Pathogenesis of bovine brucellosis. Vet J. 2010;184:146-55.

Castro MB, Szabó MPJ, Moscardini ARC et al. Perosomus elumbis em um cordeiro no Brasil. Ciência Rural. 2008;38(1):262-5.

Cullor JS. Mastitis in dairy cows: does it hinder reproductive performance? Vet Med. 1991;86(8):830-5.

Decaro N, Carmichael LE, Buonavoglia C. Viral reproductive pathogens of dogs and cats. Vet Clin North Am Small Anim Pract. 2012;42(3):583-98.

Del Piero F. Equine viral arteritis. Vet Pathol. 2000;37(4):287-96.

Dubey JP, Abbitt B, Topper MJ et al. Hydrocephalus associated with Neospora caninum infection in an aborted bovine fetus. J Comp Pathol. 1998; 118(2):169-73.

Edwards JF. Cache Valley virus. Vet Clin North Am Food Anim Pract. 1994; 10(3):515-24.

Edwards JF, Karabastos N, Collison EW et al. Ovine fetal malformations induced by in utero inoculations with Main Drain, San Angelo, and LaCrosse viruses. Am J Trop Med Hyg. 1997;56(2):171-6.

Engeland IV, Ropstad E, Kindahl H et al. Foetal loss in dairy goats: function of the adrenal glands, corpus luteum, and foetal-placental unit. Anim Reprod Sci. 1999;55(3-4):205-22.

Engeland IV, Waldeland H, Andersen O et al. Foetal loss in dairy goats: an epidemiological study in 515 individual goats. Anim Reprod Sci. 1997;49(1): 45-53.

Ferreira DOL, Santarosa BP, Monteiro-Toma CD et al. Estudo anatomorfológico, radiográfico e tomográfico de Schistosomus reflexus em ovino da raça Dorper: relato de caso. Arq Bras Med Vet Zootec. 2013;65(4):1096-102.

Figueiredo HCP, Vieira TR, Lage AP et al. Prevalência de anticorpos contra o vírus da diarreia bovina a vírus (VDBV) em Minas Gerais, Brasil. Rev Bras Reprod Anim. 1997;21(4):8-11.

Forar AL, Gay JM, Hancock DD. The frequency of epidemic fetal loss in dairy cattle: a review. Theriogenology. 1995;43(6):989-1000.

Gehrke M, Blaszak B, Stachowiak M et al. Amorphus globosus foetuses in Polish Holstein cattle: anatomical, histological, and genetic studies. J Vet Res. 2019;63:391-8.

Giles RC, Donahue JM, Hong CB et al. Causes of abortion, stillbirth, and perinatal death in horses: 3,527 cases (1986-1991). J Am Vet Med Assoc. 1993; 203(8):1170-5.

Glasser AL, Chirnside ED, Horzinek MC et al. Equine arteritis virus. Theriogenology. 1997;47(6):1275-95.

Goiozo PFI, Di Santis GW, Bandarra EP. Perosomus elumbis em bovinos: relato de caso. Rev Educ Contin. 2005;8(2):164-7.

Hansen PJ. Rescue of the corpus luteum from luteolysis by bovine trophoblast protein-1: an example of maternal recognition of pregnancy. Rev Bras Reprod Anim. 1991;(Suppl 3):42-65.

Hill JR, Roussel AJ, Cibelli JB et al. Clinical and pathologic features of cloned transgenic calves and fetuses (13 case studies). Theriogenology. 1999; 51(8):1451-65.

Komsta R, Osiski Z, Dbiak P et al. Prevalence of pectus excavatum (PE), pectus carinatum (PC), tracheal hypoplasia, thoracic spine deformities and lateral heart displacement in thoracic radiographs of screw-tailed brachycephalic dogs. PLoS One. 2019;14(10):e0223642.

Lage AP, Pellegrin AO, Costa GM et al. Campilobacteriose genital bovina: diagnóstico na Escola de Veterinária da UFMG de 1976-1996. Rev Bras Reprod Anim. 1997;21(2):164-6.

Leith GS, Ginther OJ. Characterization of intrauterine mobility of the early equine conceptus. Theriogenology. 1984;22(4):401-8.

Lima PA, Eckstein C, Ecco R et al. Placental osseous metaplasia associated with abortion in a mare: case report. Arq Bras Med Vet Zootec. 2018;70: 53-6.

Lindsay DS, Dubey JP, Blagburn BL. Finding the cause of parasite-induced abortions in cattle. Vet Med. 1996;91(1):64-71.

Machida N, Taniguchi T, Nakamura T et al. Cardio-histopathological observations on aborted equine fetuses infected with equid herpesvirus 1 (EHV-1). J Comp Pathol. 1997;116(4):379-85.

Marcelino SA, Macêdo JTSA, Reis SDS et al. Malformações em pequenos ruminantes no semiárido da Bahia: aspectos epidemiológicos, clínico-patológicos e radiológicos. Pesq Vet Bras. 2017;37(12):1437-42.

Markey B, Bassett H, Sheehy N et al. Chlamydial abortion in an irish sheep flock. Irish Vet J. 1996;49(5):282-9.

Mearns R. Abortion in sheep 1. Investigation and principal causes. InPractice. 2007;29:40-6.

Mengeling WL, Lager KM, Vorwald AC. The effect of porcine parvovirus and porcine reproductive and respiratory syndrome virus on porcine reproductive performandce. Anim Reprod Sci. 2000;60-1:199-210.

Mettifogo E. Efeitos da infecção por micoplasmas no trato reprodutivo de bovinos: diagnóstico, controle e tratamento -- revisão. Rev Bras Reprod Anim. 2000;24(2):83-9.

Mickelsen WD, Evermann JF. In utero infections responsible for abortion, stillbirth, and birth of weak calves in beef cows. Vet Clin North Am Food Anim Pract. 1994;10(1):1-14.

Murai T, Yamauchi S. Erythrophagocytosis by the trophoblast in a bovine placentome. Japan J Vet Sci. 1986;48(1):75-88.

Ohashi OM. Ocorrência de alterações do ovário, tuba uterina e útero em búfalas (Bubalus bubalis) abatidas em matadouro no Estado do Pará. Dissertação (Mestrado). Belo Horizonte: Escola de Veterinária da UFMG; 1982. 62p.

Palmer MV, Cheville NF, Jensen AE. Experimental infection of pregnant cattle with the vaccine candidate Brucella abortus strain RB51: pathologic, bacteriologic, and serologic findings. Vet Pathol. 1996;33(6):682-91.

Pangrazio KK, Costa EA, Amarilla SP *et al*. Tissue distribution of Leishmania chagasi and lesions in transplacentally infected fetuses from symptomatic and asymptomatic naturally infected bitches. Vet Parasitol. 2009;165: 327-31.

Pavarini SP, Sonne L, Antoniassi NAB *et al*. Anomalias congênitas em fetos bovinos abortados no Sul do Brasil. Pesq Vet Bras. 2008;28(3):149-54.

Perkins NR, Thomas PGA. Infertility in the bitch with normal oestrous cycles. Aust Vet Pract. 1993;23(2):77-87.

Reberg SR, Peter AT, Blevins WE. Subinvolution of placental sites in dogs. Comp Cont Educ Pract Vet. 1992;14(6):789-93.

Roberts SJ. Veterinary obstetrics and genital diseases. 3rd ed. Ithaca: SJ Roberts; 1971.

Rodriguez JL, Brooks DL, Damassa AJ *et al*. Immunohistochemical and ultra-structural characteristics of Mycoplasma capricolum subsp. capricolum in caprine abortion: a case report. Theriogenology. 1996;46(3):379-85.

Roig JM. La infertilidad en la oveja – II. Vet Prax. 1995;10(3):19-23.

Rossow KD. Porcine reproductive and respiratory syndrome. Vet Pathol. 1998;35(1):1-20.

Sanches MP, Carvalho SMR, Costa CC *et al*. Pectus carinatum em felino. Acta Sci Vet. 2019;47(Suppl 1):438.

Sánchez AG, Martínez MM, Oviedo TS *et al*. Pectus excavatum associado a ectopia cordis en un neonato bovino. MVZ. 2005;10(2):684-8.

Santos RL. Estudo morfológico da placenta de vacas leiteiras com liberação normal e com retenção. Dissertação (Mestrado). Belo Horizonte: Escola de Veterinária da UFMG; 1995. 102p.

Santos RL, Barreto Filho JB, Marques JR *et al*. Erythrophagocytosis in the caprine trophoblast. Theriogenology. 1996;46(6):1077-83.

Santos RL, Marques JR. Retenção de placenta em bovinos. Cad Tec Esc Vet. 1996;15:37-52.

Santos RL, Nascimento EF. Metaplasia óssea na placenta caprina. Arq Bras Med Vet Zootec. 1996;48(5):619-21.

Santos RL, Nascimento EF, Edwards JF. Sistema reprodutivo feminino. In: Santos RL, Alessi AC (Ed.). Patologia veterinária. 2. ed. São Paulo: Roca; 2016. pp. 751-804.

Schlafer DH, Foster RA. Female genital system. In: Maxie MG (Ed.). Jubb, Kennedy, and Palmer's Pathology of domestic animals. vol. 3. 6th ed. St. Louis: Elsevier; 2016. pp. 358-464.

Silva MIF, Nascimento EF, Cassali GD. Persistência de cálices endometriais na égua: relato de caso. Arq Bras Med Vet Zootec. 1995;47(1):31-6.

Silva Filho AP, Souto RJC, Costa NA *et al*. Monstros fetais como causa de distocia em vacas. Rev Bras Cienc Vet. 2015;22(2):81-4.

Snider TA. Reproductive disorders in horses. Vet Clin North Am Equine Pract. 2015;31(2):389-405.

Souza DB, Andrade Jr. PSC, Mariano CMA *et al*. Pectus carinatum in a dog. Arq Bras Med Vet Zootec. 2009;61(1):276-9.

Souza TD, Carvalho TF, Mol JPS *et al*. Tissue distribution and cell tropism of Brucella canis in naturally infected canine foetuses and neonates. Scientific Reports. 2018;8:7203.

Spiropoulos J, Hawkins SAC, Simmons MM *et al*. Evidence of in utero transmission of classical scrapie in sheep. J Virol. 2014;88(8):4591-4.

Stegelmeier BL, Gardner DR, James LF *et al*. The toxic and abortifacient effects of Ponderosa pine. Vet Pathol. 1996;33(1):22-8.

Stolf L, Gava A, Varaschin MS *et al*. Aborto em bovinos causado pela ingestão de Ataleia glazioviana (Leg. Papilionoideae). Pesq Vet Bras. 1994;14(1):15-8.

Thoma R, Guscetti F, Schiller I *et al*. Chlamydiae in porcine abortion. Vet Pathol. 1997;34(5):467-9.

Vanroose G. Interactions of bovine viral diarrhea virus and foot-and-mouth disease virus with bovine reproductive tissues and embryos. Reprod Dom Anim. 2000;35:273-6.

Vanroose G, De Kruif A, van Soom A. Embryonic mortality and embryonic pathogen interactions. Anim Reprod Sci. 2000;60-1:131-43.

Varley MA, Foxcroft GR. Endocrinology of the lactating and weaned sow. J Reprod Fertil. 1990;(Suppl 40):41-61.

White M. Reproductive physiology of the pig – theory into practice. InPractice. 1996;18(3):108-14.

Wiebold JL. Embrionic mortality and the uterine enviroment infirst-service lactating dairy cows. J Reprod Fertil. 1988;84:393-99.

Williams NM, Vickers ML, Tramontin RR *et al*. Multiple abortions associated with caprine herpesvirus infection in a goat herd. J Am Vet Med Assoc. 1997;211(1):89-91.

Wouda W, Moen AR, Schukken YH. Abortion risk in progeny of cows after a Neospora caninum epidemic. Theriogenology. 1998;49(7):1311-6.

Xavier MN, Costa EA, Paixão TA *et al*. The genus Brucella and clinical manifestations of brucellosis. Ciência Rural. 2009;39:2252-60.

Xavier MN, Paixão TA, Poester FP *et al*. Pathology, immunohistochemistry, and bacteriology of tissues and milk of cows and fetuses experimentally infected with Brucella abortus. J Comp Pathol. 2009;140(3-4):147-57.

Patologia da Cérvix, da Vagina e da Vulva

PATOLOGIA DA CÉRVIX

◀ Alterações do desenvolvimento

As anomalias do desenvolvimento são mais frequentes na cérvix do que em outras partes do trato reprodutivo feminino.

Dupla cérvix

A persistência da parede medial do ducto paramesoné-frico, que pode ser completa ou parcial, leva à chamada dupla cérvix. Quando ambos os orifícios cervicais comunicam-se com o útero, a dupla cérvix é completa; quando um deles não se comunica, é parcial ou incompleta, ou seja, um dos canais cervicais termina cranialmente em fundo cego, sendo esta condição também denominada "dupla abertura caudal da cérvix". Quando completa, a principal consequência dessa anomalia é a possibilidade de desencadear partos distócicos. Se incompleta, pode afetar a fertilidade, se a inseminação artificial for feita pela introdução da pipeta pelo óstio cervical caudal que não tem comunicação com o corpo do útero.

Há evidências na literatura de que a persistência da parede medial do ducto paramesonéfrico seja de origem hereditária, condicionada a um gene recessivo de baixa penetrância. Há também citações de que seja um gene dominante de penetrância incompleta.

A persistência parcial da parede medial do ducto paramesonéfrico também pode determinar a presença de um septo fibroso dorsoventral na porção cranial da vagina (Figura 7.1).

Hipoplasia da cérvix

A hipoplasia da cérvix caracteriza-se por hipodesenvolvimento ou ausência de um ou mais anéis cervicais. Em condições normais, a cérvix da vaca apresenta quatro anéis que variam de tamanho, sendo os mais externos (caudais) maiores. Quando há hipoplasia dos anéis, a penetração de bactérias no útero é favorecida, e, por isso, há predisposição para o desenvolvimento de inflamações uterinas.

A aplasia da cérvix tem sido observada também em cadelas e gatas.

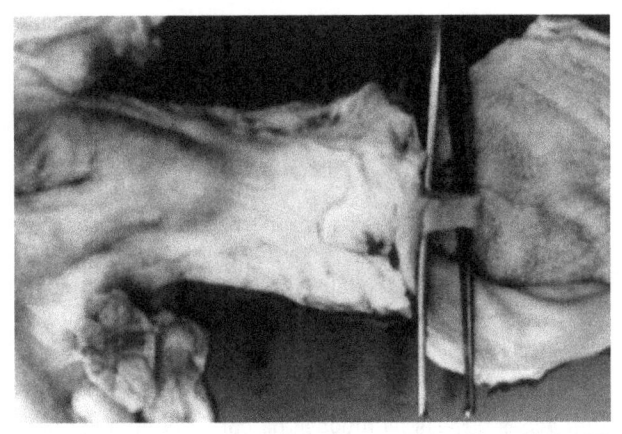

◀ **FIGURA 7.1** Septo vaginal em búfala. (Fonte: cortesia do Dr. O. M. Ohashi.)

Tortuosidade do canal cervical

Extremos graus de tortuosidade do canal cervical são frequentemente vistos como causa de infertilidade em novilhas. Nos casos extremos, tanto por cobrição natural ou inseminação artificial, o animal torna-se infértil, pois não há passagem de espermatozoides. Nos casos menos graves, dificilmente obtém-se a fertilização pela inseminação artificial, mas é possível por cobertura natural. Tortuosidade do canal cervical também tem sido observada em ovelhas, com frequência em torno de 10%.

◀ Alterações adquiridas

Prolapso de anel cervical

O prolapso de anel cervical é uma condição que acomete bovinos e geralmente se desenvolve com a idade, após vários partos. Nos casos de partos distócicos, em que há lesões e hemorragia no canal cervical, pode ocorrer fibrose e, finalmente, prolapso dos dois primeiros anéis caudais para a vagina.

Metaplasia escamosa

A metaplasia escamosa do epitélio cervical ocorre em vacas intoxicadas por naftalenos clorados, também nos casos de deficiência de vitamina A e, às vezes, quando há cisto folicular.

Cervicite

O processo inflamatório da cérvix costuma associar-se a uma vaginite e/ou endometrite. Sabe-se que o epitélio cervical secreta muco, o que representa uma barreira à penetração de germes patogênicos. Nas distocias, por exemplo, quando esse epitélio é lesado, não há mais a secreção de muco, e, consequentemente, a penetração e a ação de bactérias são favorecidas. A transposição da cérvix por pipetas utilizadas para inseminação artificial ou infusões intrauterinas sem o devido cuidado pode predispor à cervicite.

A cervicite é caracterizada por hiperemia, edema, projeção dos primeiros anéis para a vagina e presença de exsudato mucopurulento (Figura 7.2).

Dilatação cervical e divertículo cervical

São alterações de natureza congênita e hereditária. A dilatação cervical e o divertículo cervical ocorrem em bovinos, principalmente na raça Jersey, e causam infertilidade em novilhas. A lesão afeta o terceiro e o quarto anéis cervicais. Inicialmente, há dilatação e, depois, forma-se um divertículo.

Estenose da cérvix

A estenose do canal cervical ocorre nos casos de cervicite de longa duração ou nos casos de lacerações, em que há fusão das superfícies epiteliais durante o processo de resolução.

Cistos da cérvix

Formações císticas na mucosa da cérvix podem ser ocasionalmente observadas em vacas. São cistos de retenção que, na maioria dos casos, têm natureza adquirida após trauma ou laceração da cérvix; mas podem também ser de origem congênita. Caracterizam-se pela presença de formações císticas no canal cervical, com cápsula esbranquiçada, que contêm substância de aspecto turvo e viscoso.

PATOLOGIA DA VAGINA E DA VULVA

Nas fêmeas adultas, a vagina é relativamente resistente a uma variedade de microrganismos patogênicos. Isto se deve ao tipo de epitélio, estratificado pavimentoso, à

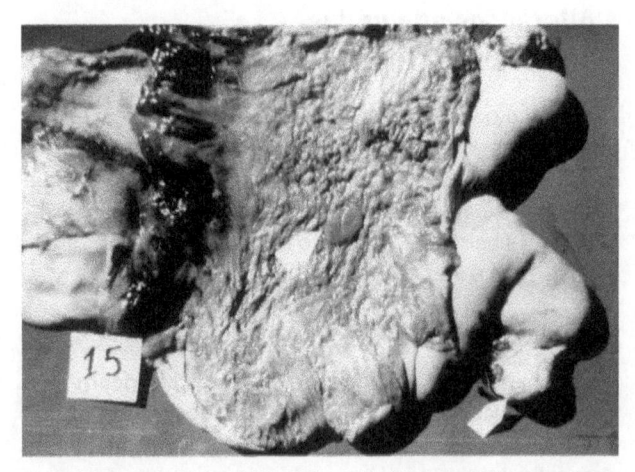

◀ **FIGURA 7.2** Cervicite e cisto endometrial de origem linfática em égua.

presença de ácido láctico e aos anticorpos locais. Fêmeas jovens frequentemente desenvolvem vaginite quando cobertas por touros velhos, e vacas velhas cobertas pelos mesmos touros não apresentam tal alteração, indicando que vacas velhas desenvolvem imunidade local com o passar do tempo.

◀ Alterações do desenvolvimento

Persistência de hímen

A persistência de hímen ou hímen imperfurado ocorre quando a fusão dos ductos de Müller e o seio urogenital é imperfeita. O restante do trato genital pode ser normal, mas, com o tempo e o acúmulo de secreções, a vagina, a cérvix e o útero tornam-se distendidos e atônicos. Essa alteração pode também associar-se à aplasia segmentar do útero.

Foi diagnosticado um caso de persistência de hímen entre 6.054 vacas azebuadas procedentes do estado de Minas Gerais.

Fístulas retovaginais e retovestibulares

As fístulas entre o reto e a vagina ou entre o reto e o vestíbulo vaginal podem ser congênitas ou ter origem traumática em decorrência de lacerações durante o parto. Nesses casos, há um trato fistuloso comunicando o lúmen retal com o lúmen vaginal, e consequente acúmulo de material fecal na vagina.

Hipoplasia congênita da vulva e do vestíbulo vaginal

A hipoplasia congênita da vulva e do vestíbulo vaginal é uma alteração condicionada geneticamente e de ocorrência rara em suínos. Caracteriza-se pela ausência de desenvolvimento da vulva e do vestíbulo, a presença de um pequeno orifício localizado no períneo, e por um ducto vaginal estreito. Os demais segmentos das vias genitais internas e as gônadas encontram-se perfeitamente desenvolvidas.

Persistência da cloaca em bezerros

Tem sido descrita em bezerros uma condição rara na qual há persistência de cloaca revestida por uma mistura de epitélio do cólon e de epitélio de transição. Esses casos geralmente associam-se a atresia anal e aplasia ou aplasia segmentar do reto ou cólon, com abertura das extremidades dos sistemas geniturinário e digestório em uma cavidade comum. Durante o desenvolvimento embrionário, os sistemas urinário e digestório desembocam na cloaca e, com a progressão do desenvolvimento embrionário, o seio urogenital separa-se do intestino pelo septo urorretal, cuja falha resulta em persistência da cloaca.

Glândula mamária ectópica

Ocasionalmente pode ser observado tecido glandular mamário ectópico localizado na vulva de pequenos ruminantes. Essa alteração é imperceptível até que a fêmea entre em lactação, quando ocorre aumento de volume da vulva em razão do acúmulo de secreção no tecido mamário ectópico, que, geralmente, não se comunica com o exterior, impedindo que a secreção seja drenada. O aumento de volume vulvar desaparece ao final da lactação.

Cistos vaginais e vulvares

Cistos vaginais e vulvares não têm, por si só, importância clínica, mas são de grande valor para diagnóstico de outras alterações. Existem dois tipos: cistos dos ductos de Gartner e cistos das glândulas de Bartholin.

Os ductos de Gartner são restos embrionários dos ductos mesonéfricos ou de Wolff. Visualizados no assoalho da vagina, abaixo do epitélio, tornam-se císticos nos casos de intoxicação por naftalenos clorados, de cistos foliculares e de vaginites agudas. Os ductos apresentam-se dilatados, medindo de 1 a 2 cm de diâmetro. Essas formações císticas raramente ocorrem em vacas virgens, exceto nos casos de intoxicação por naftalenos clorados. Geralmente, ocorrem em vacas que já pariram várias vezes e que tiveram vaginite.

Os cistos das glândulas de Bartholin ocorrem principalmente em consequência de vaginite e localizam-se no assoalho e nas paredes laterais da vagina. Medem, aproximadamente, 3 por 1,5 cm e associam-se também nos casos de cisto folicular com hiperestrogenismo.

◀ Alterações inflamatórias

Vaginites e vulvites inespecíficas não são tão frequentes quanto as endometrites. Isto se deve ao tipo de epitélio, à presença de ácido láctico e à produção de anticorpos locais. Quando elas ocorrem, caracterizam-se por hiperemia e presença de exsudato catarral e, histologicamente, por infiltrado inflamatório linfocitário. Algumas fêmeas, sobretudo bovinas e equinas, podem eventualmente apresentar refluxo de urina que se acumula no fórnix vaginal, originando a condição denominada urovagina, a qual está associada a alterações da conformação da genitália externa e que pode ser causa de subfertilidade em consequência da predisposição à endometrite.

A infecção de vacas e novilhas por *Ureaplasma diversum* ou pelo *Mycoplasma bovigenitalium* resulta na condição conhecida como vulvite granular. Esta condição se caracteriza por hiperemia da mucosa vulvovaginal e pela presença de nódulos de 1 a 2 mm de diâmetro, de coloração cinza, marrom ou avermelhada, visíveis 5 dias após a infecção e que podem persistir por vários meses. Histologicamente, embora a denominação vulvite granular (incorreta sob o ponto de vista anatomopatológico) possa sugerir um processo inflamatório granulomatoso, os nódulos correspondem a áreas de acúmulo de linfócitos e plasmócitos. A vulvite granular frequentemente está associada à infertilidade caracterizada por repetição de cio em intervalos normais ou prolongados. Em estudo realizado no estado de São Paulo, entre 152 amostras provenientes de vacas com vulvovaginite granular, repetição de cio ou aborto, 38,8% foram positivas para *U. diversum*, das quais 91,5% apresentaram sinais de vulvovaginite granular por ocasião da amostragem. Em outro estudo realizado no estado do Mato Grosso, foram isolados *U. diversum* ou *Mycoplasma* spp. de 48% das novilhas amostradas, incluindo-se novilhas púberes e pré-púberes, sendo que 10% das novilhas amostradas tiveram isolamento de ambos os agentes. Vulvite granular também tem sido diagnosticada em ovelhas.

Merecem destaque as infecções por vírus, bactérias ou mesmo protozoário que podem ser transmitidas pelo coito e que estão ou não associadas à vaginite; como, por exemplo, cinomose, vulvovaginite pustular infecciosa em bovinos, exantema coital equino, tumor venéreo transmissível (TVT), vibriose ou campilobacteriose e tricomonose.

A vulvovaginite pustular infecciosa dos bovinos é causada pelo herpes-vírus bovino tipo 1, que também é agente causador de aborto (ver Capítulo 6, *Patologia do Útero Gestante*), além de outras manifestações clínicas nesta espécie. Nestes casos, observam-se várias pápulas arredondadas e esbranquiçadas na mucosa do vestíbulo. Em curto espaço de tempo, essas lesões progridem para pústulas e erosões ou úlceras. Histologicamente, evidencia-se necrose do epitélio vaginal ou vestibular, com corpúsculos de inclusão intranucleares.

A infecção pelo herpes-vírus equino tipo 3 resulta na doença denominada exantema coital equino. Trata-se de doença aguda que não está associada a manifestações sistêmicas. Em até 10 dias após a infecção, que geralmente ocorre após coito com garanhão infectado, aparecem pápulas avermelhadas na mucosa vaginal e vestibular, que se estendem para a pele da região perivulvar. Essas lesões progridem para pústulas e ulcerações, que finalmente cicatrizam, deixando áreas despigmentadas na região vulvar.

A infecção venérea de éguas por *Trypanosoma equiperdum*, agente da doença conhecida popularmente como durina, geralmente resulta em vulvovaginite discreta, que em alguns casos pode estar associada à despigmentação vulvar. Contudo, esta doença pode ter outras manifestações clínicas muito importantes, inclusive neurológica.

Cadelas com leishmaniose visceral causada por *Leishmania infantum* (sinonímia: *L. chagasi*) frequentemente apresentam vulvite com formas amastigotas de *Leishmania* intracitoplasmáticas em macrófagos intralesionais.

◀ Prolapso vaginal

O prolapso da vagina através da vulva ocorre em todas as espécies domésticas, sendo mais frequente em vacas e ovelhas. Nos ruminantes, o prolapso vaginal geralmente ocorre ao final da gestação (Figura 7.3) e, ocasionalmente,

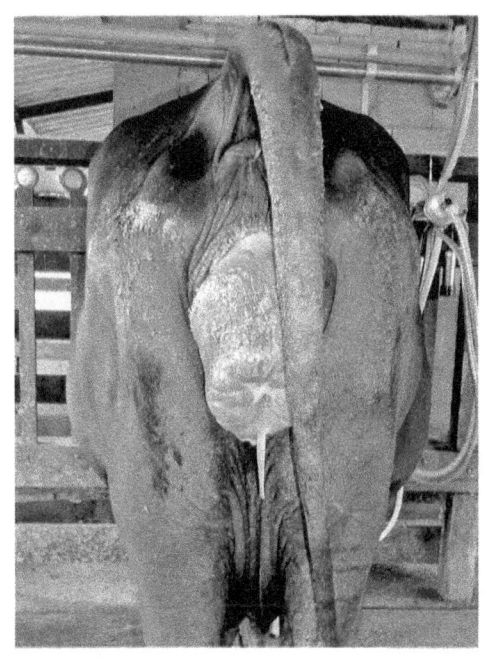

◀ **FIGURA 7.3** Prolapso vaginal em vaca. (Fonte: cortesia da Dra. Andressa Laysse da Silva.)

após o parto, quando pode associar-se ao prolapso uterino. Em ovelhas, prolapso vaginal também pode ocorrer durante as primeiras semanas do período pós-parto, e, em alguns casos, pode ocorrer prolapso retal simultaneamente.

Na cadela, o prolapso vaginal representa uma resposta dos tecidos vaginal e vestibular ao aumento da concentração de estrógenos durante o proestro e o estro, resultando na protrusão de tecido vaginal edematoso através do lúmen vaginal e, frequentemente, através da vulva. Essa alteração pode impedir o coito e, em geral, regride espontaneamente a partir do início da fase luteínica, podendo recorrer nos estros subsequentes. É mais comum em cadelas jovens de raças de grande porte. Antigamente, os termos "prolapso vaginal" e "hiperplasia vaginal" ou "hiperplasia do assoalho vaginal" eram utilizados como sinônimos, embora a alteração primária seja edema, e não hiperplasia. A classificação do prolapso vaginal em cadelas encontra-se na Tabela 7.1.

Hipertrofia de clitóris

Aumento de volume do clitóris, caracterizando hipertrofia clitoriana, é resultado de estímulo androgênico endógeno ou exógeno. Exemplo de agente exógeno associado à hipertrofia de clitóris é a nandrolona, um esteroide anabolizante masculinizante, utilizado para tratamento de alguns casos de anemia, além de outras alterações clínicas. Cadelas tratadas com nandrolona tendem a apresentar hipertrofia de clitóris (Figura 7.4), que é reversível após o término do tratamento. Hipertrofia de clitóris também

é comum em intersexos que possuem genitália externa feminina.

Neoplasias da vulva e da vagina

Os tumores da vulva e da vagina são mais comuns em cadelas e vacas.

Em cadelas, o mais comum é o leiomioma vaginal, que pode ocorrer também no útero e na cérvix. Apresenta-se sob a forma de nódulos de diâmetros variáveis, de milímetros a centímetros; não é invasivo; tem consistência muito firme (fibroide) devido ao rico estroma conjuntivo; é envolvido por discreta cápsula conjuntiva, resistente ao corte cujas superfícies têm aspecto carnoso ou esbranquiçado, e tem crescimento para a luz da vagina. Há relato de mixoma vulvar em cadelas, que deve ser considerado no diagnóstico diferencial.

Outro tumor bastante comum em cadelas é o TVT que, como o próprio nome informa, é de transmissão venérea, sendo transmitido por implantação durante a cópula (Figura 7.5). A etiologia dessa neoplasia não está bem elucidada, já foi investigada a etiologia viral, embora nenhum agente tenha sido isolado. É um tumor facilmente implantável, podendo, por isso, desenvolver-se com localização extragenital, sobretudo nas junções mucocutâneas. Histologicamente, caracteriza-se por uma neoplasia de células redondas, indistinta do histiocitoma (Figura 7.6). Estudos imuno-histoquímicos confirmam o fenótipo histiocítico desta neoplasia. Há evidências de que o TVT apareceu há, aproximadamente, 11.000 anos e se

TABELA 7.1 Classificação do prolapso vaginal em cadelas.

Tipo I	Aumento de volume do assoalho da vagina cranial ao orifício uretral; o tecido vaginal não se protrai através da vulva
Tipo II	Prolapso do assoalho vaginal através da vulva
Tipo III	Prolapso da parede vaginal em toda a sua circunferência, com prolapso do orifício uretral

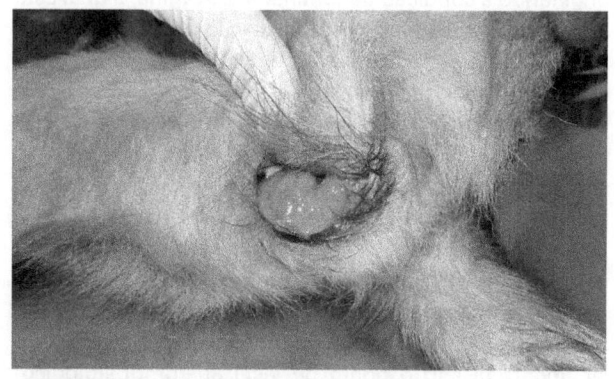

FIGURA 7.5 Tumor venéreo transmissível em vagina de cadela. (Fonte: cortesia da Profª. Tayse Domingues de Souza.)

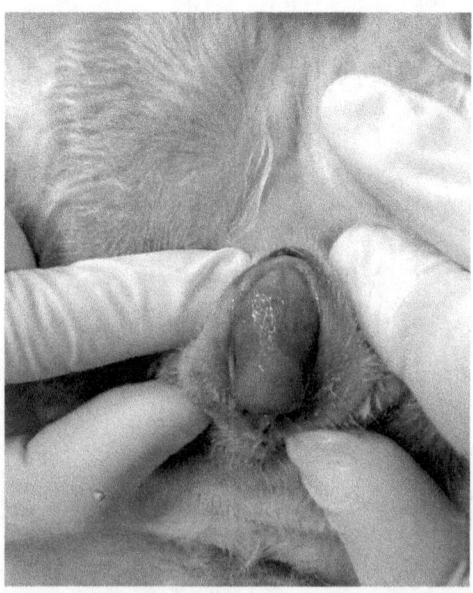

FIGURA 7.4 Hipertrofia de clitóris em cadela: animal tratado com nandrolona. (Fonte: cortesia da Dra. Andréia Turchetti.)

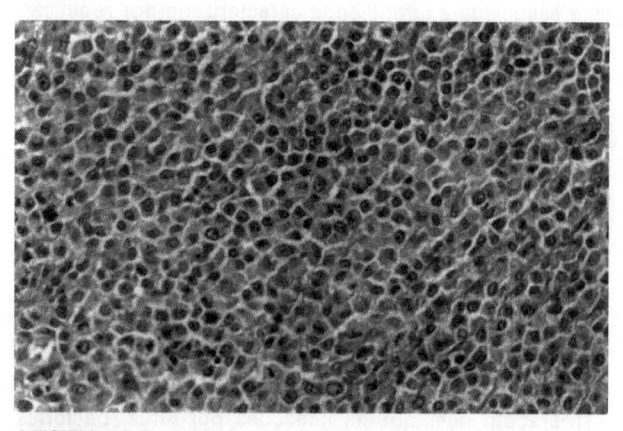

FIGURA 7.6 Tumor venéreo transmissível em vagina de cadela (coloração por hematoxilina-eosina).

◀ **TABELA 7.2** Frequência de alterações patológicas da cérvix nos animais domésticos em diferentes regiões do Brasil.

Patologia	Espécie	Frequência	Região	Referência
Aplasia segmentar	Búfala	1/590 — 0,16%	Pará	Ohashi (1982)
Dupla cérvix	Vaca (zebu)	3/6.054 — 0,05%	Minas Gerais	Basile (1971)
Dupla cérvix	Búfala	1/590 — 0,16%	Pará	Ohashi (1982)
Hipoplasia	Vaca (zebu)	1/6.054 — 0,016%	Minas Gerais	Basile (1971)
Cervicite	Vaca (zebu)	10/168 — 5,9%	Mato Grosso do Sul	Abdo (1987)
Cervicite	Cabra	20/208 — 9,6%	Bahia	Moreira (1986)
Cervicite	Ovelha	28/225 — 16,88%	Rio Grande do Sul	Cassali (1989)
Cervicite	Porca	20/150 — 13,3%	Minas Gerais, Paraná	Silva (1981)
Cervicite	Égua	53/160 — 33,13%	Minas Gerais	Silva (1991)
Cervicite	Coelha	27/120 — 22,5%	Minas Gerais	Costa (1986)
Cisto da cérvix	Porca	4/150 — 2,7%	Minas Gerais, Paraná	Silva (1981)
Cisto da cérvix	Búfala	4/590 — 0,67%	Pará	Ohashi (1982)

manteve relativamente estável após incontáveis mitoses e passagens em cães. Embora o TVT seja semelhante ao histiocitoma canino, o cariótipo de suas células é diferente do cariótipo normal do cão. O TVT pode regredir espontaneamente, resultando em algum grau de imunidade. As características dessa neoplasia nos indivíduos do sexo masculino estão descritas no Capítulo 10, *Patologia do Pênis e do Prepúcio*.

Em cadelas, recentemente foi caracterizado um tipo de tumor primário do clitóris, com características morfológicas semelhantes a de tumores apócrinos do saco anal, sendo denominado carcinoma clitoriano canino. Este tumor é geralmente maligno, podendo resultar em metástases e hipercalcemia da malignidade. O carcinoma clitoriano canino é localmente invasivo e tende a substituir a estrutura anatômica normal do clitóris. Histologicamente, são reconhecidos três padrões – tubular, sólido e roseta –, e eles frequentemente coexistem em um único tumor.

Na vagina da vaca pode ocorrer leiomioma, mas é raro. Nessa espécie, as neoplasias de vulva e de vagina mais comuns são o fibropapiloma e o carcinoma espinocelular de vulva. O fibropapiloma genital bovino, que pode se desenvolver tanto na vulva/vagina quanto na glande, no caso do macho, é de origem viral, cujo agente etiológico é um vírus semelhante ao do papiloma cutâneo, transmitido pelo coito. Essa neoplasia tem particularidades interessantes, como a de poder regredir espontaneamente ou de atingir um determinado tamanho e estacionar. De um modo geral, regride em 6 meses. Geralmente, ocorre recidiva quando realizada a extirpação cirúrgica nesse período. Animais que se recuperam tornam-se imunes. O exame histopatológico revela massa epitelial e conjuntiva, e, nos tumores em regressão, notam-se corpúsculos de inclusão intranuclear nas células tumorais.

O carcinoma espinocelular é visto frequentemente nos lábios vulvares de vacas, que possuem vulva despigmentada, sendo a radiação solar o principal fator de desencadeamento dessa neoplasia. Este tipo de neoplasia também ocorre ocasionalmente na vulva de pequenos ruminantes, presumivelmente por ação de radiação solar, embora a possibilidade do envolvimento de papilomavírus também deva ser considerada.

Na égua, o tumor de vulva mais comum é o melanoma, particularmente em animais de pelagem tordilha. O melanoma vulvar, como em outros sítios cutâneos, geralmente se caracteriza macroscopicamente por nódulos de tamanhos variáveis fortemente pigmentados. Ocasionalmente, podem ocorrer metástases nesses casos de melanoma, particularmente para linfonodos regionais.

REFERÊNCIAS BIBLIOGRÁFICAS

Abdo MAGS. Alterações morfológicas em ovários e útero de vacas azebuadas não gestantes. Dissertação (Mestrado). Belo Horizonte: Escola de Veterinária da UFMG; 1987. 70p.

Basile JR. Anomalias do desenvolvimento do sistema genital de vacas azebuadas no Estado de Minas Gerais. Dissertação (Mestrado). Belo Horizonte: Escola de Veterinária da UFMG; 1971. 50p.

Cardoso MV, Scarcelli E, Grasso LMPS *et al.* Ureaplasma diversum and reproductive disorder in Brazilian cows and heifers; first report. Anim Reprod Sci. 2000;63(3-4):137-43.

Cassali GD. Achados anatomopatológicos em ovários e útero de ovelhas lanadas provenientes de dois rebanhos do Rio Grande do Sul. Dissertação (Mestrado). Belo Horizonte: Escola de Veterinária da UFMG; 1989. 77p.

Chquiloff MAG, Nogueira RHG, Silva JCP *et al.* Congenital hypoplasia of the vulva and vaginal vestibule in pigs. Rev Bras Genet. 1982;3:561-6.

Costa FAL. Alterações morfológicas em ovários e útero de coelhas adultas não gestantes. Dissertação (Mestrado). Belo Horizonte: Escola de Veterinária da UFMG; 1986. 56p.

Gizaw Y, Megersa M, Teka Fayera T. Dourine: a neglected disease of equids. Trop Anim Health Prod. 2017;49:887-97.

Kunz TL. Síndrome vulvovaginite granular em novilhas Nelore púberes e pré-púberes: identificação dos agentes causais e do grau de lesão. Dissertação (Mestrado). Goiânia: Universidade Federal de Goiás; 2003. 74p.

McEntee K. Reproductive pathology of domestic mammals. San Diego: Academic Press; 1990; 401p.

Mettifogo E. Efeitos da infecção por micoplasmas no trato reprodutivo de bovinos: diagnóstico, controle e tratamento – revisão. Rev Bras Reprod Anim. 2000;24(2):83-9.

Moreira ELT. Alterações morfológicas em ovário e útero de Capra hircus L. Dissertação (Mestrado). Belo Horizonte: Escola de Veterinária da UFMG; 1986. 67p.

Mozos E, Méndez JC, Gómez-Villamandos JC *et al.* Immunohistochemical characterization of canine transmissible veneral tumor. Vet Pathol. 1996; 33(3):257-63.

Nascimento EF, Malm C, Serakides R *et al.* Mixoma de vulva em cão. Arq Bras Med Vet Zootec. 2000;52(1):21-2.

Ohashi OM. Ocorrência de alterações do ovário, tuba uterina e útero em búfalas (Bubalus bubalis) abatidas em matadouro no Estado do Pará. Dissertação (Mestrado). Belo Horizonte: Escola de Veterinária da UFMG; 1982. 62p.

Palmieri C, Schiavi E, Della Salda L. Congenital and acquired pathology of ovary and tubular genital organs in ewes: a review. Theriogenology. 2011;75:393-410.

Perkins NR, Thomas PGA. Infertility in the bitch with normal oestrous cycles. Aust Vet Pract. 1993;23(2):77-87.

Roberts SJ. Veterinary obstetrics and genital diseases. 3rd ed. Ithaca: SJ Roberts; 1971.

Santos RL, Nascimento EF, Edwards JF. Sistema reprodutivo feminino. In: Santos RL, Alessi AC (Ed.). Patologia veterinária. 2. ed. São Paulo: Roca; 2016. pp. 751-804.

Schlafer DH, Foster RA. Female genital system. In: Maxie MG (Ed.). Jubb, Kennedy, and Palmer's Pathology of domestic animals. Vol. 3. 6th ed. St. Louis: Elsevier; 2016. pp. 358-464.

Silva FL, Rodrigues AMA, Rego IOP et al. Genital lesions and distribution of amastigotes in bitches naturally infected with Leishmania chagasi. Vet Parasitol. 2008;151:86-90.

Silva JCP. Alterações ovarianas e uterinas em porcas. Dissertação (Mestrado). Belo Horizonte: Escola de Veterinária da UFMG; 1981. 55p.

Silva MIF. Alterações morfológicas em útero, tubas e ovários da égua. Dissertação (Mestrado). Belo Horizonte: Escola de Veterinária da UFMG; 1991. 253p.

Vasconcelos JLM, Esper CR, Santos RM et al. Detecção de subfertilidade em vacas leiteiras por meio de medidas anatômicas da região pélvica e do aparelho genital. Arq Bras Med Vet Zootec. 2000;52(5):468-74.

Verin R, Cian F, Stewart J et al. Canine clitoral carcinoma: a clinical, cytologic, histopathologic, immunohistochemical, and ultrastructural study. Vet Pathol. 2018;55(4):501-9.

Patologia do Sistema Genital Masculino

Patologia da Bolsa Escrotal e dos Testículos

GENERALIDADES

Os testículos ou gônadas masculinas situam-se no abdome durante a fase embrionária e, durante a vida extrauterina, alojam-se na bolsa escrotal. Esses órgãos são glândulas tubulares compostas, com funções endócrina e exócrina. A função exócrina ou citogenética é exercida pelos túbulos seminíferos e corresponde à produção dos gametas masculinos – os espermatozoides. A função endócrina consiste na produção de hormônios sexuais, como, por exemplo, a testosterona produzida pelas células intersticiais ou de Leydig. Ambas as funções são controladas pelos hormônios gonadotrópicos da hipófise. O eixo hipotalâmico-hipofisário-gonadal desempenha papel fundamental promovendo maturidade sexual, produção espermática e desenvolvimento das características sexuais secundárias, mantendo a espermatogênese e a função sexual durante toda a vida. O hipotálamo secreta o hormônio liberador de gonadotropina (GnRH), que é transportado pelo sistema portal hipotalâmico-hipofisário e estimula a hipófise a secretar os hormônios foliculestimulante (FSH) e luteinizante (LH), que estimulam as células intersticiais ou de Leydig e as células de Sertoli, respectivamente. Sob estímulo de LH, as células de Leydig produzem testosterona a partir de colesterol, e o FSH atua nas células de Sertoli estimulando a espermatogênese e induzindo a secreção de inibina, que exerce efeito de regulação negativa na secreção hipotalâmica de GnRH. A secreção hipotalâmica de GnRH também é inibida por testosterona e estrógeno. FSH e testosterona estimulam as células de Sertoli a produzir proteína ligadora de andrógenos (ABP, do inglês *androgen-binding protein*), que aumenta a concentração intratubular de testosterona, favorecendo a espermatogênese.

Os testículos da maioria dos mamíferos domésticos descem para a bolsa escrotal antes do nascimento; em condições normais, ocorre entre 100 e 105 dias de gestação nos bovinos, de 100 a 110 dias de gestação nos suínos, 1 mês antes do nascimento nos equinos e de 8 a 10 dias após o nascimento em cães. Os testículos descem para a bolsa escrotal sendo "tracionados" pelo gubernáculo. O mecanismo de controle desse processo não é bem conhecido, mas os andrógenos fetais exercem influência.

A localização dos testículos na bolsa escrotal é de fundamental importância para a sua termorregulação, ou seja, é necessário que a temperatura testicular esteja abaixo da corporal para que esse órgão mantenha sua função espermatogênica. Falhas no processo de termorregulação podem conduzir a alterações testiculares. Os principais mecanismos responsáveis pela termorregulação testicular são os seguintes: a localização dos testículos na bolsa escrotal, que é pendulosa e favorece a troca de calor com o ambiente; a túnica dartos, que tem a capacidade de contrair ou relaxar, dificultando ou favorecendo a troca de calor com o ambiente; o músculo cremáster, que aproxima os testículos do abdome no frio e os distancia no calor; e o plexo pampiniforme, que favorece a troca de calor entre o sangue arterial "quente", que chega ao testículo, e o sangue venoso "frio", que o deixa. Outro fator importante que contribui para a termorregulação é a textura da pele, que é mais delgada e rica em glândulas sudoríparas e quase sempre desprovida de pelos.

EPITÉLIO SEMINÍFERO

Os túbulos seminíferos são revestidos internamente por um epitélio estratificado composto por duas categorias de células: as de sustentação e as espermatogênicas. As unidades de sustentação são as células de Sertoli; as células espermatogênicas incluem vários tipos morfologicamente distintos – espermatogônias, espermatócitos primários e secundários e espermátides. As células germinativas não são tipos celulares distintos, mas, sim, estágios sucessivos de um processo contínuo de diferenciação. Teoricamente uma espermatogônia A0 originará 64 espermatozoides. Contudo, na prática, isso dificilmente ocorre, visto que, durante o processo de diferenciação, ocorrem perdas de células da linhagem germinativa e a taxa dessa perda determina o rendimento da espermatogênese. Em outras palavras, quanto maior a perda das células da linhagem germinativa em diferenciação que ocorre normalmente durante a espermatogênese, menor será o rendimento. O rendimento da espermatogênese é variável entre as espécies. Inicialmente acreditava-se que o "excesso" de células germinativas, ou as células que excediam a capacidade de suporte das células de Sertoli, eram eliminadas por um processo de natureza degenerativa. Atualmente, está claro que a perda destas células ocorre por meio da ativação de morte celular programada, ou apoptose. Este processo é regulado pelas células de Sertoli, que tem a capacidade de iniciar a cadeia de eventos que culmina com apoptose das células germinativas. Sob o ponto de vista patológico, vários fatores predisponentes ou causadores de alterações testiculares, particularmente de degeneração testicular, como, por exemplo, aumento da temperatura testicular, isquemia, criptorquidismo, substâncias tóxicas e até agentes infecciosos como o vírus da síndrome reprodutiva e respiratória suína, exercem seus efeitos deletérios no testículo e na espermatogênese, induzindo aumento da taxa de apoptose das células germinativas.

As células de Sertoli fornecem suporte mecânico para as células germinativas e participam de sua nutrição e diferenciação. As células são responsáveis pela produção da proteína ABP (do inglês, *androgen-binding protein*), que é responsável pela manutenção da alta concentração de testosterona no túbulo seminífero, condição importante para a manutenção da espermatogênese. São as células de Sertoli que impedem, por meio de seus prolongamentos citoplasmáticos e junções oclusivas, que uma célula haploide entrem em contato com uma diploide, sendo este o mais importante componente da chamada barreira hematotesticular.

PATOLOGIA DA BOLSA ESCROTAL

Dentre as alterações da bolsa escrotal, destacam-se a hidrocele, a hematocele e a dermatite escrotal, alterações que podem conduzir à degeneração testicular por compressão ou por aumento da temperatura local. A hidrocele caracteriza-se pelo acúmulo de transudato na cavidade vaginal, e a hematocele corresponde ao acúmulo de sangue nesta cavidade. A ocorrência de hidrocele e a hematocele são raras entre os mamíferos domésticos, quando comparadas à sua ocorrência no homem, possivelmente devido ao fato de ele apresentar o canal inguinal sem comunicação com a cavidade abdominal. Uma exceção é o cavalo, que desenvolve hidrocele com maior frequência, particularmente em animais mantidos em baias, mas, nesses casos, o processo é transitório e tende a desaparecer após exercícios. A hematocele pode ser decorrente de traumatismo testicular ou secundária a um hemoperitônio. Tanto na hidrocele quanto na hematocele pode haver comprometimento dos mecanismos de termorregulação testicular, mas, no caso de hematocele, uma sequela importante são as aderências fibrosas entre os folhetos visceral e parietal da túnica vaginal, que se formam em decorrência da organização de coágulos sanguíneos. Elas podem comprometer a mobilidade do testículo dentro da bolsa escrotal e, consequentemente, sua termorregulação.

A dermatite escrotal é um achado frequente e normalmente é inespecífica. Contudo, no Brasil, a ocorrência de parasitismo por *Tunga penetrans* é comum, principalmente em suínos de criatórios com baixo nível de tecnificação. Além disso, outros ectoparasitas podem causar dermatite escrotal nas diversas espécies de animais domésticos. Essa dermatite é sempre relevante do ponto de vista clínico por resultar frequentemente em degeneração testicular devido à elevação da temperatura local decorrente do processo inflamatório.

Em bovinos e equinos é comum a ocorrência de mesotelioma na cavidade vaginal. Nesses casos são observadas projeções papiliformes de tecido neoplásico na superfície testicular, epididimária e do funículo espermático, bem como na superfície parietal da túnica vaginal.

Em cães, é comum neoplasias cutâneas terem como sítio primário a pele da bolsa escrotal, principalmente em casos de mastocitoma, melanoma e hemangiossarcoma. Além das consequências locais, resultam em comprometimento da termorregulação testicular e possível degeneração nesse órgão. Esses tumores são malignos e apresentam elevado risco de metástases. Neoplasias cutâneas na bolsa escrotal são menos comuns em outras espécies de animais domésticos.

PATOLOGIA DO TESTÍCULO

◀ Alterações do desenvolvimento

Monorquidismo e anorquidismo

A ausência congênita de um testículo (monorquidismo) ou dos dois (anorquidismo) é extremamente rara entre os mamíferos domésticos. Há uma hipótese na qual a torção testicular em casos de criptorquidismo e o consequente infarto provocariam monorquidismo na espécie equina, ou seja, neste caso não haveria monorquidismo verdadeiro, uma vez que esta condição não é uma alteração do desenvolvimento, e sim uma condição adquirida em consequência de falha no mecanismo de descida do testículo para a bolsa escrotal (ver tópico "Criptorquidismo" adiante).

Poliorquidismo

Poliorquidismo é caracterizado pela presença de uma gônada acessória localizada na bolsa escrotal ou na cavidade abdominal. Trata-se de alteração bastante rara, também denominada testículo supranumerário. Embora extremamente raro, o mais comum nos casos de poliorquidismo é a ocorrência de um terceiro testículo, embora haja relato da ocorrência de quatro testículos em um caso de poliorquidismo em um gato.

Apêndice testicular

O apêndice testicular é uma massa de tecido, oval ou arredondada, que se localiza próximo à cabeça do epidídimo. Ocorre em equinos, ovinos e no homem. É uma estrutura remanescente dos túbulos craniais dos ductos paramesonéfricos ou de Müller. Histologicamente, é semelhante à tuba uterina. O apêndice testicular não interfere na função reprodutiva do animal.

Tecido adrenocortical acessório

Tecido adrenocortical acessório é frequentemente visto em equinos entre a cabeça do epidídimo e o testículo, ao longo do cordão espermático, e também no mediastino testicular. Histologicamente, o tecido é formado por células semelhantes àquelas da cortical da adrenal. Esses nódulos ectópicos de tecido adrenocortical são constituídos por células bem diferenciadas que respondem à regulação hormonal e, portanto, não resultam em nenhuma alteração endócrina nem interferem na função gonadal. Nódulos de tecido adenocortical acessório são também comuns com localização adjacente ao ovário equino.

Criptorquidismo

O criptorquidismo é a ausência de um ou de ambos os testículos na bolsa escrotal devido à interrupção no seu trajeto normal de migração da cavidade abdominal para a bolsa escrotal. O criptorquidismo unilateral é mais comum do que o bilateral e mais frequente em equinos e caninos, mas pode ocorrer em qualquer espécie. Trata-se de uma alteração de caráter hereditário.

O testículo desenvolve-se originalmente dentro da cavidade abdominal, localizando-se caudalmente aos rins. Durante a vida fetal, ocorre a migração dos testículos para a bolsa escrotal. Essa migração é orientada por uma estrutura anatômica chamada de gubernáculo, que se estende desde os testículos até o peritônio parietal e corresponde à área em que irão se desenvolver o canal inguinal e a bolsa escrotal. A migração dos testículos até a bolsa escrotal é estimulada hormonalmente pela ação da testosterona e, possivelmente, por outros fatores não androgênicos produzidos pelos testículos. As deficiências de LH e de FSH também podem estar envolvidas, uma vez que esses hormônios são importantes para os processos de diferenciação e funcionamento das células de Leydig e de Sertoli.

Três mecanismos podem ser responsáveis pela descida anormal dos testículos: (1) não desenvolvimento do gubernáculo; (2) desenvolvimento anormal do gubernáculo, resultando em alteração de sua posição; e (3) crescimento excessivo e ausência ou retardo na regressão do gubernáculo.

Na maioria das espécies, a migração dos testículos ocorre durante a vida fetal. No bovino e no ovino, os testículos atingem a bolsa escrotal durante o terço médio do período de gestação; no suíno, ocorre na última quarta parte da vida fetal; já no equino, ocorre pouco tempo antes ou logo após seu nascimento. O período normal de descida dos testículos entre os cães não está bem estabelecido, variando de acordo com as diferentes raças. Normalmente nessa espécie, os testículos encontram-se na cavidade abdominal por ocasião do nascimento, sendo palpáveis na bolsa escrotal, na maioria dos casos, a partir da 6ª à 8ª semana de idade.

Quanto à localização, o testículo pode ser encontrado na cavidade abdominal, no anel inguinal e no canal inguinal. O testículo retido é quase sempre diminuído de volume, consistente à palpação, apresentando coloração escura e, histologicamente, se assemelha a um testículo com hipoplasia total ou com degeneração avançada do epitélio seminífero, mostrando aumento do conjuntivo intersticial e, às vezes, discreta hiperplasia das células intersticiais de Leydig.

O testículo criptórquio é afuncional sob o ponto de vista espermatogênico, e, por isso, os animais com criptorquidismo bilateral são estéreis devido à supressão térmica da espermatogênese. Aqueles com criptorquidismo unilateral são subférteis, uma vez que o testículo localizado no escroto é funcional e, por essa razão, dada à condição hereditária, tais animais são responsáveis pela disseminação dessa alteração.

Os testículos criptórquios são muito suscetíveis ao desenvolvimento de neoplasias. Cães com essa condição apresentam risco 10 vezes maior de desenvolver sertolioma nesses testículos.

Em bovinos, ocorre uma alteração que pode ser confundida com o criptorquidismo, mas, nesse caso, o testículo é encontrado na bolsa escrotal, posicionado horizontalmente.

Hipoplasia testicular

A hipoplasia testicular ocorre em todas as espécies domésticas, especialmente touros, cavalos e varrões, e afeta com maior frequência o órgão esquerdo, podendo ser bilateral. É uma alteração de caráter hereditário, tendo sido originalmente proposta a hipótese de um gene recessivo autossômico de penetrância incompleta, embora estudos mais recentes indiquem que a hipoplasia testicular seja um efeito poligênico.

Sob o ponto de vista anatomopatológico, a hipoplasia pode ser parcial, quando parte dos túbulos seminíferos é afetada, ou total, quando todos esses compartimentos são afetados, resultando em ausência de espermatogênese no testículo acometido. Na hipoplasia moderada, somente alguns túbulos seminíferos são hipoplásicos, e sua maioria mostra espermatogênese ativa. Nesses casos, a concentração média de espermatozoides no ejaculado do touro é de 200.000/mm³, se ambos os órgãos estiverem alterados. A hipoplasia moderada é aquela na qual 50% dos túbulos são hipoplásicos. Se for bilateral, a concentração de espermatozoides será de, aproximadamente, 75.000/mm³, os espermatozoides terão pouca motilidade e baixa atividade metabólica, e sua taxa de fecundação será baixa. A hipoplasia intermediária é aquela em que há um número regular de túbulos seminíferos afetados da lesão ao lado de túbulos seminíferos normais. Na hipoplasia grave, a totalidade ou a quase totalidade dos túbulos é hipoplásica. Nesse caso, o testículo mostra-se diminuído de volume, consistente à palpação e resistente ao corte, devido ao aumento do conjuntivo intersticial. O animal apresenta oligospermia ou azoospermia, com altas taxas de formas patológicas no ejaculado.

Histologicamente, observam-se túbulos seminíferos diminuídos de volume, com ausência de espermatogênese, mostrando unicamente a membrana basal espessa, às vezes hialinizada, com células de Sertoli e, eventualmente, espermatogônias sem atividade mitótica (Figuras 8.1 a 8.3).

O diagnóstico nos casos de hipoplasia moderada é difícil, uma vez que os testículos são clínica e macroscopicamente normais, e a fertilidade do touro está praticamente inalterada.

Em um levantamento realizado em matadouros da região de Belo Horizonte, no estado de Minas Gerais, detectaram-se 2 casos (1,33%) de hipoplasia testicular total entre 150 bovinos estudados. Em um levantamento semelhante, envolvendo 80 suínos, diagnosticou-se hipoplasia testicular bilateral total em 5 animais (6,2%). Nesse estudo, observou-se alta correlação entre hipoplasia testicular e hiperplasia das células de Leydig.

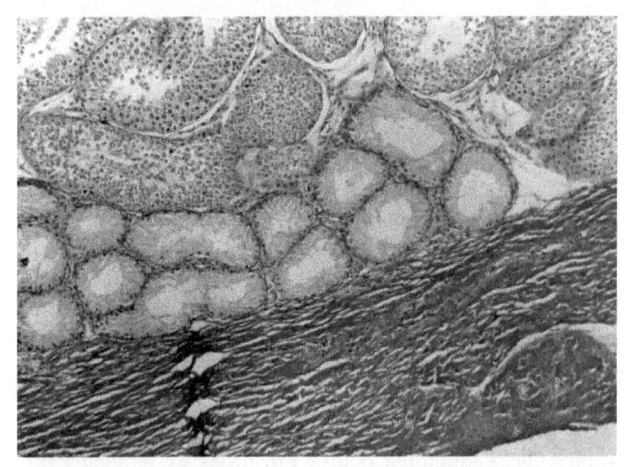

◀ **FIGURA 8.1** Hipoplasia testicular parcial (moderada) em cão (coloração por hematoxilina-eosina).

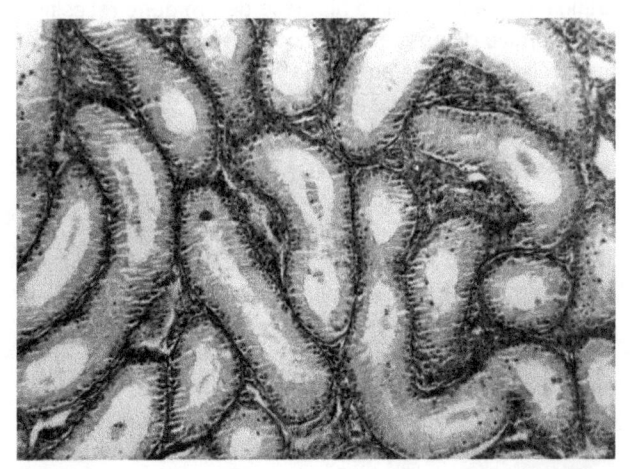

◀ **FIGURA 8.2** Hipoplasia testicular total (grave) em touro (coloração por hematoxilina-eosina).

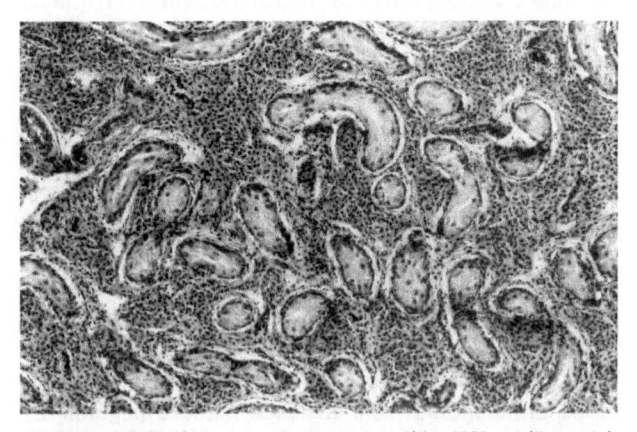

◀ **FIGURA 8.3** Testículo de um bovino com cariótipo XXY: epitélio seminífero constituído exclusivamente por células de sustentação; não há espermatogênese (coloração por hematoxilina-eosina).

Cães com hipoplasia grave mostram sinais de feminização com atrofia do pênis e perda da libido, alterações que desaparecem após a castração. De acordo com um levantamento realizado em cães, detectou-se hipoplasia testicular em 8 dos 158 cães estudados, correspondendo a 5,06% do total de animais. Os casos foram diagnosticados como hipoplasia testicular parcial e, em somente 2 casos, os 2 testículos estavam envolvidos.

◀ Alterações degenerativas

Degeneração testicular

A degeneração testicular constitui a principal causa de redução da fertilidade nos machos das espécies de mamíferos domésticos. Em geral, as causas de degeneração testicular estão relacionadas com processos patológicos mais generalizados e, em muitos casos, não é possível o reconhecimento da causa primária. As degenerações permanentes e progressivas ocorrem com bastante frequência. A degeneração testicular varia de discreta a grave; pode ser unilateral, quando determinada por causas locais, ou bilateral, quando determinada por causas gerais ou sistêmicas.

Macroscopicamente, os testículos apresentam-se com consistência flácida, tamanho normal ou discretamente diminuídos de volume e com coloração pálida, características iniciais do processo degenerativo. Em etapas avançadas, o órgão torna-se diminuído de volume, com consistência firme à palpação, resistente ao corte devido ao aumento do conjuntivo intersticial e, em alguns casos, pode ocorrer mineralização de túbulos seminíferos.

Em um estudo realizado no estado de Goiás, no qual se verificou a ocorrência de calcificação testicular, foi possível detectar 46 casos entre 304 reprodutores estudados (15,13%). Em 32 desses animais, a lesão era bilateral; e, em 14, unilateral. A calcificação estava relacionada com a degeneração do epitélio seminífero (Figura 8.4).

Dentre os 150 bovinos estudados em matadouros da região de Belo Horizonte, no estado de Minas Gerais, 64 (42,62%) apresentaram alterações histológicas compatíveis com o diagnóstico de degeneração testicular. Nesse mesmo estudo, observou-se correlação alta e significativa entre degeneração testicular e orquite.

Em um estudo envolvendo 80 suínos procedentes de vários municípios do estado de Minas Gerais, foram diagnosticados 50 casos de degeneração testicular, correspondendo a 62,5% dos animais estudados.

A degeneração testicular também é frequente em cães. Em um estudo em que foi feita a avaliação anátomo-histopatológica dos testículos de 158 cães, detectaram-se 75 casos de degeneração testicular (47,47%).

Independentemente da natureza da lesão no testículo, o epitélio seminífero responde histologicamente de forma semelhante nos diferentes casos, variando somente quanto à gravidade das alterações. Histologicamente, a degeneração testicular caracteriza-se por degeneração de espermátides, baixa espermiogênese e células gigantes

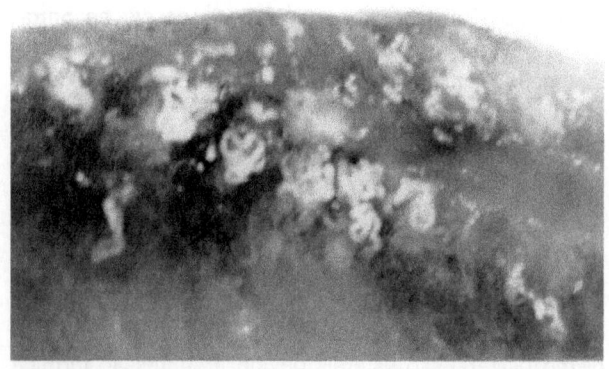

◀ **FIGURA 8.4** Calcificação dos túbulos seminíferos em touro. (Fonte: cortesia do Dr. B. D. Oliveira Filho.)

multinucleadas resultantes da fusão de várias espermáti-des (Figura 8.5), espermatogônias com o citoplasma va-cuolizado e com o núcleo picnótico (Figura 8.6). Alguns túbulos mostram ausência total do epitélio seminífero, membrana basal espessa e hialinizada, e proliferação de tecido conjuntivo fibroso (Figura 8.7), que invade e destrói os túbulos seminíferos nos casos avançados.

Dependendo da extensão e do número de túbulos se-miníferos afetados pela degeneração, o ejaculado pode conter baixa concentração de espermatozoides e alta por-centagem de espermatozoides com defeitos morfológi-cos, podendo ocorrer azoospermia nos casos mais graves.

A degeneração ocorre rapidamente, e a regeneração, quando acontece, é lenta e se dá somente após a retirada da causa. Embora o epitélio germinativo seja muito susce-tível à lesão, a degeneração testicular é, em certos casos, reversível, devido à resistência relativa das espermatogô-nias-tronco, e das células de Sertoli e de Leydig. A maior resistência dessas células permite a restauração da função espermatogênica quando a lesão testicular é removida.

A degeneração testicular é uma alteração adquirida que pode ser ocasionada por várias causas. Em seguida, serão discutidas as mais importantes.

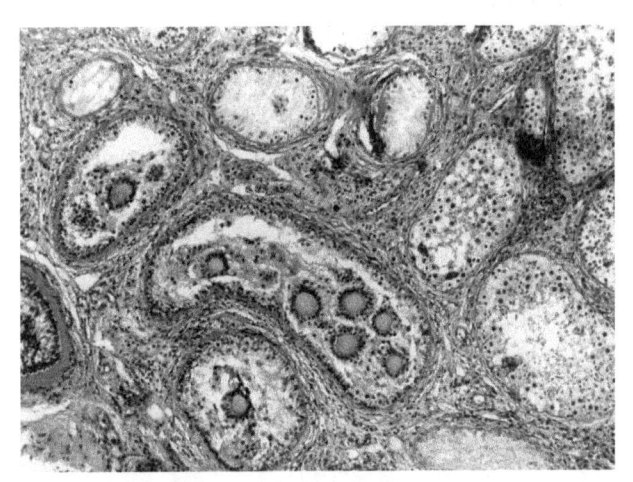

◀ **FIGURA 8.5** Degeneração testicular em touro: fibrose e presença de células multinucleadas no lúmen dos túbulos seminíferos (coloração por hematoxilina-eosina).

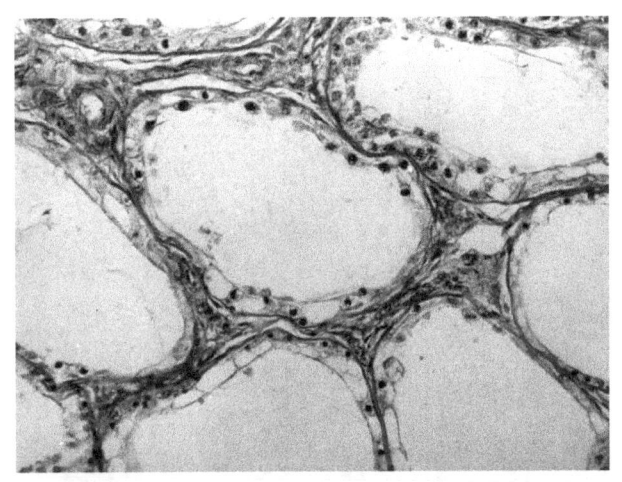

◀ **FIGURA 8.6** Degeneração testicular em touro: epitélio seminífero va-cuolizado com células que apresentam núcleos picnóticos (coloração por hematoxilina-eosina).

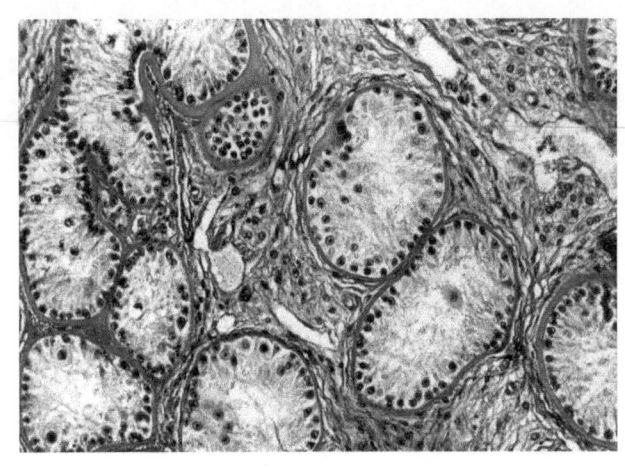

◀ **FIGURA 8.7** Degeneração testicular grave em touro: fibrose e hialiniza-ção da membrana basal dos túbulos seminíferos (coloração por hematoxi-lina-eosina).

Temperatura elevada

Qualquer processo que determine a elevação da tempera-tura testicular provoca a degeneração, como, por exem-plo, dermatite escrotal, excesso de gordura escrotal, ede-ma, hidrocele, periorquite e temperatura ambiente eleva-da e persistente. Em varrões, a temperatura ambiente de 32°C por um período de 4 dias a 1 mês é suficiente para provocar a redução da espermatogênese, o que pode de-terminar a diminuição da qualidade seminal ou mesmo azoospermia.

Alterações degenerativas graves do epitélio seminífero podem ser observadas aproximadamente 28 dias após o início da insulação testicular.

Infecções ou trauma

A orquite de origem infecciosa ou traumática pode pro-gredir para degeneração testicular permanente com hipo-trofia desse órgão. Inicialmente, os testículos aumentam de volume devido ao edema que acompanha a reação inflamatória. O aumento da temperatura testicular, a con-gestão e as alterações circulatórias podem determinar is-quemia. A restrição física da túnica albugínea, associada ao edema, provoca aumento excessivo da pressão, o que também pode determinar danos ao tecido. Quando as alterações tornam-se crônicas, podem ocorrer degenera-ção testicular, atrofia e fibrose.

A epididimite de origem bacteriana, mesmo não acom-panhada de orquite, frequentemente determina degene-ração testicular, particularmente nos ovinos.

Nutrição

As deficiências de vitamina A, fósforo e proteínas, bem como a subnutrição, são fatores capazes de desencadear degeneração testicular. Muitas vezes essas deficiências nutricionais, porém, não atuam diretamente na gônada, como, por exemplo, a deficiência de vitamina A, que pro-vavelmente leva à degeneração testicular por meio de depressão ou de diminuição da secreção de gonadotropi-nas (FSH e LH) pela hipófise. Animais mantidos em dieta abaixo de seus requisitos para manutenção apresentam alterações morfológicas e funcionais dos testículos.

Lesões vasculares

As principais alterações que determinam distúrbios circulatórios no testículo, com consequente degeneração, são a torção ou a compressão do cordão espermático, a obstrução embólica da artéria espermática e as inflamações da artéria e da veia espermáticas. Em cavalos, arterite por *Strongylus vulgaris* pode determinar degeneração testicular. A varicocele das veias testiculares também leva à degeneração testicular, sobretudo em ovinos. O mecanismo pelo qual a varicocele compromete a espermatogênese não está ainda esclarecido.

Obstrução da cabeça do epidídimo

O trânsito espermático no epidídimo pode estar interrompido em decorrência de estenose dos ductos eferentes, condição que leva à degeneração testicular. Lesões no corpo e na cauda do epidídimo geralmente não produzem degeneração nos túbulos seminíferos, porque os espermatozoides se desintegram e são absorvidos na cabeça do epidídimo.

Autoimunidade

As células da linhagem germinativa mais diferenciadas são antigenicamente estranhas ao organismo, sendo protegidas da produção de autoanticorpos pela barreira hematotesticular. Dessa forma, nos casos de rompimento dessa barreira, pode ocorrer degeneração do epitélio seminífero.

Agentes químicos, físicos e tóxicos

Ácido etilenodiaminotetracético (EDTA), tetraminas, naftalenos clorados, anfotericina, gossipol, raios infravermelhos e radiações ionizantes são causas de degeneração testicular. Micotoxinas também podem influenciar a função espermatogênica testicular. A ingestão de ocratoxina provoca significativa diminuição de motilidade e longevidade do espermatozoide suíno.

O gossipol é uma substância encontrada nos derivados da planta do algodão. Está presente no caroço e no farelo de algodão, variando sua concentração conforme o método de processamento. Os touros alimentados com esses produtos apresentam degeneração testicular. Logo, a utilização de caroço ou farelo de algodão para a alimentação de reprodutores bovinos é altamente contraindicada.

Fatores hormonais

A espermatogênese e a esteroidogênese são controladas pelas gonadotropinas hipofisárias, e, portanto, o desequilíbrio desses hormônios pode provocar degeneração testicular. Este tipo de alteração ocorre nos casos de administração de esteroides anabolizantes.

Senilidade

A senilidade associa-se ao progressivo aumento da proporção de tecido conjuntivo no parênquima testicular e maior tendência à degeneração e à hipotrofia testiculares. Em cães, essas alterações tendem a ser mais frequentes a partir dos 9 anos de idade.

Torção testicular

Dentre as espécies de animais domésticos, a torção testicular ocorre com maior frequência em cães e cavalos. Torções com mais de 270° resultam em manifestações clínicas caracterizadas por sensibilidade dolorosa, podendo se manifestar clinicamente como quadro de cólica em equinos. Essa condição pode ser recorrente e frequentemente está associada a tumores testiculares. Dependendo da intensidade da torção, pode ocorrer degeneração testicular ou hemorragia e necrose de coagulação.

◀ Alterações inflamatórias

As inflamações testiculares mais significativas são de origem bacteriana, principalmente aquelas causadas pela brucelose nos bovinos, suínos e caprinos (Figuras 8.8 a 8.10). O vírus da cinomose em cães, o vírus da síndrome respiratória e reprodutiva suína, o rubulavírus suíno e o herpes-vírus equino tipo 1 também podem infectar o tecido testicular. Infecção experimental de varrões com o vírus da síndrome respiratória e reprodutiva suína induz alterações na qualidade do sêmen, incluindo-se diminuição da motilidade e aumento no número de espermatozoides com alteração de acrossoma. Inoculação experimental de garanhões com o herpes-vírus equino tipo 1 resulta em infecção do testículo com replicação do vírus em células

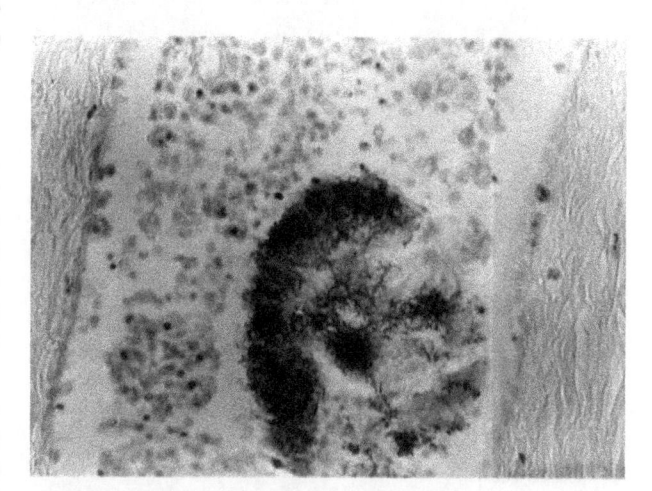

◀ **FIGURA 8.8** Periorquite granulomatosa em cão: agente etiológico do grupo actinomicótico (Brown-Brenn).

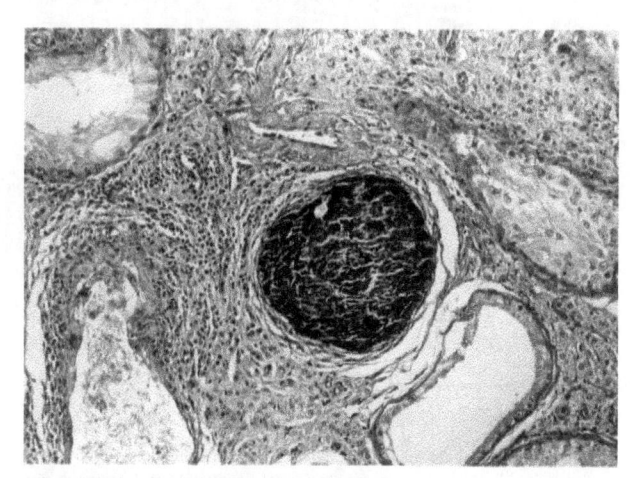

◀ **FIGURA 8.9** Espermiostase com calcificação e infiltrado inflamatório linfocítico no interstício em touro (coloração por hematoxilina-eosina).

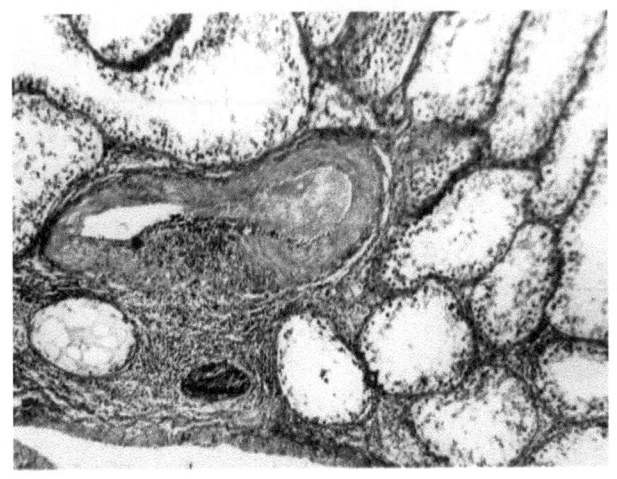

◀ **FIGURA 8.10** Orquite, vasculite e degeneração testicular em touro (coloração por hematoxilina-eosina).

endoteliais, resultando em vasculite e trombose. Além disso, a infecção resulta em diminuição da proporção de espermatozoides morfologicamente normais e presença de número significativo de células inflamatórias na fração rica em espermatozoides do ejaculado. Os garanhões infectados não desenvolvem outras alterações clínicas significativas e apresentam excreção do vírus por via venérea. Infecção de varrões pelo rubulavírus suíno provoca inflamação crônica no epidídimo e no testículo e, consequentemente, degeneração testicular e infertilidade.

As vias de acesso são a hematógena, mais comum, ou por extensão através do ducto deferente decorrente de uretrite, prostatite ou vesiculite seminal. Neste caso, a orquite é quase sempre precedida de epididimite.

Orquite é uma manifestação clínica e patológica frequente nos casos de brucelose e tuberculose. Em bovinos, a causa mais comum dessa condição é a infecção por *Brucella abortus*, que geralmente provoca reação aguda e irreversível, podendo ser uni ou bilateral. Mesmo quando é unilateral, o animal torna-se estéril, uma vez que o testículo contralateral desenvolve degeneração. A cepa vacinal de *Brucella abortus* B19 é capaz de provocar orquite, e, por isso, não é recomendada a vacinação de machos bovinos com essa amostra.

Ao exame macroscópico, observa-se a presença de exsudato fibrinopurulento junto à túnica albugínea. Nos casos de orquite por *Brucella* sp., a bolsa testicular apresenta-se aumentada de volume, edemaciada e hiperêmica. Ao corte, observa-se exsudato fibrinopurulento ou hemorragia junto às túnicas vaginal e albugínea. Os testículos apresentam-se aumentados de volume, flácidos, e, no parênquima, áreas de hemorragia e necrose de coagulação podem ser observadas. Nos casos crônicos há, ainda, a proliferação de tecido conjuntivo fibroso e a formação de abscessos.

Histologicamente, a orquite na brucelose caracteriza-se por apresentar necrose de caseificação envolvida por macrófagos, linfócitos e cápsula conjuntiva.

Essa inflamação pode, também, ter outros agentes etiológicos, como: *Trueperella* (*Arcanobacterium*) *pyogenes*, *Salmonella enterica* sorotipo Abortus-equi, e *Burkholderia* (*Pseudomonas*) *mallei* (agente causador do mormo), além de outros agentes bacterianos e virais.

Em um levantamento realizado em matadouros da região de Belo Horizonte, no estado de Minas Gerais, observaram-se 20 casos de orquite entre 150 bovinos estudados (13,33%). O diagnóstico, em sua maioria, baseou-se nas alterações histológicas. O índice pode ser considerado alto se comparado com informações de outros autores, mas cabe ressaltar que os animais não eram controlados com relação à brucelose.

Em suínos, observou-se a frequência de 37,5% de orquite, correspondente a 30 casos entre 80 animais estudados, os quais eram provenientes de vários municípios do estado de Minas Gerais. Nesse mesmo estudo, observou-se alta correlação entre a ocorrência de orquite e de epididimite.

Em cães, as orquites são quase sempre por extensão de cistite, uretrite, prostatite ou epididimite, sendo, nesses casos, geralmente causadas por *Escherichia coli* e *Proteus vulgaris* (Figura 8.11). A *Brucella canis* é uma causa importante de orquite e epididimite em cães. Nessa espécie, é frequente a orquite com corpúsculos de inclusão nas células de Sertoli nos casos de cinomose, com discreta infiltração inflamatória intersticial.

Embora a *Brucella ovis* seja uma causa primária de epididimite em carneiros, esse agente também pode provocar orquite.

◀ Neoplasias testiculares

Entre os animais domésticos, as neoplasias testiculares são mais comuns em cães velhos, seguidos dos touros idosos, sendo menos frequentes nas demais espécies. Os tumores testiculares são derivados de elementos testiculares especializados, como: (a) células intersticiais ou de Leydig ou leydigocitoma; (b) células de Sertoli ou sertolioma; (c) células seminais ou seminoma. Pode ocorrer também o desenvolvimento de outros tipos de neoplasia no testículo, além das citadas. Contudo, com exceção do teratoma no garanhão, os outros tipos são de ocorrência rara entre os animais domésticos.

No cão, o seminoma, o sertolioma e o leydigocitoma apresentam frequências semelhantes, sendo comuns em cães velhos, tumores múltiplos e bilaterais. A predisposição etária para estas neoplasias é marcante, conforme pode ser verificado na Figura 8.12, e a ocorrência de neoplasia testicular abaixo dos 5 anos de idade praticamente só é observada em animais criptórquios. Testículos

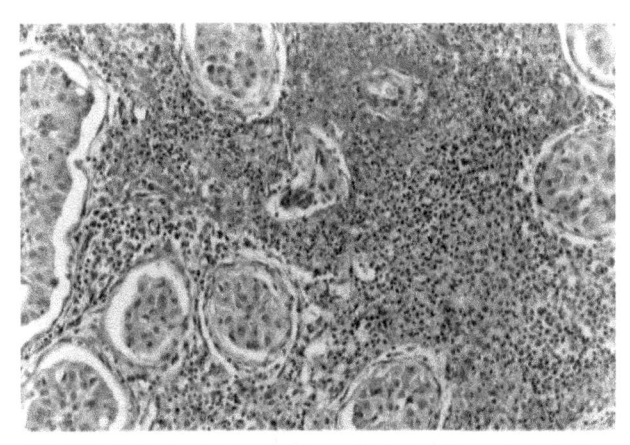

◀ **FIGURA 8.11** Orquite supurada em cão (coloração por hematoxilina-eosina).

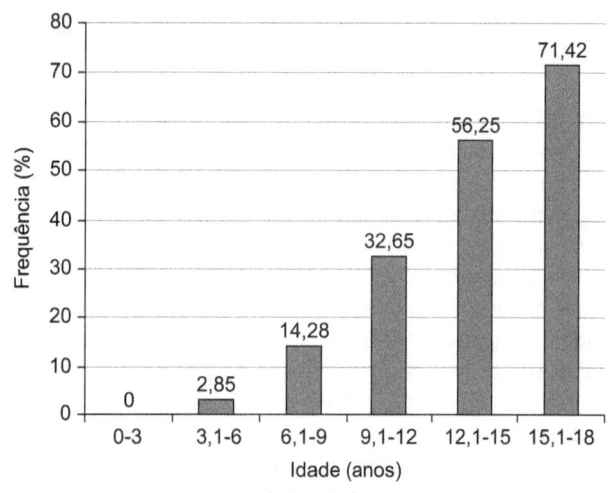

◀ **FIGURA 8.12** Frequência de neoplasias testiculares, incluindo-se leydigocitomas, seminomas e sertoliomas em cães. As frequências correspondem a 47 cães com tumores testiculares entre 497 cães necropsiados. (Fonte: Santos *et al.*, 2000.)

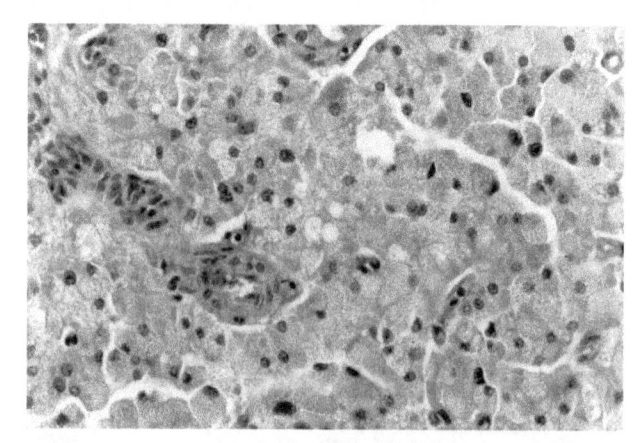

◀ **FIGURA 8.13** Leydigocitoma em cão (coloração por hematoxilinaeosina).

criptórquios têm risco de 10 a 20 vezes maior do que testículos escrotais para o desenvolvimento de neoplasias, particularmente sertolioma e seminoma. Em contraste ao que se observa no cão, tumores testiculares são raros em gatos.

Na maioria dos casos de tumores testiculares, a espermatogênese é comprometida somente no testículo que apresenta neoplasia; o contralateral mantém a atividade gametogênica.

A diferenciação macroscópica das neoplasias testiculares pode ser difícil. Contudo, há alguns parâmetros úteis para tal diferenciação, os quais serão descritos a seguir.

Leydigocitoma

O leydigocitoma é frequente nos testículos de cães e touros velhos; nos touros, a raça Guernsey parece ser a mais suscetível. A maioria dos autores não considera esse tumor hormonalmente ativo, embora alguns pesquisadores tenham encontrado degeneração do epitélio seminífero e hiperplasia prostática, atribuindo essas alterações à secreção de hormônios esteroides pelas células neoplásicas. A hiperplasia de células intersticiais em testículos normais parece ser uma lesão pré-tumoral.

O leydigocitoma pode ser uni ou bilateral, múltiplo ou solitário, com diâmetro que varia de milímetros a centímetros. Somente em casos especiais, ele leva a um aumento de volume do órgão. Ao exame macroscópico, o leydigocitoma apresenta-se discretamente encapsulado, amarelado, bastante vascularizado, mostrando com frequência áreas de hemorragia e sendo pouco consistente à palpação.

Histologicamente, o leydigocitoma caracteriza-se por apresentar células arredondadas com citoplasma granuloso, às vezes com pigmento pardo e com vacúolos, vascularização intensa e, às vezes, hemorragia focal; também apresenta áreas de necrose que envolvem a massa neoplásica. Cápsula conjuntiva e atrofia de túbulos seminíferos adjacentes podem ser observadas (Figura 8.13).

Devido à dificuldade na diferenciação entre hiperplasia nodular de células intersticiais e neoplasia, existe uma tendência a se classificarem os nódulos com diâmetro inferior a 2 mm como hiperplásicos, e aqueles com diâmetro superior a 2 mm como neoplásicos, embora tal classificação seja completamente arbitrária e, na prática, todo nódulo testicular, decorrente da proliferação de células intersticiais, reconhecível macro ou microscopicamente deva ser considerado leydigocitoma. Com exceção de raros casos de metástases descritos na literatura, os leydigocitomas são quase sempre benignos.

Sertolioma

O sertolioma, também denominado tumor de células de Sertoli, ocorre com maior frequência em cães mas, ocasionalmente, ocorre em bovinos, equinos, ovinos e em gatos. Desenvolve-se com muita frequência em testículos criptórquios, sendo mais comuns em animais velhos. Esse tumor produz aumento de volume do órgão e, em cães, geralmente é hormonalmente ativo, levando o animal à feminização, que se caracteriza por alopecia simétrica bilateral, atrofia do pênis e do prepúcio, perda da libido, atração por outros machos e desenvolvimento das glândulas mamárias (ginecomastia).

Ao exame macroscópico, o sertolioma caracteriza-se por apresentar formações nodulares grandes, que são envoltas por espessa cápsula conjuntiva, de consistência firme, coloração esbranquiçada ou acinzentada e superfície de corte de aspecto lobular (Figura 8.14).

Histologicamente, o sertolioma apresenta abundante estroma conjuntivo, que é responsável por sua consistência e resistência. As células são alongadas, com disposição

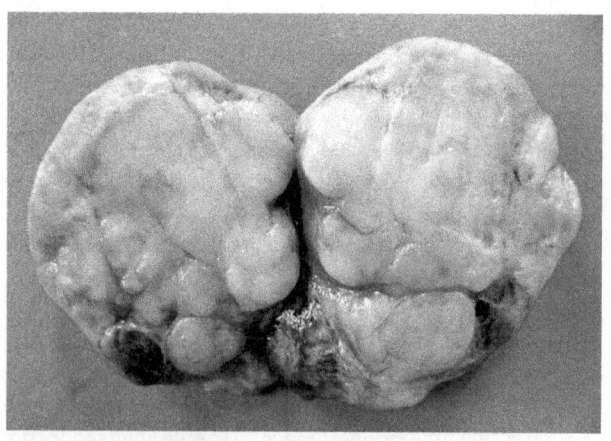

◀ **FIGURA 8.14** Sertolioma em cão.

em forma de feixes perpendiculares à membrana basal, possuem citoplasma alongado, acidófilo e núcleo também alongado, basal e hipercromático (Figura 8.15). Os sertoliomas podem resultar em metástases em aproximadamente 10% dos casos.

Seminoma

O criptorquidismo também predispõe ao desenvolvimento do seminoma. É o tumor testicular mais frequente em testículos de cães velhos, sendo mais comum no testículo direito do que no esquerdo. Pode atingir até 6 cm de diâmetro e tem caráter invasivo. Apresenta coloração esbranquiçada, consistência mole ou moderadamente firme e, ao corte, deixa fluir um líquido viscoso (Figura 8.16). Sua superfície é de aspecto lobulado (Figura 8.17).

O exame histológico do seminoma mostra células grandes com citoplasma granuloso e acidófilo, contendo núcleos grandes com cromatina vesiculosa e nucléolos proeminentes. São vistas áreas de necrose e infiltrado de células inflamatórias linfocitárias. Além da apresentação difusa (Figura 8.18), esta neoplasia pode também se apresentar, sobretudo nos estágios iniciais, na forma intratubular (Figura 8.19). No homem, os seminomas são classificados em: clássicos (com morfologia semelhante à de espermatogônias) e espermatocíticos (com morfologia semelhante a espermatócitos, ou seja, nesses casos as células neoplásicas são capazes de se diferenciar até o estágio de espermatócitos em paquíteno). Embora tal classificação tenha sido utilizada em medicina veterinária, seu uso nos animais domésticos carece de adequada validação, e a vasta maioria, senão a totalidade dos casos de seminoma no cão se enquadram na classificação de espermatocítico, segundo os critérios de classificação desta neoplasia no homem. Os seminomas no cão podem resultar em metástases em aproximadamente 10% dos casos.

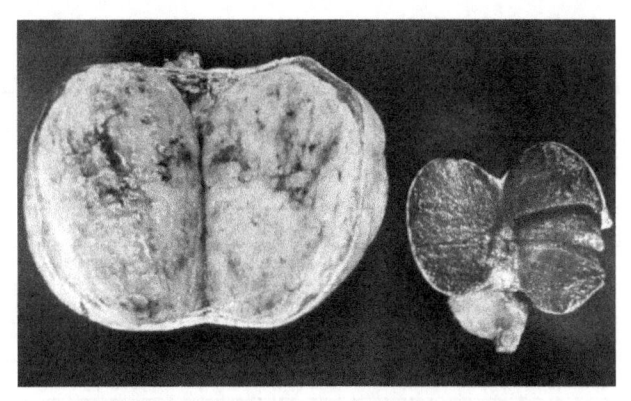

◀ **FIGURA 8.17** Seminoma no testículo esquerdo de cavalo.

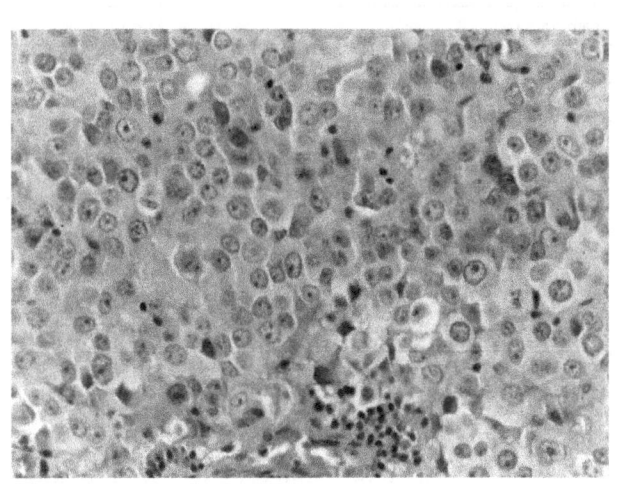

◀ **FIGURA 8.18** Seminoma difuso em cão (coloração por hematoxilina-eosina).

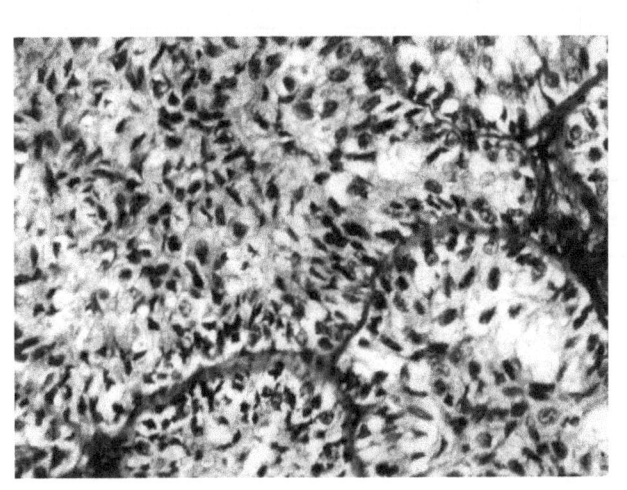

◀ **FIGURA 8.15** Sertolioma em cão (coloração por hematoxilina-eosina).

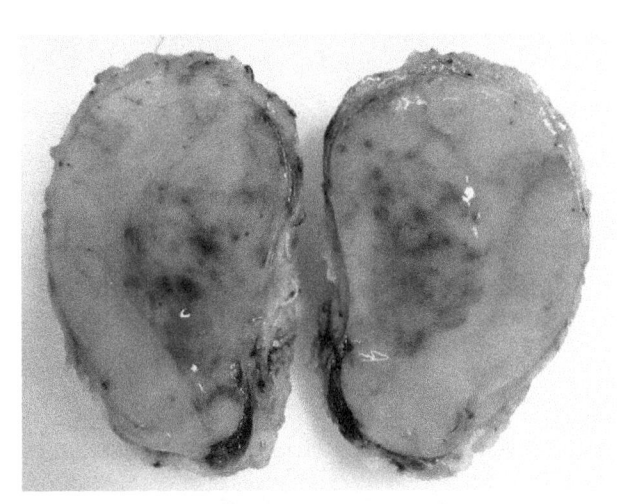

◀ **FIGURA 8.16** Seminoma em cão.

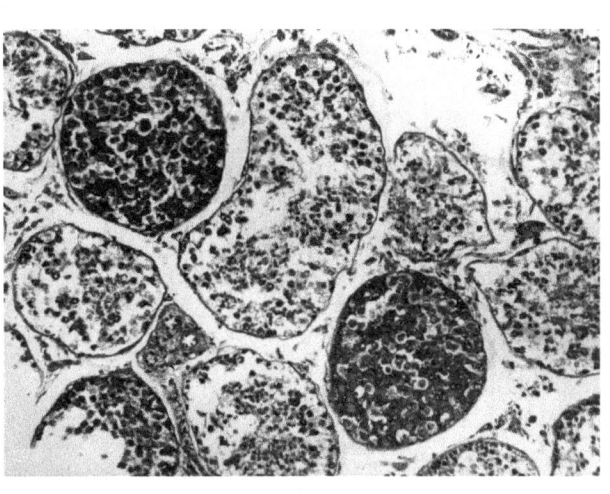

◀ **FIGURA 8.19** Seminoma intratubular em cão (coloração por hematoxilina-eosina).

Teratoma

O teratoma é um tumor derivado de células germinativas, que apresenta diferenciação em mais de um dos três folhetos embrionários (endoderma, mesoderma e ectoderma). Assim, pode ser constituído por diferentes tecidos, como pele, tecido glandular, tecido conjuntivo, osso, cartilagem, dente, tecido linfoide e tecido nervoso. Teratomas têm sido descritos com frequência em equinos, sendo raros em outras espécies. São comuns em potros e comumente o testículo desses animais tem localização abdominal, presumivelmente por dificuldade de migração para bolsa escrotal em decorrência do aumento de volume do órgão. Na maioria dos casos, os teratomas têm comportamento benigno.

Outros tumores derivados de células germinativas incluem carcinoma embrionário, que é caracterizado por um carcinoma pobremente diferenciado, e carcinoma do saco vitelínico, neoplasia extremamente rara que tem sido diagnosticada em bezerros.

◀ TABELA 8.1 Frequência de alterações testiculares em algumas espécies domésticas no estado de Minas Gerais.

Patologia	Espécie	Frequência	Referência
Hipoplasia	Touro	2/150 — 1,33%	Maia (1979)
Hipoplasia	Cão	8/103 — 7,76%	Nascimento (1975)
Hipoplasia	Porco	5/80 — 6,2%	Pereira (1982)
Criptorquidia	Cão	10/103 — 9,70%	Nascimento (1975)
Degeneração testicular	Touro	64/150 — 42,65%	Maia (1979)
Degeneração testicular	Cão	75/103 — 72,81%	Nascimento (1975)
Degeneração testicular	Porco	50/80 — 62,5%	Pereira (1982)
Orquite	Touro	20/150 — 13,33%	Maia (1979)
Orquite	Cão	14/103 — 13,59%	Nascimento (1975)
Orquite	Porco	30/80 — 37,5%	Pereira (1982)
Seminoma	Touro	2/150 — 1,33%	Maia (1979)
Seminoma	Cão	9/103 — 8,73%	Nascimento (1975)
Seminoma	Porco	1/80 — 1,2%	Pereira (1982)
Leydigocitoma	Touro	1/150 — 0,66%	Maia (1979)
Leydigocitoma	Cão	6/103 — 5,82%	Nascimento (1975)
Leydigocitoma	Porco	3/80 — 3,8%	Pereira (1982)
Sertolioma	Cão	4/103 — 3,88%	Nascimento (1975)
Hiperplasia de células intersticiais	Cão	3/103 — 2,91%	Nascimento (1975)
Hiperplasia de células intersticiais	Porco	7/80 — 8,8%	Pereira (1982)

REFERÊNCIAS BIBLIOGRÁFICAS

Agnew DW, Maclachlan NJ. Tumors of the genital systems. In: Meuten DJ (Ed.). Tumors in domestic animals. 5th ed. Ames: Willey Blackwell; 2017. pp. 689-722.

Bhanmeechao C, Srisuwatanasagul S, Ponglowhapan S. Age-related changes in interstitial fibrosis and germ cell degeneration of the canine testis. Reprod Dom Anim. 2018;53(Suppl 3):37-43.

Blanchard TL, Varner DD, Bretzlaff KN et al. Testicular degeneration in large animals: identification and treatment. Vet Med. 1991;86(5):537-542.

Blanchard TL, Varner DD, Bretzlaff KN et al. The causes and pathologic changes of testicular degeneration in large animals. Vet Med. 1991;86(5): 531-6.

Bush JM, Gardiner DW, Palmer JS et al. Testicular germ cell tumours in dogs are predominantly of spermatocytic seminoma type and are frequently associated with somatic cell tumours. Int J Androl. 2011;34:e288-95.

Chquiloff MAG, Nascimento EF. Histopathologische Veränderungen an hoden und nebenhoden bei rüden. Kleintierpraxis. 1977;22:247-50.

Edwards JF. Pathologic conditions of the stallion reproductive tract. Anim Reprod Sci. 2008;107:197-207.

Foster RA. Male genital system. In: Maxie MG (Ed.). Jubb, Kennedy, and Palmer's Pathology of domestic animals. Vol. 3. 6th ed. St. Louis: Elsevier; 2016. pp. 465-510.

Gurung P, Yetiskul E, Jialal I. Physiology, male reproductive system. In: StatPearls. Treasure Island: StatPearls Publishing; 2020. Disponível em: https://www.ncbi.nlm.nih.gov/books/NBK538429. Acesso em: 26/10/2020.

Hötzel MJ, Markey CM, Walkden-Brown SW et al. Morphometric and endocrine analysis of the effects of nutrition on the testis of mature Merino rams. J Reprod Fertil. 1998;113(2):217-30.

Kerr LA. Gossypol toxicosis in cattle. Comp Cont Educ Pract Vet. 1989; 11(9): 1139-46.

Kudo T, Kamiie J, Aihara N et al. Malignant Leydig cell tumor in dogs: two cases and a review of the literature. J Vet Diagn Invest. 2019;31(4):557-61.

Maia PCC. Alterações testiculares e epididimárias em bovinos. Dissertação (Mestrado). Belo Horizonte: Escola de Veterinária da UFMG; 1979. 37p.

McEntee K. Reproductive pathology of domestic mammals. San Diego: Academic Press; 1990.

Nascimento EF. Alterações testiculares e epididimárias em cães. Dissertação (Mestrado). Belo Horizonte: Escola de Veterinária da UFMG; 1975. 65p.

Nascimento EF, Maia PCC, Chquiloff MAG et al. Alterações testiculares e epididimárias em bovino. II. Degeneração testicular e cistos intraepiteliais no epidídimo. Arq Esc Vet Univ Fed Minas Gerais. 1981;33(3):407-12.

Nascimento EF, Santos RL, Edwards JF. Sistema reprodutivo masculino. In: Santos RL, Alessi AC (Ed.). Patologia veterinária. 2. ed. São Paulo: Roca; 2016. pp. 805-28.

Neves HHR, Vargas G, Brito LF et al. Genetic and genomic analyses of testicular hypoplasia in Nellore cattle. PLoS One. 2019;14(1):e0211159.

Oliveira Filho BD. Calcificação testicular em bovinos abatidos em frigoríficos no Estado de Goiás. Dissertação (Mestrado). Belo Horizonte: Escola de Veterinária da UFMG; 1981. 20p.

Parker JE, Rakestraw PC. Intra-abdominal testicular torsion in a horse without signs of colic. J Am Vet Med Assoc. 1997;210(3):375-7.

Pereira JJ. Alterações testiculares e epididimárias em suínos. Dissertação (Mestrado). Belo Horizonte: Escola de Veterinária da UFMG; 1982. 50p.

Peters MA, de Rooij DG, Teerds KJ *et al*. Spermatogenesis and testicular tumors in ageing dogs. J Reprod Fertil. 2000;120(2):443-52.

Prieto C, Suarez P, Bautista JM *et al*. Semen changes in boars after experimental infection with porcine reproductive and respiratory syndrome (PRRS) virus. Theriogenology. 1996;45(2):383-95.

Ramirez-Mendoza H, Hernandez-Jauregui P, Reyes-Leyva J *et al*. Lesions in the reproductive tract of boars experimentally infected with porcine rubulavirus. J Comp Pathol. 1997;117(3):237-52.

Roberts SJ. Veterinary obstetrics and genital diseases. 3rd ed. Ithaca: SJ Roberts; 1971.

Roca-Ferrer J, Rodríguez E, Ramírez GA *et al*. A rare case of polyorchidism in a cat with four intra-abdominal testes. Reprod Domest Anim. 2015;50(1):172-6.

Romagnoli SE. Canine cryptorchidism. Vet Clin North Am Small Anim Pract. 1991;21(3):533-44.

Sakaguchi K, Matsuda K, Suzuki H *et al*. Testicular yolk sac tumor of myxomatous, reticular, and polyvesicular vitelline type in a newborn calf. J Vet Diagn Invest. 2013;25(6):811-5.

Santos RL. Efeitos do gossipol sobre a reprodução. Cad Téc Esc Vet UFMG. 1997;21:73-82.

Santos RL. Morte celular por apoptose no testículo. Rev Bras Reprod Anim. 1999;23(4):486-99.

Santos RL, Silva CM, Ribeiro AFC *et al*. Testicular tumors in dogs: frequency and age distribution. Arq Bras Med Vet Zootec. 2000;52(1):25-6.

Santos RL, Silva CM, Ribeiro AFC *et al*. Effect of growth hormone and IGF-I release on germ cell population and apoptosis in bovine testis. Theriogenology. 1999;51(5):975-84.

Solti L, Pélsi T, Barna-Vetró I *et al*. Analysis of serum and seminal plasma after feeding ochratoxin A with breeding boars. Anim Reprod Sci. 1999;56(2):123-32.

Sur JH, Doster AR, Osorio FA. Apoptosis induced in vivo during acute infection by porcine reproductive and respiratory syndrome virus. Vet Pathol. 1998;35(6):506-14.

Tearle JP, Smith KC, Boyle MS *et al*. Replication of equid herpesvirus 1 (EHV-1) in the testes and epididymides of ponies and veneral shedding of infectious virus. J Comp Pathol. 1996;115(4):385-97.

Vandenbroeck M, Rogister GM. Particularités histophysiologiques de la cryptorchidie: le modèle de la cryptorchidie unilatérale porcine. Ann Med Vet. 1995;139(3):167-74.

Patologia do Epidídimo e do Cordão Espermático

PATOLOGIA DO EPIDÍDIMO

◀ Alterações do desenvolvimento

Aplasia e hipoplasia

A hipoplasia do epidídimo é uma anomalia de origem congênita e hereditária, mais comum em bovinos, podendo ser uni ou bilateral, e quase sempre evolui para espermatocele e granuloma espermático.

Aplasia segmentar

A aplasia segmentar do epidídimo tem sido observada com maior frequência em bovinos, embora também possa ocorrer ocasionalmente em carneiro, bode, porco e cão. A alteração representa a falta de um segmento do epidídimo devido à interrupção do desenvolvimento dos ductos mesonéfricos. Provavelmente, é uma alteração de origem hereditária, condicionada por um gene recessivo, e localiza-se mais frequentemente no corpo e na cauda do epidídimo. Em bovinos, o órgão direito é o mais frequentemente afetado. Após a puberdade, os animais com aplasia segmentar do epidídimo apresentam espermiostase e, consequentemente, espermatocele, que pode culminar com o desenvolvimento de granulomas espermáticos.

Paradídimo

O paradídimo, também chamado de apêndice do epidídimo, é uma estrutura identificada histologicamente em bovinos e suínos, e localizada sobretudo na cabeça do epidídimo, o que corresponde a resquícios embrionários dos túbulos mesonéfricos. Histologicamente, caracteriza-se por ductos revestidos por epitélio ciliado semelhante ao do ducto epididimário.

O apêndice epididimário eventualmente acumula secreções de suas células epiteliais, causando dilatação e formação de estruturas císticas, que atingem até alguns centímetros de diâmetro e contêm líquido claro e translúcido. Esses cistos são chamados de cistos do apêndice do epidídimo. A incidência mais elevada desses cistos em bezerros do que em touros sugere a possibilidade de regressão dessas estruturas.

◀ Alterações inflamatórias

Espermatocele e granuloma espermático

Espermatocele é a dilatação cística do conduto epididimário com acúmulo de espermatozoides (Figura 9.1). Como consequência desse acúmulo, ocorre atrofia do epitélio, ruptura da membrana basal e extravasamento de espermatozoides para o interstício, com posterior desenvolvimento de granuloma espermático. Macroscopicamente, o granuloma espermático assemelha-se a um abscesso (Figura 9.2) e, histologicamente, caracteriza-se pela presença de macrófagos e outras células inflamatórias mononucleares e, ainda, células gigantes multinucleadas (Figura 9.3).

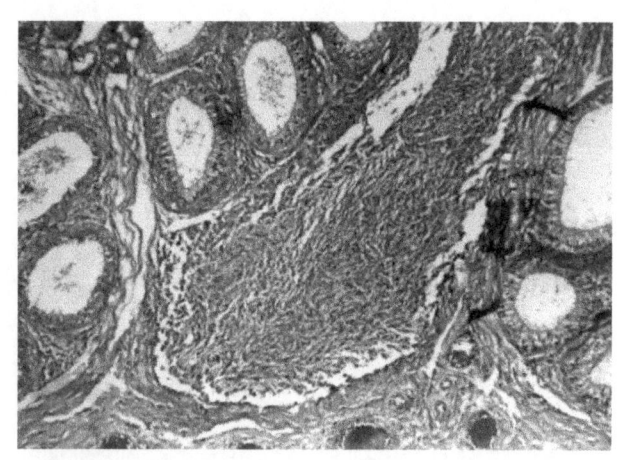

◀ **FIGURA 9.1** Espermatocele em cão: perda do epitélio epididimário e fragmentação da membrana basal (coloração por hematoxilina-eosina).

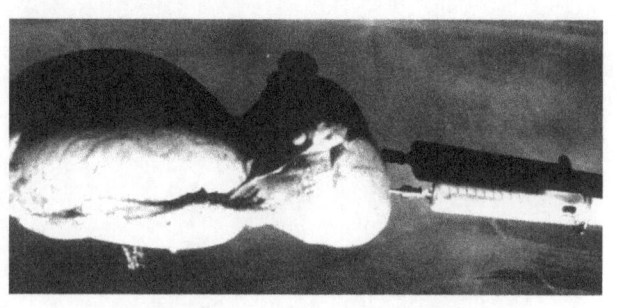

◀ **FIGURA 9.2** Granuloma espermático em touro.

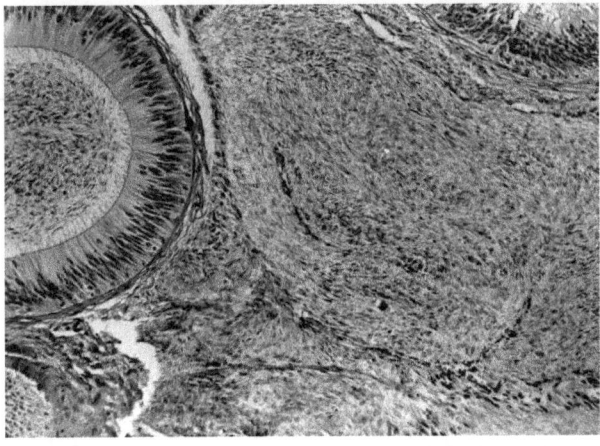

◀ FIGURA 9.3 Granuloma espermático em cão (coloração por hematoxilina-eosina).

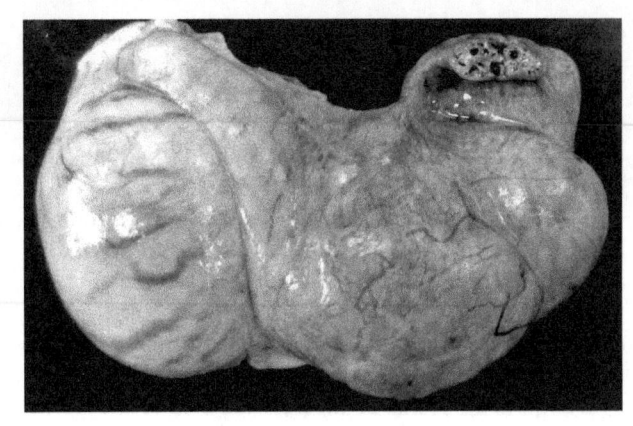

◀ FIGURA 9.4 Epididimite crônica em cão.

As causas da espermatocele e do granuloma espermático envolvem as condições em que ocorrem as alterações do trânsito normal dos espermatozoides, como nos casos de anomalias congênitas (aplasia segmentar), infecções locais com estreitamento e traumatismos.

Granulomas espermáticos decorrentes de malformações congênitas são a principal causa de infertilidade em caprinos mochos. Cerca de 20 a 25% da progênie de um acasalamento entre um bode e uma cabra mochos são estéreis, porque esses animais apresentam obstrução congênita dos dúctulos eferentes e, consequentemente, espermiostase e granuloma espermático.

Epididimite

A epididimite é mais comum em cães (Figura 9.4) e, nessa espécie, quase sempre coexiste com orquite. Em um estudo realizado em Belo Horizonte, no estado de Minas Gerais, foi possível detectar epididimite em 34 de 158 cães estudados, correspondendo a 21,58% dos animais. Nesse estudo, a epididimite apresentou correlação positiva com a orquite. Recentemente, têm sido diagnosticados casos de epididimite em cães com leishmaniose visceral, caracterizada por infiltrado inflamatório intersticial constituído por linfócitos, plasmócitos e macrófagos contendo o parasito (Figura 9.5). Nestes casos, ocorre a eliminação do agente (*Leishmania infantum*) no sêmen. Além de tropismo pelo epidídimo, a *Leishmania* tem também tropismo pela glande e pelo prepúcio. Nosso grupo demonstrou experimentalmente a ocorrência de transmissão venérea da leishmaniose visceral entre cães sorologicamente positivos, com eliminação do microrganismo no sêmen, e cadelas suscetíveis e livres da doença na ausência do vetor invertebrado.

Cães adultos que tiveram cinomose podem desenvolver epididimite e orquite, e, nessa fase, a doença é de transmissão venérea. Nos casos de cinomose, é possível a verificação microscópica de corpúsculos de inclusão intracitoplasmáticos acidofílicos, que são muito sugestivos para o diagnóstico (Figura 9.6).

Em ovinos, a epididimite é muito comum nos casos de brucelose (causada pela *Brucella ovis*), pois grande parte dos carneiros com brucelose apresenta lesões no epidídimo. Contudo, a ocorrência de carneiros infectados e assintomáticos é bastante comum em rebanhos positivos.

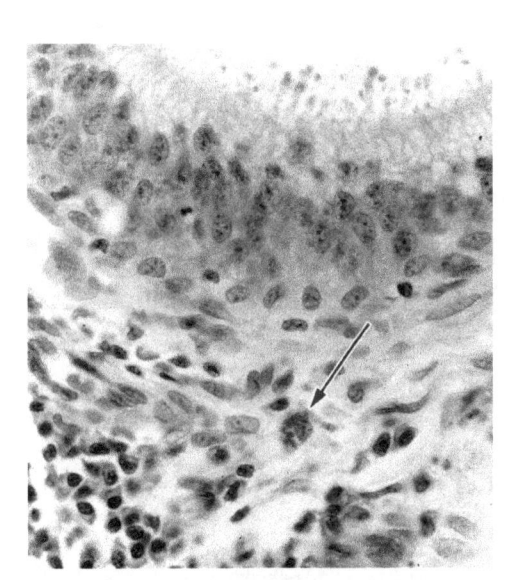

◀ FIGURA 9.5 Epididimite plasmo-histiocitária com macrófago contendo amastigotas de *Leishmania* sp. (*seta*) cão: imuno-histoquímica *anti-Leishmania* sp.

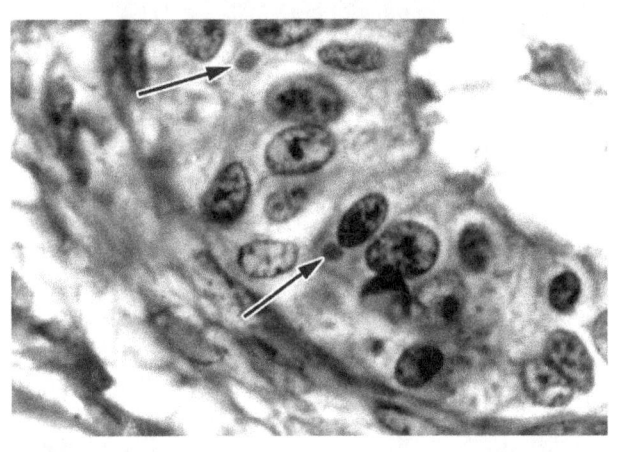

◀ FIGURA 9.6 Epidídimo de cão com cinomose: células epiteliais contendo corpúsculo de inclusão intracitoplasmático (*setas*) (coloração por hematoxilina-eosina).

Diversos estudos indicam que a infecção por *Brucella ovis* é comum no Brasil. Outro agente que provoca epididimite nos ovinos é o *Actinobacillus seminis*, que infecta principalmente animais jovens. Nos ovinos, também o agente da linfadenite caseosa, *Corynebacterium pseudotuberculosis*, pode causar epididimite, que quase sempre coexiste com orquite. Finalmente, o *Histophilus somni* (*Haemophilus somnus*) pode causar epididimite em carneiros, além de poder acarretar lesões em diversos órgãos.

Na Austrália, Nova Zelândia e Califórnia, a epididimite não supurada nos ovinos é uma alteração bastante frequente, sendo responsável por 5 a 18% dos casos de esterilidade. Nessas situações, o agente mais comum é a *Brucella ovis*. Caracteriza-se pela cauda do epidídimo aumentada de volume (Figura 9.7), 4 a 5 vezes o tamanho normal, com consistência muito firme, resistente ao corte, cujas superfícies revelam espermatocele e granulomas espermáticos. Histologicamente, o epitélio do ducto epididimário apresenta-se hiperplásico com formação de cistos epiteliais e posicionamento irregular dos núcleos (Figura 9.8). O lúmen contém fluido eosinofílico, neutrófilos degenerados, espermatozoides e debris celulares. Neutrófilos são observados entre as células epiteliais e no interstício. Ocorre, também, infiltração intersticial focal de células inflamatórias mononucleares, constituída por linfócitos e plasmócitos, fibrose e, frequentemente, formação de granuloma espermático (Figura 9.9).

Nos equinos, a causa mais comum de epididimite é a *Salmonella enterica* sorotipo Abortus-equi e, nesses casos, também, quase sempre ocorre orquite. Inoculação experimental de garanhões pelo herpes-vírus equino tipo 1 resulta em infecção do epidídimo, com presença de antígenos virais em células endoteliais, associada a vasculite e trombose.

Nos bovinos, a causa mais comum de epididimite é a tuberculose, comumente associada a outras lesões no organismo. A lesão da epididimite localiza-se basicamente na cabeça do epidídimo, que se apresenta aumentada de volume, com consistência muito firme, e a superfície de corte revela focos de necrose de caseificação e mineralização. Em um estudo realizado em matadouros da região de Belo Horizonte, no estado de Minas Gerais, detectaram-se 20 casos de epididimite entre 150 bovinos estudados (13,33%). A maioria deles era unilateral, e o órgão do lado esquerdo o mais frequentemente afetado (Figura 9.10).

Na espécie suína, observou-se uma frequência de 43,8% de epididimite, correspondendo a 35 casos entre 80 animais estudados, os quais eram provenientes de vários municípios do estado de Minas Gerais. Esses casos de epididimite apresentaram correlação altamente positiva com orquite.

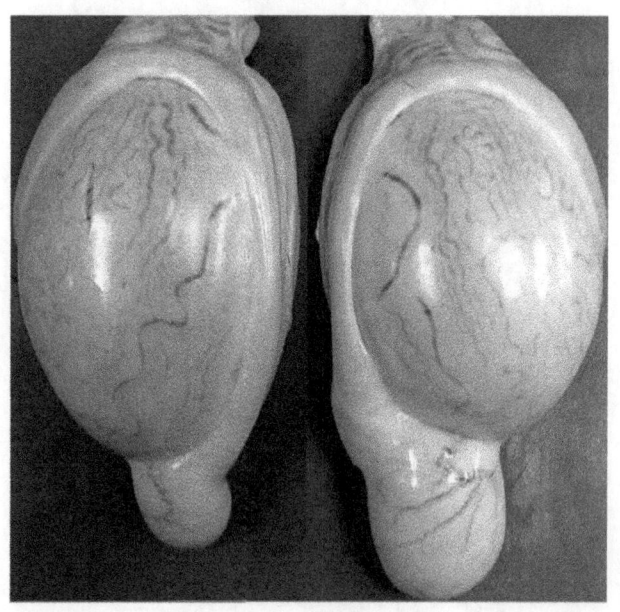

◀ **FIGURA 9.7** Epididimite crônica unilateral em carneiro: infecção por *Brucella ovis* com intensa assimetria e aumento de volume da cauda do epidídimo do lado direito.

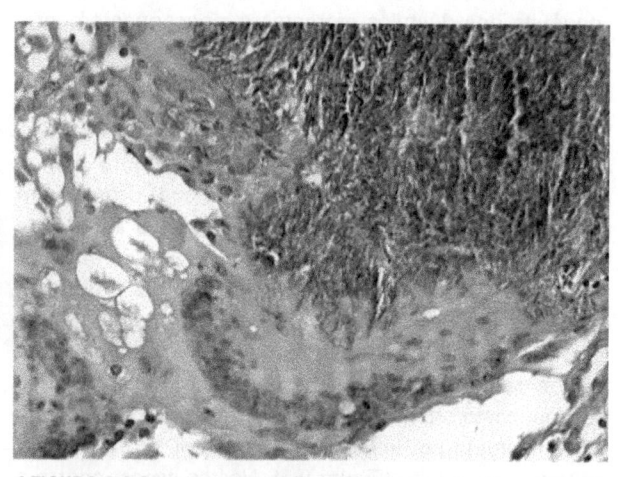

◀ **FIGURA 9.9** Granuloma espermático em carneiro: infecção por *Brucella ovis* (coloração por hematoxilina-eosina).

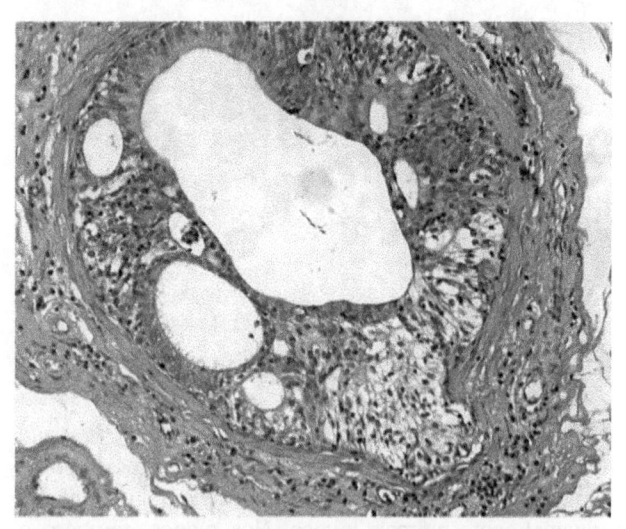

◀ **FIGURA 9.8** Epididimite em carneiro: infecção por *Brucella ovis*; intensa hiperplasia e vacuolização (cistos intraepiteliais) do epitélio do ducto epididimário e infiltrado linfocitário periductal (coloração por hematoxilina-eosina).

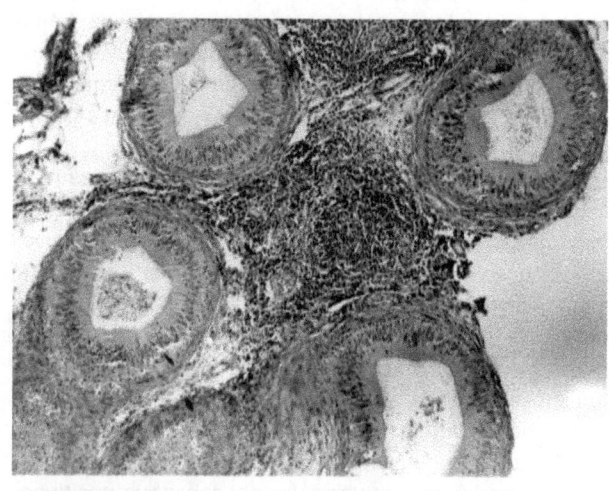

◀ **FIGURA 9.10** Epididimite em touro (coloração por hematoxilina-eosina).

Alterações regressivas

Cistos epiteliais

Os cistos epiteliais são caracterizados por pequenas formações císticas ao longo do epitélio epididimário, e restritas a ele, que somente são detectadas microscopicamente (Figura 9.11). As formações císticas podem ou não se associar a um processo inflamatório do epidídimo. Seu significado e sua etiologia não estão estabelecidos. Em bois abatidos na região de Belo Horizonte, no estado de Minas Gerais, observaram-se 12 casos (7,99%) de cistos epiteliais em 150 animais estudados. Em cães, a frequência dessa alteração em um estudo envolvendo 158 animais foi de 4,43%. Em suínos, a frequência obtida foi de 16,2% em 80 animais estudados.

Alterações progressivas

Adenomiose

A adenomiose caracteriza-se pela invasão da camada muscular e do estroma adjacente do epidídimo pelo epitélio do ducto epididimário (Figura 9.12). Pode ocorrer acúmulo de espermatozoides nestes segmentos, o que predispõe ao desenvolvimento de granuloma espermático.

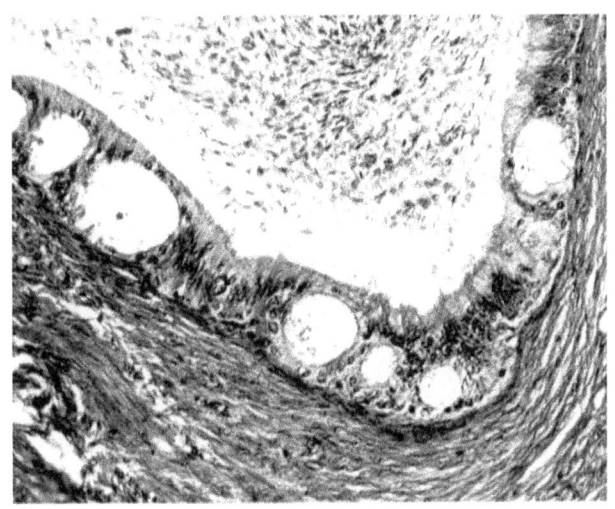

◄ **FIGURA 9.11** Cistos intraepiteliais no epidídimo de touro (coloração por hematoxilina-eosina).

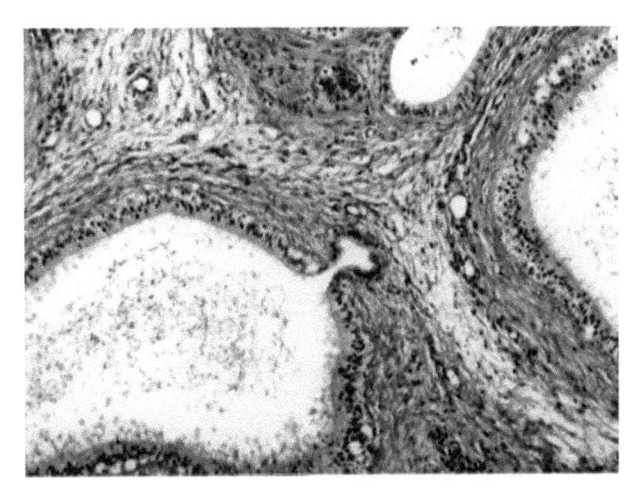

◄ **FIGURA 9.12** Epidídimo de cão com adenomiose (coloração por hematoxilina-eosina).

O principal fator reconhecido como causador de adenomiose no epidídimo são os estrógenos de origem endógena ou exógena.

PATOLOGIA DO CORDÃO ESPERMÁTICO

Aplasia segmentar do ducto deferente

A aplasia segmentar do ducto deferente pode ocorrer isoladamente ou associar-se a aplasia em outros segmentos derivados dos ductos mesonéfricos, como o epidídimo e as glândulas vesiculares.

Varicocele

Varicocele é a dilatação das veias do plexo pampiniforme e das veias cremastéricas, cuja causa não é conhecida. É uma alteração frequente em ovinos, ocasional em equinos e rara em bovinos. A varicocele é normalmente acompanhada da formação de trombos. Essa alteração pode predispor à degeneração testicular.

Torção

A torção do funículo espermático ocorre em cães, suínos e, ocasionalmente, em equinos, podendo envolver o testículo criptórquio. Nos casos de neoplasia, o aumento de volume do testículo criptórquio aparentemente predispõe à torção do funículo espermático.

Funiculite

A funiculite, ou inflamação do cordão espermático, geralmente é sequela de castração; é comum ocorrer em suínos. Esses casos podem ser complicados por peritonite ou por tétano. Já nos equinos, a funiculite pode ocorrer em decorrência da migração de larvas de *Strongylus* sp.

◄ **TABELA 9.1** Frequência de alterações epididimárias em algumas espécies domésticas no estado de Minas Gerais.

Patologia	Espécie	Frequência	Referência
Epididimite	Touro	20/150 — 13,33%	Maia (1979)
Epididimite	Cão	34/103 — 33,00%	Nascimento (1975)
Epididimite	Porco	35/80 — 43,8%	Pereira (1982)
Cistos intraepiteliais	Touro	64/150 — 42,65%	Maia (1979)
Cistos intraepiteliais	Cão	7/103 — 6,79%	Nascimento (1975)
Cistos intraepiteliais	Porco	13/80 — 16,2%	Pereira (1982)
Paradídimo	Porco	19/80 — 23,8%	Pereira (1982)

REFERÊNCIAS BIBLIOGRÁFICAS

Carvalho Jr. CA, Moustacas VS, Xavier MN *et al*. Andrological, pathologic, morphometric, and ultrasonographic findings in rams experimentally infected with Brucella ovis. Small Rumin Res. 2012;102:213-22.

Chquiloff MAG, Nascimento EF. Histopathologische veränderungen an hoden und nebenhoden bei rüden. Kleintierpraxis. 1977;22:247-50.

Diniz SA, Melo MS, Borges AM *et al*. Genital lesions associated with visceral leishmaniasis and shedding of Leishmania sp. in the semen of naturally infected dogs. Vet Pathol. 2005;42(5):650-8.

Foster RA. Male genital system. In: Maxie MG (Ed.). Jubb, Kennedy, and Palmer's Pathology of domestic animals. Vol. 3. 6th ed. St. Louis: Elsevier; 2016. pp. 465-510.

Genetzky RM. Epididymitis in rams. Comp Cont Educ Pract Vet. 1995;17(3): 447-54.

Koivisto MB, Luvizotto MCR, Nogueira GP et al. Varicocele bilateral em um bovino Bos taurus indicus. Rev Bras Reprod Anim. 1997;21(2):180-2.

Maia PCC. Alterações testiculares e epididimárias em bovinos. Dissertação (Mestrado). Belo Horizonte: Escola de Veterinária da UFMG; 1979. 37p.

McEntee K. Reproductive pathology of domestic mammals. San Diego: Academic Press; 1990.

Moustacas VS, Silva TMA, Costa LF et al. Clinical and pathological changes in rams experimentally infected with Actinobacillus seminis and Histophilus somni. Sci World J. 2014;2014:1-10.

Nascimento EF. Alterações testiculares e epididimárias em cães. Dissertação (Mestrado). Belo Horizonte: Escola de Veterinária da UFMG; 1975. 65p.

Nascimento EF, Maia PCC, Chquiloff MAG et al. Alterações testiculares e epididimárias em bovino. II. Degeneração testicular e cistos intraepiteliais no epidídimo. Arq Esc Vet Univ Fed Minas Gerais. 1981;33(3):407-12.

Nascimento EF, Santos RL, Edwards JF. Sistema reprodutivo marculino. In: Santos RL, Alessi AC (Ed.). Patologia Veterinária. 2. ed. São Paulo: Roca; 2016. pp. 805-28.

Pereira JJ. Alterações testiculares e epididimárias em suínos. Dissertação (Mestrado). Belo Horizonte: Escola de Veterinária da UFMG; 1982. 50p.

Roberts SJ. Veterinary obstetrics and genital diseases. 3rd ed. Ithaca: SJ Roberts; 1971.

Santos RL, Poester FP, Lage AP. Infecção por Brucella ovis. Cad Téc Vet Zootec. 2005;47:42-56.

Silva FL, Oliveira RG, Silva TMA et al. Venereal transmission of canine visceral leishmaniasis. Vet Parasitol. 2009;160(1-2):55-9.

Tearle JP, Smith KC, Boyle MS et al. Replication of equid herpesvirus 1 (EHV-1) in the testes and epididymides of ponies and veneral shedding of infectious virus. J Comp Pathol. 1996;115(4):385-97.

10 Patologia do Pênis e do Prepúcio

ALTERAÇÕES DO DESENVOLVIMENTO

◀ Fimose e parafimose

A diminuição congênita do diâmetro do óstio prepucial pode impedir a protrusão do pênis (fimose) ou seu retorno à bainha prepucial (parafimose). A fimose (Figura 10.1) e a parafimose podem também ser adquiridas, em decorrência de processos inflamatórios, particularmente nos casos de postite crônica, como na acrobustite em bovinos, ou neoplásicos.

◀ Hipospadia

Hipospadia é uma condição na qual o óstio uretral externo localiza-se ventralmente no pênis, podendo abrir-se entre sua posição normal na glande até o arco isquiático (Figura 10.2). Pode haver uma ou várias aberturas na uretra, ou toda a uretra encontrar-se aberta. Em bovinos, é um achado cuja frequência tende a aumentar quando os rebanhos são altamente consanguíneos.

◀ Pênis bífido ou difalia

Pênis bífido, duplo ou *diphallus* (também denominado difalia) é uma alteração muito rara, caracterizada, mais comumente, por duas glandes (Figura 10.3), embora possa ocorrer o desenvolvimento parcial ou total de dois pênis.

A terminologia clássica desta condição inclui as seguintes terminologias: *diphallus glandaris* (duplicação da glande), *diphallus bifidus* (duplicação parcial do pênis) ou *diphallus totalis* (dois pênis completamente separados).

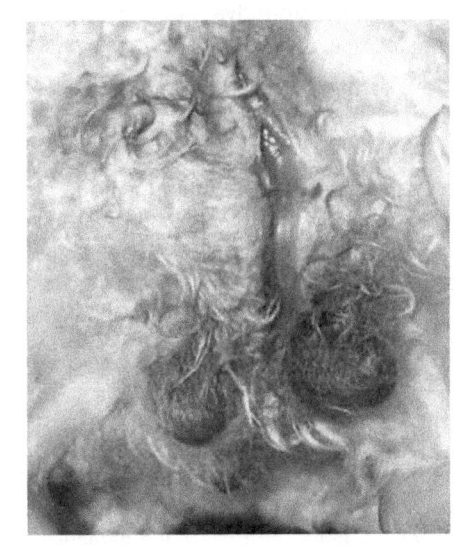

◀ **FIGURA 10.2** Hipospadia em cão: abertura ventral da uretra na região perineal e entre os testículos. (Fonte: cortesia da Dra. J. Oliveira.)

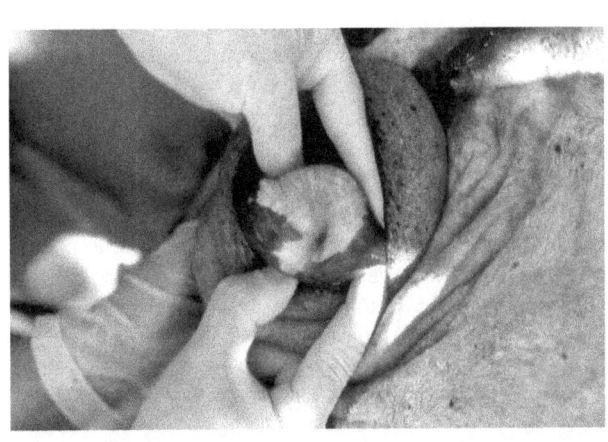

◀ **FIGURA 10.1** Fimose em touro: intensa estenose do óstio prepucial.

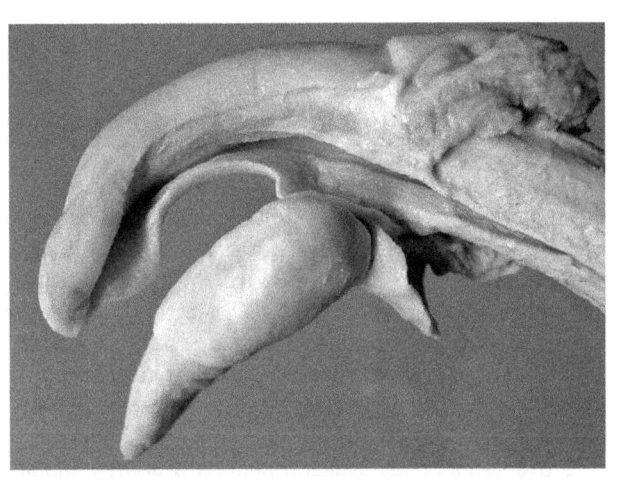

◀ **FIGURA 10.3** Difalia (*diphallus glandaris*) em touro. (Fonte: cortesia do Prof. David Driemeier.)

Persistência do frênulo peniano

O frênulo peniano é um feixe de tecido conjuntivo que une o prepúcio à parte ventral da glande e sua persistência congênita causa desvio do pênis, impedindo sua protrusão normal. Normalmente essa estrutura persiste pelos primeiros meses de vida pós-natal do bezerro, mas desaparece completamente entre 8 e 11 meses de idade. Quando persistente, essa banda de tecido conjuntivo desvia o pênis ventralmente, dificultando ou impedindo a cópula. É um achado mais comum em touros das raças Shorthorn e Aberdeen Angus.

Esta alteração também pode ocorrer em outras espécies, como no cão, no qual a condição pode ser completamente assintomática caso o animal não tenha atividade reprodutiva, mas compromete a habilidade de cópula daqueles destinados à reprodução.

◀ Alterações circulatórias

Hematoma peniano

O hematoma peniano é resultante do rompimento traumático da túnica albugínea, geralmente em decorrência de acidentes durante a cópula. Ocorre com maior frequência em bovinos. Pode ocorrer resolução sem comprometimento da função reprodutiva, embora frequentemente lesões permanentes, como fibrose extensa, possam comprometer a capacidade de cópula do animal.

Prolapso peniano

A exposição permanente da glande pode decorrer de parafimose. No garanhão, o prolapso peniano crônico, condição também conhecida como paralisia peniana, é comum como consequência da administração de tranquilizantes fenotiazínicos. O prolapso peniano predispõe à balanite.

◀ Alterações inflamatórias

Acrobustite

Acrobustite é um processo inflamatório crônico do prepúcio, com estreitamento do seu óstio e consequente não exteriorização do pênis, condição que caracteriza fimose adquirida. Bovinos que apresentam umbigo grande e penduloso, como nas raças zebuínas, são os mais suscetíveis. O prolapso da mucosa prepucial e o consequente traumatismo recorrente constituem a causa.

Balanopostite

Balanopostite é a inflamação da glande e do prepúcio, denominada, respectivamente, balanite e postite.

Muitos agentes que causam vaginite e aborto nas fêmeas, como, por exemplo, o *Tritrichomonas foetus*, causam balanopostite nos machos, mas a infecção é quase sempre inaparente. O vírus da vulvovaginite pustular (herpes-vírus bovino tipo 1) causa vaginite, endometrite e aborto nas fêmeas bovinas e balanopostite nos touros. Também em suínos, equinos (exantema coital) e cães, os herpes-vírus têm sido incriminados como causa de balanopostite e de vaginite.

O exantema coital, causado pelo herpes-vírus equino tipo 3, caracteriza-se por lesões ulcerativas multifocais na glande do garanhão (Figura 10.4). A infecção decorre de

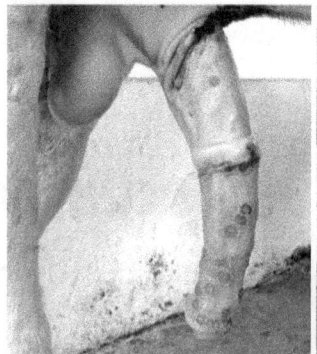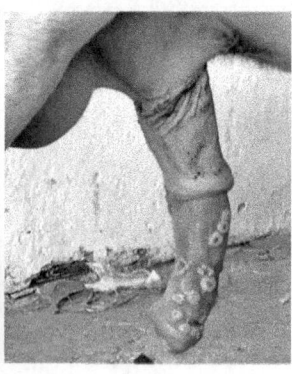

◀ **FIGURA 10.4** Exantema coital em garanhão: lesões ulcerativas multifocais na glande nos estágios inicial (*esquerda*) e mais tardia (*direita*). (Fonte: cortesia do Prof. Fábio de Souza Mendonça.)

transmissão venérea, e lesões semelhantes às do garanhão ocorrem na vulva da égua. Tanto no garanhão quanto na égua, as lesões cicatrizam deixando áreas multifocais despigmentadas.

Estudos epidemiológicos indicam que o número de touros portadores assintomáticos de agentes de doenças venéreas, como a campilobacteriose e a tricomonose, é bastante elevado no nosso meio. No estado do Mato Grosso do Sul, 56% de 132 touros examinados foram positivos para campilobacteriose. Em uma avaliação envolvendo amostras provenientes dos estados de Minas Gerais, Mato Grosso do Sul, São Paulo, Bahia, Rio de Janeiro, Goiás, Pernambuco e Distrito Federal foram detectadas 249 amostras positivas entre 910 amostras examinadas. O *Tritrichomonas foetus* também tem sido detectado com frequência em touros brasileiros. Este agente se localiza preferencialmente nas criptas da mucosa peniana e com menor frequência nas criptas prepuciais. Os microrganismos estão presentes em debris celulares (esmegma prepucial) depositados nessas criptas. Normalmente, esses agentes não são detectados na uretra ou nas glândulas sexuais acessórias.

Secreção prepucial purulenta é frequentemente observada em cães, e, na maioria dos casos, este achado carece de importância clínica. Contudo, estudos recentes demonstraram que a leishmaniose visceral está frequentemente associada à balanite e à postite, ou à balanopostite histiocitária difusa, com abundância de amastigotas de *Leishmania infantum* (sinonímia: *Leishmania chagasi*) intralesionais, com localização intracitoplasmática em macrófagos. Conforme salientado no Capítulo 9, *Patologia do Epidídimo e do Cordão Espermático*, o agente tem tropismo pelo sistema genital masculino, particularmente pelo epidídimo e pela genitália externa. Além disso, foram comprovadas a eliminação de *Leishmania* pelo sêmen e a transmissão venérea da infecção na ausência do vetor invertebrado.

A infecção por *Trypanosoma equiperdum* em equinos resulta na doença conhecida como durina, que tem transmissão quase exclusivamente venérea. Trata-se de doença com manifestação sistêmica, inclusive neurológica, mas que está associada a edema do prepúcio e da bolsa escrotal, podendo também resultar em orquite em alguns casos.

Habronemose cutânea, decorrente da deposição de ovos de *Draschia megastoma* e *Habronema* sp. em ferimentos pré-existentes na mucosa do pênis e no prepúcio é uma causa importante de balanopostite crônica em equinos. As lesões são ulceradas, podendo ser simples ou múltiplas com tratos fistulosos. Histologicamente, há intenso processo inflamatório crônico granulomatoso e eosinofílico, que pode evidenciar larvas intralesionais em alguns casos.

◀ Neoplasias do pênis e do prepúcio

Os tumores de pênis geralmente são observados na glande e ocorrem mais frequentemente nos caninos, bovinos e equinos.

Nos bovinos, o mais comum é o fibropapiloma, uma neoplasia de transmissão venérea, causada por um papilomavírus, que é transmitido venereamente, inclusive por atividade homossexual entre touros jovens. Esse tipo de neoplasia é mais comum em animais jovens tanto no pênis de touros jovens quanto na vagina e na vulva de novilhas, e pode apresentar cura espontânea. Caracteriza-se por formações nodulares, lembrando o aspecto de uma couve-flor, podendo ser ulcerado. Lesão semelhante, caracterizada por papiloma genital transmissível, também ocorre em suínos, afetando também machos e fêmeas e com frequente regressão espontânea.

Nos equinos, o mais comum é o carcinoma de células escamosas (Figura 10.5). Aparentemente, o esmegma prepucial tem participação na gênese desse tumor, embora tenha sido estabelecida associação com o papilomavírus equino tipo 2. O tumor é frequentemente ulcerado e localmente invasivo. Metástases podem ocorrer, embora tardias e pouco frequentes, desenvolvendo-se em, aproximadamente, 17% dos casos.

Em cães, o tumor venéreo transmissível (TVT), conhecido também como tumor de Sticker, é um tumor que tem a particularidade de ser facilmente transplantado. Pode ter cura espontânea e fornecer certo grau de imunidade ao hospedeiro. Assim, um cão que teve tumor venéreo torna-se resistente, e seu soro, fornecido a outro cão, protege este contra o tumor. Embora sua etiologia ainda não esteja esclarecida, há evidências de que as células do TVT têm circulado na população canina pelos últimos 11 mil anos, havendo uma linhagem celular comum em todo o mundo. Historicamente, foi o primeiro tumor a ser transmitido por via experimental de um cão para outro. Aparece sob a forma de nódulos avermelhados, sangra e ulcera-se facilmente; é pouco infiltrativo e raramente apresenta metástase (Figura 10.6). Como o próprio nome indica, trata-se de neoplasia de transmissão venérea. Uma particularidade que tem chamado a atenção para esse tumor é o número de cromossomos nas células neoplásicas: as células normais do cão possuem 78 cromossomos, enquanto as células neoplásicas possuem 58, diferindo do histiocitoma, cujas células têm o número normal de cromossomos da espécie canina. Este tipo de neoplasia apresenta regressão espontânea e também resultado satisfatório à quimioterapia. Durante sua regressão, ocorre parada da proliferação das células tumorais, aumento no número de células apoptóticas, aumento no infiltrado leucocitário, particularmente de linfócitos T, e proliferação de tecido conjuntivo fibroso.

O TVT pode ter localização extragenital, sobretudo nas mucosas (oral, ocular e nasal) e esporadicamente na pele. A disseminação dessa neoplasia para outras partes do

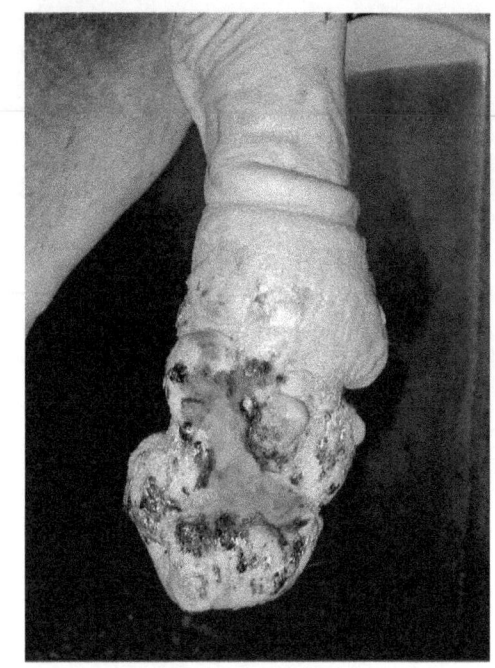

◀ **FIGURA 10.5** Carcinoma de células escamosas em garanhão. (Fonte: cortesia do Prof. Geraldo Eleno da Silveira Alves.)

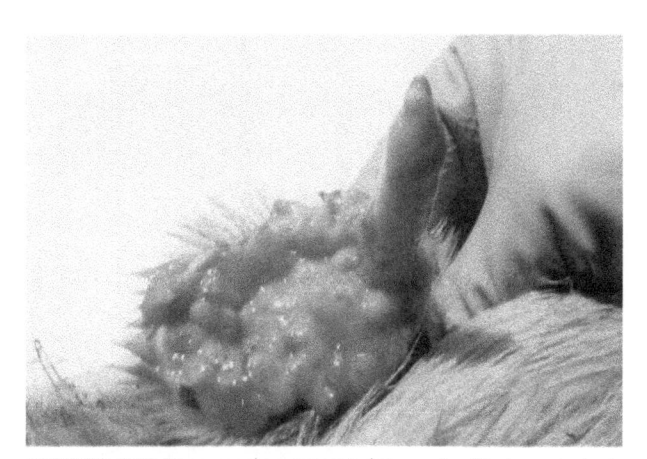

◀ **FIGURA 10.6** Tumor venéreo transmissível em cão. (Fonte: cortesia do Dr. F. G. A. Santos.)

corpo ocorre, na maioria das vezes, por implantação das células neoplásicas. Contudo, podem ocorrer metástases, embora estas possam ser transientes, com regressão espontânea.

REFERÊNCIAS BIBLIOGRÁFICAS

Agnew DW, MacLachlan NJ. Tumors of the genital systems. In: Meuten DJ. (Ed.). Tumors in domestic animals. 5th ed. Ames: Willey Blackwell; 2017. pp. 689-722.

Diniz SA, Melo MS, Borges AM et al. Genital lesions associated with visceral leishmaniasis and shedding of Leishmania sp. in the semen of naturally infected dogs. Vet Pathol. 2005;42(5):650-8.

Edwards JF. Pathologic conditions of the stallion reproductive tract. Anim Reprod Sci. 2008;107:197-207.

Ferreira C, Costa EA, França SA et al. Equine coital exanthema in a stallion in Brazil. Arq Bras Med Vet Zootec. 2010;62:1517-20.

Foster RA. Male genital system. In: Maxie MG (Ed.). Jubb, Kennedy, and Palmer's Pathology of domestic animals. Vol. 3. 6th ed. St. Louis: Elsevier; 2016. pp. 465-510.

Gizaw Y, Megersa M, Fayera T. Dourine: a neglected disease of equids. Trop Anim Health Prod. 2017;49:887-97.

Gonzalez CM, Griffey SM, Naydan DK *et al*. Canine transmissible veneral tumor: a morphological and immunohistochemical study of 11 tumors in growth phase and during regression after chemotherapy. J Comp Pathol. 2000;122(4):241-8.

Guedes RMC, Nogueira RHG, Santos SRQ *et al*. Tumor venéreo transmissível (TVT) extragenital em cão. Arq Bras Med Vet Zootec. 1996;48(3):369-74.

Hall WC, Nielsen SW, McEntee K. Tumours of the prostate and penis. Bull World Health Organ. 1976;53(2-3):247-56.

Lage AP, Pellegrin AO, Costa GM *et al*. Campilobacteriose genital bovina: diagnóstico na Escola de Veterinária da UFMG de 1976-1996. Rev Bras Reprod Anim. 1997;21(2):164-6.

Leite RC, Pellegrin AO, Martins NE *et al*. Tricomonose bovina: diagnósticos realizados na Escola de Veterinária da UFMG no período de 1979-1995. Rev Bras Reprod Anim. 1997;21(2):166-8.

McEntee K. Reproductive pathology of domestic mammals. San Diego: Academic Press; 1990.

Oliveira LGS, Pedroso PMO, Takeuti KL *et al*. Difalia em um bovino. Acta Sci Vet. 2009;37(4):379-81.

Pelegrin AO, Sereno JRB, Leite RC *et al*. Campilobacteriose genital bovina em touros do Mato Grosso do Sul. Rev Bras Reprod Anim. 1998;22(1):43-7.

Rhyan JC, Wilson KL, Wagner B *et al*. Demonstration of Tritrichomonas foetus in the external genitalia and of specific antibodies in preputial secretions of naturally infected bulls. Vet Pathol. 1999;36(5):406-11.

Roberts SJ. Veterinary obstetrics and genital diseases. 3rd ed. Ithaca: SJ Roberts; 1971.

Romagnoli S, Schlafer DH. Disorders of sexual differentiation in puppies and kittens: a diagnostic and clinical approach. Vet Clin North Am Small Anim Pract. 2006;36(3):573-606.

Santos FGA. Morfologia, morfometria e imuno-histoquímica das fases de crescimento e regressão espontânea do tumor venéreo transmissível canino. Tese (Doutorado). Belo Horizonte: Escola de Veterinária da UFMG; 2002. 81p.

Silva FL, Oliveira RG, Silva TMA *et al*. Venereal transmission of canine visceral leishmaniasis. Vet Parasitol. 2009;160(1-2):55-9.

Patologia das Glândulas Sexuais Acessórias

PATOLOGIA DA PRÓSTATA

As afecções prostáticas ocorrem com maior frequência em cães adultos, sobretudo em animais velhos. Dentre elas, hiperplasia, prostatite, cistos, abscessos e neoplasias são as mais comuns. Essas alterações, com alguma frequência, podem determinar alterações clínicas significativas.

◀ Alterações do desenvolvimento

O utrículo prostático ou útero masculino é um resquício embrionário dos ductos paramesonéfricos, que são vistos com frequência na próstata das diversas espécies domésticas e pode originar pequenas formações císticas.

Cistos

Os cistos prostáticos são comuns em cães e podem ser congênitos ou adquiridos em decorrência de processos hiperplásicos, neoplásicos ou inflamatórios. Eles podem ser agrupados da seguinte forma: cistos pequenos e múltiplos associados à hiperplasia; cistos de retenção; cistos paraprostáticos e cistos associados à metaplasia escamosa. Com exceção dos cistos múltiplos associados à hiperplasia, os demais apresentam uma frequência de 2,6 a 5,3%.

Os cistos associados à metaplasia escamosa geralmente são consequência do hiperestrogenismo ocasionado pelo tumor das células de Sertoli, que induz a metaplasia. Os cistos de retenção e os cistos paraprostáticos são preenchidos por líquido que varia de claro a turvo, e sua origem é desconhecida. A distinção morfológica entre eles baseia-se na localização: os cistos de retenção localizam-se no parênquima prostático, e os paraprostáticos situam-se fora da próstata, geralmente posicionados craniolateralmente a esse órgão; acredita-se que sejam originários de resquícios embrionários dos ductos paramesonéfricos.

Quando os cistos prostáticos aumentam excessivamente de tamanho, podem provocar dificuldade de defecação e de micção.

Atrofia

A atrofia da próstata ocorre em animais idosos ou após castração. O órgão se retrai e apresenta consistência muito firme; as células acinares tornam-se pequenas, basófilas e atípicas, e, finalmente, são substituídas por tecido fibroso denso.

Prostatite

Prostatite ocorre em todas as espécies domésticas, tendo maior importância no cão. Essa alteração está frequentemente associada à hiperplasia prostática em cães velhos. O sertolioma e a administração de estrógenos são fatores predisponentes. É uma inflamação que se caracteriza com frequência pela presença de exsudato purulento, e, regularmente, há formação de abscessos.

O agente isolado mais comum nos casos de prostatite em cães é a *Escherichia coli*; ocasionalmente, *Staphylococcus aureus*, *Klebsiella* sp., *Proteus mirabilis*, *Mycoplasma canis*, *Pseudomonas aeruginosa*, *Enterobacter* sp., *Streptococcus* sp., *Pasteurella* sp. e *Haemophilus* sp. também podem estar envolvidos. Além destes, *Brucella canis* pode infectar a próstata canina, mas, geralmente, se relaciona com infecção do testículo e do epidídimo. Infecções causadas por bactérias anaeróbicas e fungos (*Blastomyces dermatitidis*, *Cryptococcus neoformans* e *Coccidioides immitis*) também têm sido relatadas.

A prostatite aguda pode estar associada à dificuldade de urinar e defecar. Além disso, podem ser observados: hematúria, edema do escroto e do prepúcio e polaciúria. Em geral, a prostatite crônica (Figura 11.1) não apresenta sinais clínicos evidentes, mas pode comprometer a fertilidade.

Metaplasia

A metaplasia escamosa do epitélio prostático em cães velhos ocorre espontaneamente ou em condições de hiperestrogenismo, como nos casos de sertolioma. O epitélio dos ácinos e da uretra prostática são substituídos por tecido estratificado pavimentoso.

Hiperplasia

A hiperplasia prostática é muito comum em cães e geralmente afeta todo o órgão de maneira difusa. Torna-se evidente em animais a partir de 4 a 5 anos de idade, progredindo com o passar do tempo. A causa e a patogenia

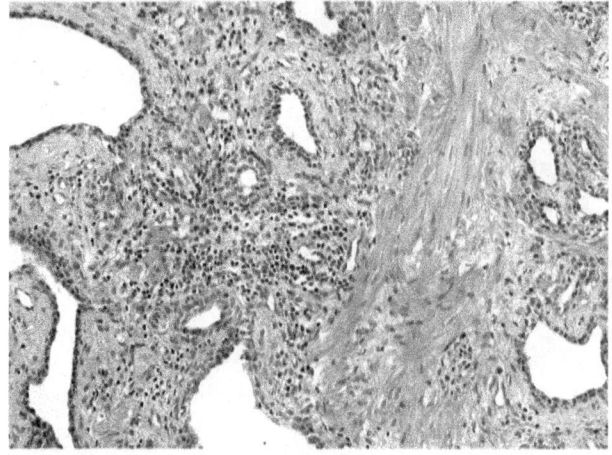

◀ **FIGURA 11.1** Prostatite crônica em cão (coloração por hematoxilina-eosina).

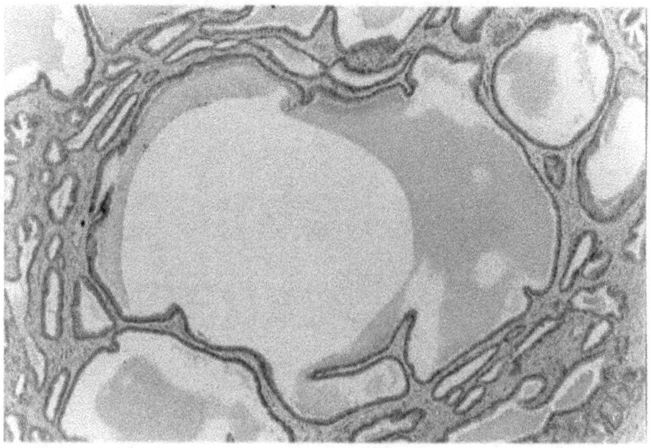

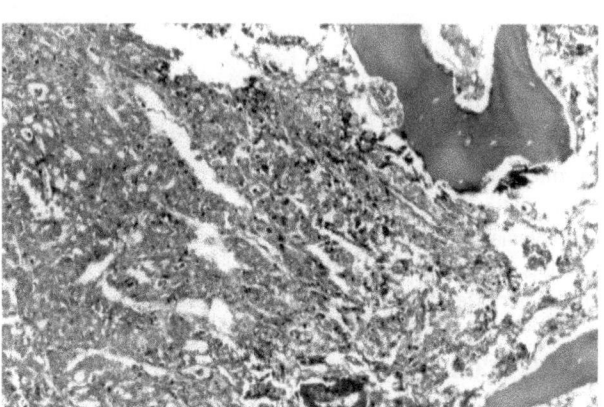

◀ **FIGURA 11.2** Hiperplasia prostática cística em cão (coloração por hematoxilina-eosina).

envolvem fatores hormonais. A di-hidrotestosterona estimula o crescimento do componente glandular e do estroma da próstata. Por isso, a hiperplasia prostática regride após castração e também responde ao tratamento com a droga finasterida, que age inibindo a conversão de testosterona em di-hidrotestosterona.

Em cães afetados, o volume prostático varia de 2 a 6,5 vezes o de cães normais de porte semelhante. O aumento de volume da próstata nos casos avançados de hiperplasia frequentemente está associado à constipação intestinal e à disúria decorrente da estenose da uretra prostática. Em cães, a disúria é uma manifestação menos comum do que a disquesia, que resulta em tenesmo recorrente, sendo esta condição um dos principais fatores predisponentes ao desenvolvimento de hérnia perineal.

Mais de 80% dos cães com idade superior a 5 anos e mais de 90% deles que ultrapassaram 9 anos de idade apresentam hiperplasia prostática, mas os sinais clínicos associados à hiperplasia são bem menos frequentes.

A glândula hiperplásica encontra-se aumentada de volume, com superfície irregular e aspecto nodular, apresentando cistos e ectasia venosa. Histologicamente, há hiperplasia glandular com proliferações papilares no lúmen e formações císticas (Figura 11.2) e infiltrado inflamatório mononuclear no interstício.

Neoplasias

Ao contrário do que ocorre no homem, as neoplasias da próstata são incomuns em cães e raras nas demais espécies de animais domésticos. As neoplasias prostáticas em cães incluem o adenocarcinoma, o carcinoma pobremente diferenciado (Figura 11.3), além de neoplasias mesenquimais benignas, como o leiomioma e o fibroma. Dentre essas neoplasias, o adenocarcinoma é a mais frequente e será discutida adiante.

O adenocarcinoma prostático ocorre com baixa frequência em cães intactos ou castrados. A prevalência desta neoplasia, com base em dados de necropsia, varia de 0,2 a 0,6%, sendo mais frequente em animais velhos (a idade dos animais afetados varia de 5 a 17 anos, com média de 10 anos). Alguns estudos indicam que o risco de desenvolvimento de adenocarcinoma prostático é maior em cães castrados e, ao contrário do que ocorre no homem, a privação de andrógenos em cães não tem

◀ **FIGURA 11.3** Metástase de carcinoma de próstata em uma vértebra lombar de cão (coloração por hematoxilina-eosina).

efeito no crescimento do tumor. A frequência de metástases chega a 80% dos casos, e os locais de metástase, em ordem decrescente de frequência, são os seguintes: pulmão, linfonodo regional, fígado, uretra, baço, cólon e reto, bexiga, osso, coração, rim, linfonodos distantes e glândula adrenal. A frequência de metástases para o esqueleto é particularmente alta, tendo sido descrita em 23% dos casos. As vértebras lombares e a pelve são os locais mais envolvidos.

Finalmente, cabe salientar que pode ocorrer infiltração de células neoplásicas de origem urotelial na próstata. Portanto, carcinoma de células de transição deve ser considerado no diagnóstico diferencial dos tumores prostáticos em cães.

PATOLOGIA DA GLÂNDULA VESICULAR

◀ Alterações do desenvolvimento

A hipoplasia ou a aplasia da glândula vesicular (vesícula seminal no cavalo) é rara nos animais domésticos e, geralmente, associa-se a defeitos semelhantes em outras estruturas derivadas dos ductos mesonéfricos. De forma semelhante ao que pode ocorrer em outros segmentos da genitália tubular, tanto feminina quanto masculina, eventualmente pode haver desenvolvimento incompleto da glândula vesicular, resultando em falta de um segmento da glândula, caracterizando a aplasia segmentar.

Inflamação das glândulas vesiculares

Em bovinos, *Brucella abortus* é a causa mais comum da vesiculite seminal, mas *Trueperella pyogenes* é outro agente importante. A vesiculite pode ser causada, esporadicamente, por *Pseudomonas aeruginosa, E. coli, Mycobacterium tuberculosis, Staphylococcus* sp. ou *Streptococcus* sp. *Mycoplasma bovis* tem sido isolado em casos de vesiculite seminal associada a efeitos deletérios nos espermatozoides. Em carneiros, a infecção por *Brucella ovis* geralmente está associada à vesiculite seminal (Figura 11.4), que está associada à eliminação de células inflamatórias (principalmente neutrófilos) e do agente no sêmen, embora a manifestação clínica mais perceptível nos casos de infecção por *B. ovis* seja epididimite.

Macroscopicamente, a glândula encontra-se aumentada de volume, hiperêmica e consistente à palpação (Figura 11.5). Histologicamente, caracteriza-se por infiltrado de células inflamatórias, com predomínio de neutrófilos na fase aguda e de linfócitos e plasmócitos na fase crônica.

A fertilidade de touros com vesiculite seminal pode estar ou não alterada. Os exames anátomo-histopatológicos das glândulas vesiculares de 120 touros zebuínos, provenientes do estado de Minas Gerais, revelaram 8 animais com vesiculite, correspondendo a 6,7% do total. Em todos os casos, a alteração atingia ambas as glândulas e quase todos os animais eram jovens, com idade que variava entre 4 e 6 anos.

PATOLOGIA DA GLÂNDULA BULBOURETRAL

As anomalias da glândula bulbouretral incluem os cistos congênitos em touros e gatos, e a hipoplasia ou aplasia em touros. Pode ser observada melanose em bovinos e suínos. Em geral, a inflamação da glândula bulbouretral

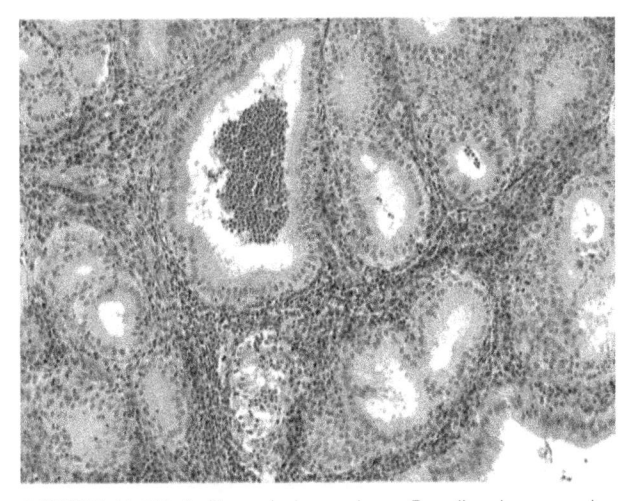

◀ **FIGURA 11.4** Vesiculite seminal causada por *Brucella ovis* em carneiro: infiltrado inflamatório intersticial linfoplasmo-histiocitário e infiltrado neutrofílico intraluminal (coloração por hematoxilina-eosina).

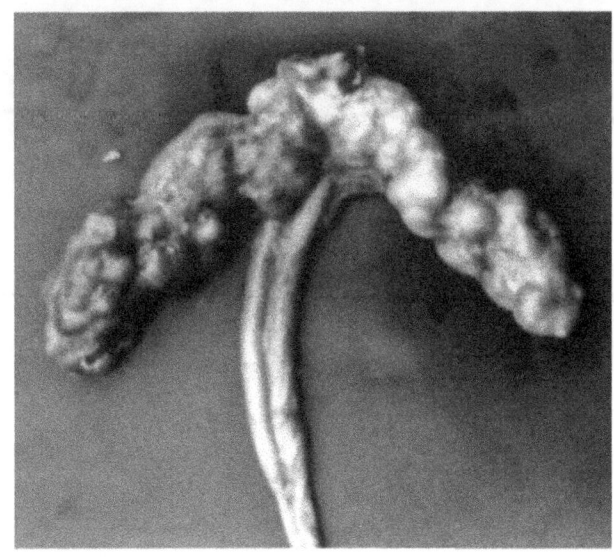

◀ **FIGURA 11.5** Vesiculite seminal em touro: assimetria com aumento de volume e coloração escura do lado esquerdo.

associa-se à vesiculite seminal; as causas e as características entre essas duas alterações patológicas são comuns. Concreções das glândulas bulbouretrais podem-se formar como consequência de processos inflamatórios crônicos.

REFERÊNCIAS BIBLIOGRÁFICAS

Ball L, Griner LA, Carroll EJ. The bovine seminal vesiculitis syndrome. Am J Vet Res. 1964;25(105):291-301.

Carvalho Jr. CA, Moustacas VS, Xavier MN *et al*. Andrological, pathologic, morphometric, and ultrasonographic findings in rams experimentally infected with Brucella ovis. Small Rumin Res. 2012;102:213-22.

Dorfman M, Barsanti J. Diseases of the canine prostate gland. Comp Cont Educ Pract Vet. 1995;17(6):791-810.

Foster RA. Male genital system. In: Maxie MG (Ed.). Jubb, Kennedy, and Palmer's Pathology of domestic animals. Vol. 3. 6th ed. St. Louis: Elsevier; 2016. pp. 465-510.

Hall WC, Nielsen SW, McEntee K. Tumours of the prostate and penis. Bull World Health Organ. 1976;53(2-3):247-56.

Johnston SD, Kamolpatanab K, Root-Kustritz MV *et al*. Prostatic disorders in the dog. Anim Reprod Sci. 2000;60-1:405-15.

Krawiec DR. Canine prostate disease. J Am Vet Med Assoc. 1994;204(10): 1561-4.

Krawiec DR, Helfin D. Study of prostatic disease in dogs: 177 cases (1981-1986). J Am Vet Med Assoc. 1992;200(8):1119-22.

McEntee K. Reproductive pathology of domestic mammals. San Diego: Academic Press; 1990.

Mettifogo E. Efeitos da infecção por micoplasmas no trato reprodutivo de bovinos: diagnóstico, controle e tratamento – revisão. Rev Bras Reprod Anim. 2000;24(2):83-9.

Nascimento EF, Chquiloff MAG, Maia PCC *et al*. Inflamação da glândula vesicular em bovino. Arq Esc Vet da UFMG. 1981;33(1):39-42.

Nascimento EF, Santos RL, Edwards JF. Sistema reprodutivo masculino. In: Santos RL, Alessi AC (Ed.). Patologia veterinária. 2. ed. São Paulo: Roca; 2016. pp. 805-28.

Roberts SJ. Veterinary obstetrics and genital diseases. 3rd ed. Ithaca: SJ Roberts; 1971.

Serakides R, Guedes RMC, Souza JCA *et al*. Carcinoma de próstata com metástase óssea em cão. Arq Bras Med Vet Zootec. 1997;49(3):385-8.

Patologia da Glândula Mamária

12

Patologia da Glândula Mamária

Geovanni Dantas Cassali

GENERALIDADES

As glândulas mamárias são glândulas sudoríparas modificadas, sendo, portanto, órgãos especializados da pele embriologicamente originados pela invaginação de brotos ectodérmicos para o interior do mesoderma subjacente. Desenvolvem-se a partir de linhas ou cristas mamárias bilaterais na superfície ventrolateral do embrião e estendem-se da região torácica à inguinal. As linhas mamárias diferenciam-se, então, em brotos mamários, e tanto o número quanto a localização destes brotos ao longo da linha mamária varia entre as espécies. Os brotos mamários desenvolvem-se nas regiões: inguinal em ungulados (bovinos, caprinos, ovinos, veados e camelos) e equídeos (cavalos, jumentos), peitoral em primatas (mulher, macaca), e torácica, abdominal e inguinal nas espécies multíparas, como carnívoros (caninos e felinos), lagomorfos (coelhos) e suínos. A localização dos brotos mamários determina, então, a localização dessas glândulas e suas estruturas associadas, como as papilas mamárias, os vasos sanguíneos e o tecido conjuntivo de sustentação.

Elas iniciam seu desenvolvimento no embrião e continuam lentamente até o período pré-puberal. Somente com o início da gestação a glândula mamária assume sua maturação morfológica e atividade funcional completa. As lesões mamárias extirpadas cirurgicamente durante a gestação podem exibir alterações secretoras semelhantes. No macho, as glândulas mamárias são rudimentares e consistem apenas em alguns ductos primários e secundários.

A glândula mamária é uma glândula tubuloacinar composta, cuja unidade secretora consiste em um ácino (alvéolo) e um ducto terminal. Grupos de unidades secretoras formam lóbulos separados por septos de tecido conjuntivo. Um ducto terminal (intralobular) abre-se em ducto interlobular, nos septos de tecido conjuntivo, onde diversos deles convergem para formar o ducto lactífero ou galactóforo, que drena um lobo da glândula. Em determinadas espécies (ruminantes), os ductos lactíferos esvaziam-se em um seio lactífero, na base da teta; este seio se continua e abre-se para o exterior por meio de um simples canal da teta. Os ductos lactíferos de outras espécies abrem-se separadamente (Figura 12.1).

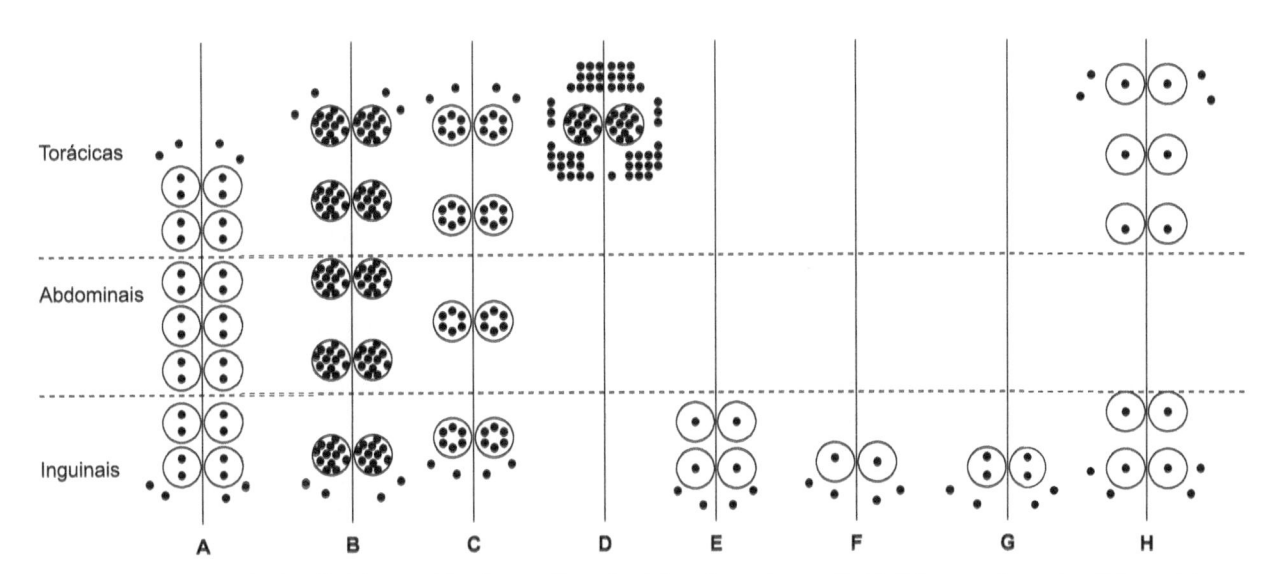

◀ **FIGURA 12.1** Distribuição das glândulas mamárias dos mamíferos domésticos. Os pontos na glândula indicam o número de orifícios na teta, e os externos, o número de linfonodos. **A.** Porca. **B.** Cadela. **C.** Gata. **D.** Mulher. **E.** Vaca. **F.** Ovelha e cabra. **G.** Égua. **H.** Camundongo fêmea. (Fonte: Dyce *et al.*, 1990.)

O ácino glandular ou alvéolo é revestido por uma camada de epitélio simples cúbico que varia na altura durante os diferentes estágios da atividade secretora (cúbica ou prismática ou quase pavimentosa). Pouco depois da ordenha, ele começa uma nova fase secretora. O leite é produzido tanto por secreção apócrina (produto em grandes gotículas de secreção intracelular, circundadas por membrana e pequena quantidade de citoplasma, que se salientam no interior do lúmen a partir do ápice da célula) como merócrina (produto liberado em pequenos grânulos de secreção – exocitose). A produção contínua do leite aumenta o lúmen da unidade secretora. Ao final do ciclo secretor, as células epiteliais são cúbicas baixas. Todos os lóbulos da glândula não estão na mesma fase secretora na mesma época.

Células mioepiteliais estreladas e fusiformes são encontradas entre os tecidos epiteliais e a lâmina basal do ácino, e desempenham importante função na glândula, pois, sob ação da ocitocina, liberada pela neuro-hipófise, ocorre contração das células mioepiteliais, forçando o leite das unidades secretoras para o sistema de ductos. Este fenômeno é chamado de "descida do leite". As células mioepiteliais parecem também estar relacionadas com a histogênese de tumores mistos e carcinossarcomas em cadelas.

O desenvolvimento e a estrutura do parênquima da glândula mamária dependem de múltiplas influências hormonais. Nos períodos fetal e pré-puberal, o crescimento do sistema de ductos primários e secundários é proporcional ao crescimento do corpo como um todo. Após a puberdade o crescimento do sistema de ductos depende do estrógeno, enquanto a progesterona é exigida para o desenvolvimento acinar. A hipófise atua no crescimento da glândula mamária por meio da influência da prolactina e somatotropina. A secreção da prolactina é necessária para a manutenção da lactação.

Ao final da lactação, os lóbulos regridem e sofrem atrofia, havendo grande redução no tamanho da mama. Entretanto, não ocorre regressão completa até o estágio da mama normal nulípara, verificando-se um aumento permanente no número e tamanho dos lóbulos.

Os processos que podem alterar as características morfofuncionais da glândula mamária podem ser divididos em alterações: do desenvolvimento e do formato das mamas, circulatórias, inflamatórias e progressivas.

ALTERAÇÕES DO DESENVOLVIMENTO E DO FORMATO DAS MAMAS

As papilas mamárias, bem como as glândulas mamárias, podem apresentar variações e defeitos diversos nos distintos mamíferos, tanto no que se refere ao número como ao seu aspecto. Com frequência, aparecem mamas supranumerárias na fase embrionária que continuam seu desenvolvimento no período fetal (hipertelia e hipermastia embrionárias). Nas mamas principais, são possíveis determinadas anormalidades ou variações em sua localização. A papila mamária pode estar ausente (atelia, hipotelia), com o correspondente parênquima mamário ou sem ele; também pode haver um número excessivo dos mesmos (hipertelia, hipermastia, pseudofístulas de leite), ou falta de seu desenvolvimento (aplasia) ou sua evolução incompleta (hipoplasia).

Nos bovinos, junto com a ausência total do parênquima mamário podem apresentar-se aplasias em um ou vários quartos e faltar, ou não, a teta correspondente. As hipoplasias raramente afetam a totalidade da mama, sendo mais frequentemente encontradas na forma de quartos subdesenvolvidos isolados, especialmente os anteriores. Em vacas, são frequentes as anomalias das tetas, sobretudo, a hipertelia. Estas tetas supranumerárias podem aparecer na zona caudal das mamas posteriores, mais raramente intercaladas entre os quartos anteriores e posteriores e, só de maneira excepcional, nas zonas craniais dos quartos anteriores. Podem ser simples apêndices móveis de tecido subcutâneo ou estar mais ou menos desenvolvidos, com esfíncter próprio e parênquima mamário separado. Ainda que raramente, a mama pode ser formada por 6 tetas uniformes, de aspecto externo quase análogo e com 6 quartos independentes, sem que seja possível diferenciar, nem pelo formato nem pela secreção láctea, as tetas do parênquima mamário supranumerário.

Em outras espécies, as informações são mais restritas. Ainda hoje se sabe muito pouco sobre as anomalias das mamas na égua, existindo poucas descrições relativas à presença de mama e papila supranumerárias e hipoplasia da glândula mamária. Em ovelhas e cabras, são frequentes as tetas supranumerárias com o parênquima mamário correspondente ou sem ele. Normalmente, as porcas domésticas podem ter 7 pares de mamas. Entretanto, esta quantidade é muito variável, de tal maneira que podem encontrar-se fêmeas com 4 ou até 9 pares de tetas. Muitas vezes se observam papilas rudimentares que se implantam assimetricamente entre as normais.

ALTERAÇÕES CIRCULATÓRIAS

◀ Hiperemia

Em condições fisiológicas, observa-se hiperemia das glândulas mamárias ao final da gestação e imediatamente depois do parto; observa-se, às vezes, também ao longo do período de lactação, quando os animais não são ordenhados.

◀ Hemorragia

A hemorragia da mama manifesta-se como pequeno extravasamento sanguíneo (hemorragia por diapedese) ou ampla perda de sangue consecutivas a rupturas vasculares (hemorragia *per rexis*), que podem ou não ser acompanhadas de hematomas.

As hemorragias por diapedese, em que as hemácias passam aos alvéolos, ocorrem frequentemente sem sintomas patológicos evidentes em mamas de vacas de ordenha recente, e em determinadas ocasiões aparecem nas mais diversas fases da lactação. Às vezes, é tão elevada a quantidade de hemácias, que o leite fica vermelho. Entretanto, frequentemente os vestígios hemáticos são muito escassos, e só podem ser verificados depois de se centrifugar o leite.

As estrias de sangue pouco intensas misturadas ao leite, imediatamente após o parto, são consideradas fisiológicas e desaparecem espontaneamente aos 14 dias no máximo. As demais hemorragias por diapedese, consideradas patológicas, podem ser devidas a lesões na mucosa da cisterna devido à ordenha mecânica ou manual inadequada, à carência de vitamina C, a toxinas vegetais que lesam os capilares (ranunculáceas, mercuriais, brotos de pinho), assim como à infusão com medicamentos muito irritantes. Não são raras as vezes em que o leite apresenta aspecto sanguinolento nas mamites agudas e crônicas.

As hemorragias por rupturas vasculares nos tecidos da mama geralmente são consequência de traumatismos. O foco hemorrágico pode ser encapsulado pelos tecidos circundantes, formando um hematoma, ou ser liberado para o exterior através da ruptura da pele. Se não houver complicações, a cavidade é preenchida com tecido de granulação, que posteriormente se transforma em tecido conjuntivo fibroso.

Em bovinos, os traumatismos intensos produzem muitas vezes amplas acumulações subcutâneas de sangue com um conteúdo de vários litros, por fora do corpo da mama, na região do escudo mamário ou no baixo ventre, devido à dilaceração de grandes vasos sanguíneos. Hematomas enormes, com conteúdo de até 20 litros, podem formar-se também entre as fáscias abdominais e as zonas craniais da glândula mamária, quando há rompimento do ligamento suspensor das mamas e dos vasos sanguíneos situados na base desta. Isto se observa quando o peso do aparelho mamário é excessivo, com edema muito pronunciado.

◀ Edema

O edema mamário caracteriza-se por uma tumefação difusa, consequente a um grande acúmulo de líquidos no tecido subcutâneo e no conjuntivo intersticial da glândula. Fisiologicamente apresentam-se, mais ou menos manifestos, em todos os mamíferos, antes do parto e depois dele. As tumefações edematosas podem associar-se, às vezes, a transtornos funcionais e alterações patológicas. A distinção entre os edemas mamários fisiológico e patológico tem como base o fato de que o último pode não ter relação com o parto, e, sim, ter caráter inflamatório. O edema de úbere ocorre com frequência em bovinos leiteiros de alta produção imediatamente antes do parto e depois dele. O mecanismo desta alteração não é bem conhecido, mas o excesso de cloreto de sódio na dieta é um fator predisponente.

ALTERAÇÕES INFLAMATÓRIAS

◀ Mastite

A inflamação da glândula mamária ocorre em todas as espécies de mamíferos, entretanto é mais frequente e causa maiores perdas econômicas em vacas leiteiras. A mastite, devido à sua frequência e importância econômica, ocupa o primeiro lugar entre as enfermidades mamárias da vaca leiteira.

Mastite bovina

No século XVIII, começaram a ser realizados os primeiros trabalhos sobre mastite. Na terceira década do século XIX, a mastite foi classificada nas formas benigna, com curso apirético e sem transtornos gerais, e maligna, com febre e alterações do estado geral do animal.

Com relação à sua etiologia, acreditava-se anteriormente que as mastites eram favorecidas fundamentalmente pelos traumatismos das glândulas e pelas ordenhas incompletas e defeituosas; além disso, a limpeza inadequada das mamas também era considerado um fator que favorecia o desenvolvimento das enfermidades mamárias.

A teoria da infecção foi fundamentada no final do século XIX (Heindrich & Renk, 1969), através da injeção da secreção obtida de mamas inflamadas no canal da teta de vacas sadias. Posteriormente, investigações microbiológicas de numerosos pesquisadores permitiram o descobrimento de vários tipos de agentes. Os agentes infecciosos que sabidamente invadem e colonizam a glândula mamária são: bactérias, fungos, micoplasmas e algas, além de alguns agentes virais. Entretanto, os organismos mais importantes são as bactérias. Com poucas exceções, a identificação da causa específica da mastite é realizada de forma mais adequada pela cultura microbiológica do leite ou do exsudato, e não pela histopatologia.

Os organismos patogênicos podem atingir a glândula mamária pelo canal lácteo da teta, através da solução de continuidade da pele da teta e da mama e, também, por via hematógena. As vacas leiteiras, em relação a outras espécies, estão mais predispostas à invasão de organismos patogênicos em decorrência da elevada incidência de traumatismos no orifício, no esfíncter, ou no canal lácteo da teta.

A inflamação da glândula mamária produz lesões anatomopatológicas que podem se localizar nos canais glandulares ou chegar até os alvéolos e alcançar as células alveolares e, em alguns casos, afetar até mesmo o interstício. Como consequência do processo inflamatório, ocorre uma alteração das características físico-químicas do leite, que contém maior quantidade de elementos procedentes do sangue, como resultado das lesões das barreiras sangue-mama e tecidos. Dependendo do grau da inflamação, a secreção será normal ou moderadamente afetada. É possível que não se aprecie alteração alguma no exame macroscópico. O mesmo pode ocorrer com as características físicas da mama. Assim mesmo, as alterações clínicas podem ser muito intensas, moderadas ou estar ausentes, de acordo com o tipo de fator desencadeante e a duração do processo inflamatório. O primeiro sintoma que ocorre é o aumento da taxa de leucócitos, seguido por um aumento de conteúdo de cloretos do leite. Este é seguido de diminuição no conteúdo de caseína e de gordura, aumento de pH, alteração do estado fluido e queda do volume de leite secretado.

Com base nessas alterações, classifica-se a mastite em: subclínica, em que apenas existe uma alteração na secreção, e, clínica, em que, além da alteração na secreção, há sinais perceptíveis ao exame clínico. As referidas anormalidades da secreção seriam de natureza bioquímica, nem sempre perceptíveis ao exame macroscópico.

Mastite estreptocócica bovina

O estreptococo foi a primeira bactéria a ser incriminada como causa de mastite crônica de caráter infeccioso e contagioso e de distribuição mundial. As causas mais comuns de mastite estreptocócica em vacas leiteiras são: *Streptococcus agalactiae*, *S. dysgalactiae* e *S. uberis*. Outros estreptococos que causam esporadicamente mastite em bovinos são *S. bovis*, *S. pyogenes* e *S. pneumoniae*.

A mastite crônica bovina causada por *S. agalactiae* caracteriza-se por surtos de atividade inflamatória com períodos intervenientes de quiescência inflamatória. É um agente que tem como *habitat* natural a glândula mamária de vacas e cabras, não sobrevivendo por muito tempo fora das mamas dessas espécies. Por causa da sua relação parasito-hospedeiro, *S. agalactiae* é suscetível à erradicação. O agente pode ser eliminado por meio da detecção e segregação das vacas infectadas, uso de práticas de higiene e infusão intramamária.

A primeira resposta à penetração dos estreptococos é um significativo edema do tecido conjuntivo circunjacente com intensa migração de neutrófilos no tecido interlobular e nos alvéolos (Figura 12.2). Os linfáticos regionais apresentam-se dilatados e contêm numerosos leucócitos. No epitélio acinar, podem observar-se vacuolização e descamação. Macrófagos e fibroblastos são verificados precocemente no curso da reação, distribuídos em acúmulos irregulares. Os estreptococos são muito numerosos nesta fase, dentro de ductos e ácinos e abaixo do epitélio. Com o passar do tempo, a reação exsudativa aguda cede e os macrófagos, linfócitos e fibroblastos passam a ser predominantes. Os ácinos e ductos afetados começam um processo de involução e distendem-se por tampões espessos e estáticos compostos por debris celulares, células intactas e secreção luminal. Com o avançar do processo, a proliferação do tecido conjuntivo fibroso e a deposição de colágeno ao redor das glândulas e dos ductos podem obstruir os lumens dos ductos e ácinos. O resultado final pode ser hipotrofia ou intensa fibrose com acentuada redução da produção de leite ou agalaxia.

O *S. dysgalactiae* não depende da glândula mamária para sobreviver na natureza. Tem origem ambiental e, portanto, não é suscetível à erradicação. Essa bactéria parece ser oportunista e provoca uma forma aguda e súbita de mastite, que pode ter suas origens em um ferimento traumático envolvendo a teta. A infecção que ocorre com *S. agalactiae* é frequentemente autolimitante, não persistindo o agente nas áreas de involução e fibrose. Já *S. uberis* causa tipicamente mastite crônica, que é mais branda que a causada por *S. agalactiae*.

Mastite estafilocócica bovina

A mastite por estafilococos é uma infecção que ocorre predominantemente em vacas leiteiras jovens, e não há aumento da suscetibilidade com o avanço da idade. A causa principal de mastite em vacas são estafilococos coagulase-positivos. Em ordem decrescente de frequência, são: *Staphylococcus aureus*, *S. intermedius* e *S. hyicus*.

Em geral, o *S. aureus* provoca uma mastite contagiosa subclínica e crônica, mas pode ser aguda e causar a gangrena dos quartos mamários envolvidos. A área comprometida no processo de gangrena é bastante variável, e grupos de lóbulos necróticos podem ser observados adjacentes a outros aparentemente normais.

As diferenças verificadas na progressão das mastites estreptocócica e estafilocócica dependem das diferentes toxigenicidades do gênero e da habilidade do estafilococo para invadir mais profundamente o tecido interacinar e estabelecer um foco de infecção persistente, provocando a reação granulomatosa conhecida como "botriomicose". A reação inicial é necrosante, e estes focos necróticos são circundados por intensa reação leucocitária, acompanhada de fibrose, destruindo grandes áreas de tecido normal (Figura 12.3). Os focos granulomatosos são numerosos e medem não mais que 1 a 2 cm de diâmetro. Os granulomas lembram aqueles da actinomicose, mas as bactérias são facilmente visíveis nos microabscessos.

Mastite tuberculosa bovina

A tuberculose mamária tem importância significativa. Assim, na vaca, após os pulmões e os linfonodos, a mama é o órgão em que são mais constantes as lesões da tuberculose. Três formas de tuberculose são descritas: miliar, infiltrativa lobular ou tuberculose mamária crônica e mastite caseosa.

A tuberculose miliar é pouquíssimo frequente, porque, esta forma da doença generalizada ocorre quase sempre durante a idade jovem do animal, quando a mama está pouco desenvolvida.

A forma infiltrativa lobular é, sem dúvida, a mais importante, pois 80 a 90% das manifestações de tuberculose mamária são deste tipo. Há formação de nódulos na profundidade do órgão, os quais se projetam para a superfície; são firmes e facilmente seccionáveis e, às vezes, apresentam cor cinza e de aspecto lardáceo ou granuloso. Os canais galactóforos interlobulares apresentam-se como linhas finas, amarelo-turvas e ramificadas – é a galactoforite caseosa, comparável à bronquite caseosa. Microscopicamente, a lesão tem as características do granuloma tuberculoso. São visualizadas células epitelioides e células gigantes.

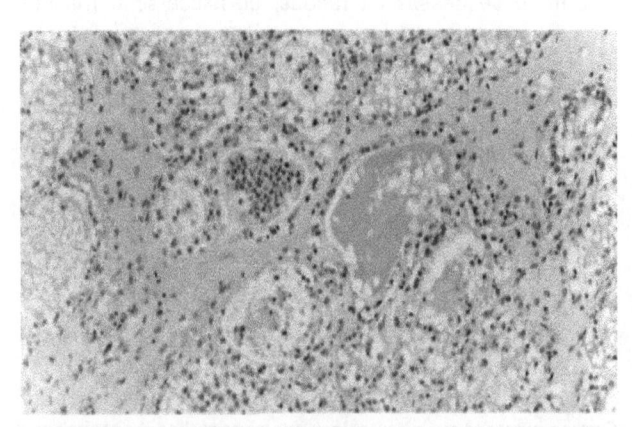

◀ **FIGURA 12.2** Mastite supurada em vaca (coloração por hematoxilina-eosina).

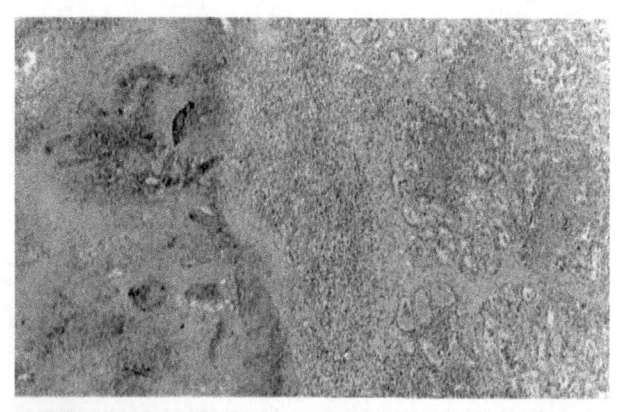

◀ **FIGURA 12.3** Mastite supurada e necrótica em vaca (coloração por hematoxilina-eosina).

Na mastite caseosa, o quarto mostra-se extremamente aumentado de volume e sem a presença de nódulos. A superfície de corte apresenta grandes áreas de caseificação, as quais lembram infartos. Os linfonodos supramamários podem apresentar lesões típicas de tuberculose.

Mastite por coliformes

Bactérias coliformes são agentes comuns e importantes de mastite, mas muito pouco é conhecido sobre sua patogênese e as lesões causadas. Em geral, as bactérias agrupadas nesta categoria incluem: *E. coli*, *Pseudomonas aeruginosa*, *Pasteurella* spp., *Klebsiella pneumoniae* e *Aerobacter aerogenes* – elas ocorrem normalmente nesta ordem de frequência.

Acomete principalmente vacas; entretanto, é observada também em porcas, ovelhas e cabras. A mama apresenta congestão intensa, de modo que a superfície de corte encontra-se vermelha, tonalidade que passa a verde acinzentada após o tecido mamário ter sido exposto ao ar por algum tempo.

Esta mastite acompanha-se de focos de necrose no órgão, cujo aparecimento é explicado pela inflamação e trombose de veias e linfáticos.

Mastite por Trueperella pyogenes

De modo geral, as mastites supuradas são frequentes em vacas e porcas, e um pouco mais raras em ovelhas. Um agente comum desta afecção é *Trueperella pyogenes*. É de evolução crônica e caracteriza-se pela formação de abscessos com pus amarelo-esverdeado, envoltos por cápsula fibrosa. Entre a cápsula e a massa de exsudato há uma membrana piogênica bem desenvolvida.

Um ou mais de 1/4 é afetado; mostram nódulos que flutuam quando tocados e, às vezes, sofrem rupturas, dando origem a fístulas. Ao corte, os nódulos são simples abscessos, de tamanho variável, cuja exsudação é de consistência fluida ou semissólida, geralmente de odor desagradável. Alguns abscessos mostram conexão com ductos. A cisterna apresenta-se geralmente cheia de pus esverdeado, com odor fétido.

Mastite em caprinos e ovinos

Com o incremento na ênfase da produção leiteira em caprinos e ovinos, e resultante dos fatores estressantes, a mastite nestas espécies está emergindo como um sério problema. Entretanto, caprinos e ovinos não ocupam uma posição na produção leiteira tão importante quanto bovinos nem têm recebido o mesmo tratamento detalhado na literatura.

Mais de 100 agentes infecciosos, incluindo bactérias, micoplasmas, lentivírus e, ocasionalmente, fungos, podem causar mastite nessas espécies. A infecção intramamária (algumas vezes também por outras vias) por esses organismos pode resultar na doença clínica ou subclínica. Muitos casos clínicos em caprinos são decorrentes da infecção com *Staphylococcus aureus*, *Streptococcus* spp. e *Arcanobacterium* spp. Em ovinos, os principais agentes bacterianos são *S. aureus* e *Mannheimia* (*Pasteurella*) *haemolytica*. Mais recentemente, em ovinos e caprinos tem sido relatada a mastite subclínica, causada pelo estafilococo coagulase-negativo.

Mastite em cães e gatos

Ainda hoje são poucas as informações bibliográficas sobre mastite em cadelas e gatas. As mastites podem ser agudas ou crônicas. Estas últimas podem ser confundidas com tumores, mas o exame citológico por punção aspirativa facilmente distingue estas alterações. A pseudogestação (ver Capítulo 5, *Patologia do Útero*) é o principal fator predisponente à mastite em cadelas.

Os processos agudos são acompanhados de edema inflamatório, podendo ser observada mastite purulenta ou gangrenosa, que pode ser causa de graves transtornos do estado geral do animal. Os agentes mais frequentes são estreptococos e estafilococos, e acredita-se que ambos penetrem na mama por meio de fissuras da papila mamária e da pele adjacente, disseminando via ductos e vasos linfáticos.

Mastite em suínos

As inflamações da glândula mamária das porcas apresentam-se, mais frequentemente, como mastite crônica granulomatosa do tipo "botriomicótica". Os granulomas são do tipo supurado, e muitas dessas mastites são produzidas pelo *Staphylococcus aureus*.

Conforme descrito no Capítulo 5, *Patologia do Útero*, uma importante síndrome nas porcas, conhecida como mastite-metrite-agalaxia (MMA), ocorre 12 a 48 horas após o parto. Caracteriza-se por letargia, febre, edema e endurecimento das glândulas mamárias e agalaxia. A mastite infecciosa aguda provocada por coliformes é uma das prováveis causas de agalaxia no pós-parto das porcas.

ALTERAÇÕES PROGRESSIVAS

◀ Considerações gerais

Dentre as alterações proliferativas, destacam-se pela sua frequência e importância, as neoplasias. Os tumores da glândula mamária ocorrem comumente em cães, gatos, ratos e camundongos. Em outras espécies de animais domésticos e de laboratório, esses tumores não são frequentes. Em cadelas, os tumores mamários são a neoplasia mais comum; em camundongos e ratos de laboratório, há variação na frequência das neoplasias mamárias entre as diferentes linhagens, sendo a maioria causada pelo vírus do tumor mamário murino (MuMTV, *murine mammary tumor virus*), um retrovírus do tipo B (oncornavírus), que se replica nas células tumorais e é excretado no leite, fazendo da amamentação a principal via de transmissão. Linhagens de camundongo como C3H e DBA/Z, que carreiam o MuMTV, têm alta incidência de tumores mamários espontâneos. Linhagens livres do vírus ou geneticamente resistentes, como B6C3F1, Balb/C e C57BL, têm baixa incidência de tumores mamários espontâneos. Em outras espécies, incluindo a humana, não foi estabelecida nenhuma ligação direta entre vírus e câncer de mama. Curiosamente, em bovinos, animais em que o desenvolvimento anatômico e a atividade funcional da glândula mamária são maiores que em qualquer outra espécie, são praticamente desconhecidas as neoplasias da glândula mamária. Esses tumores também são raros em éguas, ovelhas, cabras e porcas.

Cadela e gata

Na espécie canina, os tumores da pele são os mais frequentes, seguidos dos tumores mamários. Se considerarmos a frequência apenas em fêmeas, as neoplasias da mama passam a representar cerca de 50% do total.

Além da pele e dos tecidos linfoides e hematopoéticos, o local mais comum para neoplasia na espécie felina é a glândula mamária. O carcinoma da glândula mamária é mais comum em gatas que em qualquer outra espécie doméstica, com exceção da cadela, mas seu percentual de tumores mamários que são carcinomatosos é muito mais alto na gata que na cadela.

Os tumores da mama representam sem dúvida as lesões tumorais mais frequentes em cadelas, sendo sua incidência 3 vezes mais alta que na mulher. E de maneira similar à espécie humana, ocorrem quase que exclusivamente em fêmeas, sendo raros em machos. A população de risco para tumores mamários é constituída por cadelas entre 6 e 12 anos de idade, sendo a idade de maior suscetibilidade entre 9 e 11 anos, sem predisposição racial específica. O desenvolvimento de neoplasias mamárias em cadelas parece associar-se a desequilíbrios hormonais, especialmente nas disfunções ovarianas.

De forma geral, as neoplasias benignas surgem em uma idade mais jovem que as malignas. Destas últimas, os carcinomas são os mais frequentes. Em recente levantamento realizado no Brasil, de 1.539 tumores examinados, 87% foram malignos e 13% benignos.

Classificação dos tumores

A frequência de tumores mamários benignos e malignos em cães varia consideravelmente devido à existência de diferentes métodos de classificação dos tumores e ausência de critérios uniformes para diferenciar os tipos tumorais. Os critérios morfológicos, isoladamente, podem ser insuficientes para o diagnóstico apropriado, porque, em alguns casos, tumores mais diferenciados podem eventualmente originar metástases. Por outro lado, adenomas com maior proliferação de células mioepiteliais e tumores mistos frequentemente mostram algumas evidências histomorfológicas sugestivas de malignidade, embora tenham comportamento benigno. Outro fator a ser considerado é a multiplicidade lesional, tão característica dos tumores de mama de cadelas e gatas, que cria dificuldades específicas e deve ser considerada para evitar diagnósticos incorretos. Para evitar a possibilidade de não selecionar as zonas mais representativas do tumor, é muito importante retirar amostras de vários pontos do tumor, procurando igualmente abranger zonas de transição entre as lesões e os tecidos aparentemente normais. Esses cuidados na coleta dos fragmentos são particularmente importantes, porque os tumores da mama de cadelas e gatas, em especial das cadelas, atingem dimensões muito grandes que dificultam o seu envio integral para análise.

Os métodos de classificação dos tumores mamários caninos variam consideravelmente. Há uma boa concordância sobre a inclusão de categorias como: adenoma, carcinomas invasores, tumores mistos benignos e carcinomas em tumores mistos. Entretanto a variação é considerável em outras categorias e várias classificações têm sido propostas; entretanto a mais conhecida ainda é a de Hampe *et al.*, publicada em 1999 pelo Armed Forces Institute of Pathology (AFIP). No Brasil, a mesma foi atualizada por Cassali *et al.* (2014) com os consensos para diagnóstico, prognóstico e tratamento das neoplasias mamárias caninas e felinas.

Hiperplasias mamárias/alterações fibrocísticas

Muitas proliferações epiteliais provavelmente começam nos ductos terminais e manifestam-se como alterações hiperplásicas dos ductos extralobulares (hiperplasia ductal) e/ou intralobulares (hiperplasia lobular). Em alguns casos, a distinção entre os mesmos é difícil. A adenose, outra condição lobular, caracteriza-se por um aumento do número de ácinos no interior de um lóbulo. As doenças ou alterações fibrocísticas englobam uma variedade de alterações morfológicas que podem incluir: hiperplasia epitelial, adenose, cistos (frequentemente com metaplasia apócrina – células poligonais que possuem abundante citoplasma granuloso eosinofílico, que lembram o epitélio apócrino das glândulas sudoríparas), ectasia ductal (dilatação dos ductos acompanhada de reação inflamatória crônica intersticial e periductal), fibrose e inflamação. Estas alterações patológicas são relativamente frequentes em cadelas e gatas.

Em gatas, merece destaque a hiperplasia fibroepitelial, que consiste em proliferação mamária não neoplásica, induzida pela progesterona endógena ou sintética. Microscopicamente é caracterizada por proliferação de ductos revestidos por uma ou mais camadas de células epiteliais, exibindo baixo pleomorfismo, circundados por tecido conjuntivo edematoso e frouxo. Imagens de mitoses são raras, porém podem ser visualizadas tanto no estroma quanto no epitélio. Presença de infiltrado inflamatório é pouco frequente. A hiperplasia fibroepitelial acomete frequentemente todas as mamas, as quais se apresentam edemaciadas e por vezes com áreas de necrose e infecção bacteriana secundária.

Ginecomastia

Esta alteração, caracterizada principalmente pela hiperplasia dos ductos e estroma da glândula mamária, tem sido descrita em machos da espécie canina em condições de hiperestrogenismo. Pode fazer parte da síndrome feminizante em cães associada a tumor das células de Sertoli do testículo.

Tumores benignos

Adenoma

Neoplasia benigna de células epiteliais. Aqueles tumores compostos de células epiteliais bem diferenciadas são classificados como tubulares. Esta lesão é extremamente rara em cães e gatos.

Adenomioepitelioma

Tumor benigno composto pela proliferação de células epiteliais e mioepiteliais, anteriormente denominado adenoma complexo. A diferenciação com adenomioepiteliomas malignos bem diferenciados pode ser difícil. A presença de cápsula, ausência de necrose e atipia, e a atividade mitótica baixa dão suporte ao diagnóstico. Estes tumores são comuns em cadelas e raros em gatas.

Mioepitelioma

Neoplasia benigna em arranjo sólido composta pela proliferação de células mioepiteliais.

Adenoma basaloide

Tumor benigno composto de cordões uniformes e grupamentos de células epiteliais basaloides monomórficas. As células na periferia do tumor assumem um arranjo em paliçada e são orientadas contra uma fina lâmina basal. Em geral, estes tumores são pequenos.

Fibroadenoma

Tumor benigno constituído pela proliferação de elementos epiteliais e estromais. Podem ser reconhecidos os tipos pericanicular (epitélio circundado por estroma) e intracanalicular (epitélio comprimido e deformado pelo estroma) e de baixa e alta celularidade.

Tumor misto benigno

Tumor benigno com componentes epiteliais e mioepiteliais, e tecido mesenquimal que pode produzir cartilagem e/ou osso e/ou gordura em combinação com tecido conjuntivo fibroso (Figura 12.4). A proporção destes elementos nos tumores é bastante variável. Algum grau de pleomorfismo e atipia é sempre verificado nestes casos, dificultando muitas vezes o diagnóstico diferencial, principalmente com carcinomas em tumores mistos. Nestes casos, devem-se considerar critérios como o maior número de mitoses por campo, a presença de necrose e a invasão do estroma para caracterizar como maligno. A histogênese destes tumores é motivo de vários estudos, prevalecendo, na atualidade, a hipótese de que todos os elementos neoplásicos, incluindo aqueles que parecem ser mesenquimatosos, originam-se de células de reserva mioepiteliais ou ductais. Corresponde ao tumor benigno mais frequente em cadelas.

Papiloma ductal

Tumor benigno, ramificado ou lobulado em um ducto distendido. Observado em cães e gatos. Proliferação ordenada de epitélio ductal e camada de células miopiteliais

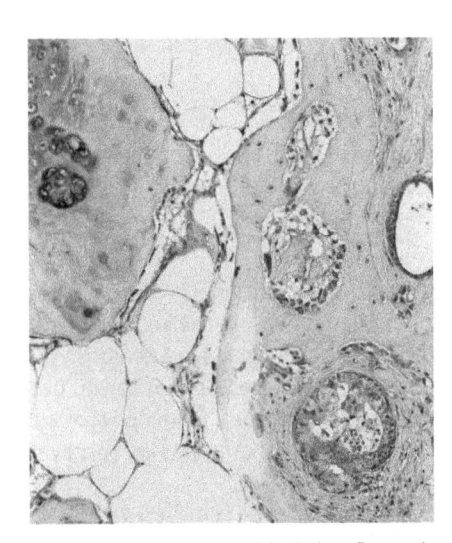

◀ **FIGURA 12.4** Tumor misto em cadela (coloração por hematoxilina-eosina).

sobre um eixo fibrovascular bem definido. O epitélio, distribuído em uma única camada, tem pouca atipia celular ou hipercromasia nuclear com mínima atividade mitótica.

◀ Tumores malignos

Carcinoma in situ

Neoplasia epitelial, frequentemente multicêntrica, com achados histológicos de malignidade sem invasão da membrana basal, podendo crescer em ductos preexistentes ou lóbulos, ou ainda em ductos dilatados e císticos. As células tumorais podem estar arranjadas em vários padrões: cribiforme (espaços intraepiteliais uniformemente distribuídos e com forma regular), comedo (sólido com área central de necrose), ou sem área central de necrose e aderidos.

Adenomioepitelioma maligno

Carcinoma composto de células epiteliais e mioepiteliais, anteriormente denominado carcinoma complexo. As células epiteliais lumenais podem estar arranjadas em um padrão tubulopapilar ou sólido. As células mioepiteliais são frequentemente observadas no padrão fusocelular, mas também podem estar arranjadas em padrão mais ou menos estrelado ou reticulado. Metaplasia escamosa é ocasionalmente verificada. Diferenciação entre adenomioepiteliomas malignos altamente diferenciados e dos demais adenomioepiteliomas pode ser difícil. Ausência de cápsula, crescimento infiltrativo, alta celularidade, necrose e alto índice mitótico são indicativos de malignidade. Este tipo de tumor é relativamente comum em cadelas e raro em gatas.

Mioepitelioma maligno

Neoplasia de células miopiteliais malignas em arranjo sólido caracterizada por alta celularidade, figuras de mitose e, por vezes, polimorfismo.

Carcinoma em tumor misto

Os carcinomas em tumores mistos são caracterizados pelo desenvolvimento focal ou nodular de malignidade em associação com um tumor misto benigno primário (Misdorp *et al.*, 1999; Cassali *et al.*, 2014). Nos carcinomas em tumores mistos benignos, a proliferação carcinomatosa pode apresentar crescimento *in situ* ou infiltrativo, evidenciado pela perda da continuidade das camadas mioepitelial e basal associado à invasão de células neoplásicas no estroma, ou ainda substituir completamente a lesão benigna preexistente (Cassali *et al.*, 2014). Dessa forma, a avaliação fenotípica das células mioepiteliais é importante no diagnóstico diferencial entre as lesões. Assim como no tumor misto benigno, as células mioepiteliais em proliferação podem apresentar aspecto fusiforme ou estrelado, e muitas vezes encontram-se embebidas em abundante matriz extracelular (matriz mixoide). A proliferação de células mioepiteliais associada à presença de matriz mixoide é precursora da cartilagem ectópica observada nos tumores mistos, sugerindo que a mesma resulta da transição (mio) epitelial-mesenquimal. Corresponde à neoplasia maligna mais frequente em cadelas.

Carcinoma invasor

Carcinoma composto de um tipo celular que lembra células epiteliais lumenais. A quantidade de estroma pode variar consideravelmente. Linfócitos peritumorais são comuns, em associação com necrose ou não. Estes tumores têm forte tendência a infiltrar nos tecidos circunjacentes e vasos.

Com base na diferenciação e no comportamento biológico, os carcinomas podem ser graduados em termos de incremento de malignidade em: tubulopapilares (formação de túbulos e/ou projeções papilares), papilares (formações papilares revestidas por várias camadas de células epiteliais e ausência de células mioepiteliais), sólidos (arranjo sólido das células tumorais em lençóis, ninhos ou cordões) (Figura 12.5), lobulares pleomórficos (células tumorais com alto grau de polimorfismo e arranjadas em cordões tipo "fila indiana"), micropapilares (células tumorais em arranjo moruliforme em espaços císticos) e anaplásicos (carcinoma altamente infiltrativo, composto de células epiteliais pleomórficas, não classificável em outra categoria de carcinomas).

Tipos especiais de carcinoma

Carcinoma fusocelular

Tumor maligno composto de células fusocelulares que estão em geral arranjadas em padrão epitelial. Alguns são sólidos, enquanto outros podem conter também alguns túbulos. A diferenciação entre carcinoma fusocelular e fibrossarcoma pode ser facilitada pelo uso de colorações para fibras reticulares e imuno-histoquímicas (citoqueratina e vimentina). É provável que alguns destes carcinomas sejam de origem mioepitelial. Este tumor é relativamente raro em cães e não foi descrito em gatos.

Carcinoma de células escamosas

Carcinoma composto por células em um arranjo sólido na forma de lençóis ou cordões com áreas de diferenciação escamosa. As células basaloides são predominantes na parte periférica do crescimento tumoral. A parte central, nos tumores mais diferenciados, consiste em lâminas de queratina, formando as chamadas pérolas córneas.

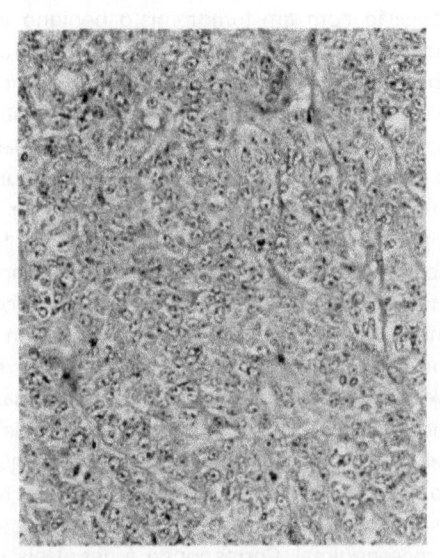

◀ **FIGURA 12.5** Carcinoma sólido em cadela (coloração por hematoxilina-eosina).

Muitos destes tumores são altamente infiltrativos, e a invasão dos vasos linfáticos é comum. Devem ser distinguidos dos carcinomas de células escamosas derivados da pele e seus anexos. Este tumor não é frequente em cães e é raro em gatos.

Carcinoma mucinoso

Carcinoma caracterizado por abundante produção de mucina. Estes raros tumores ocorrem em cães e gatos, e podem ser do tipo simples ou complexo.

Carcinoma rico em lipídios

Carcinoma mamário caracterizado por células com citoplasma vacuolado, que contém uma grande quantidade de lipídios neutros. Este tipo de tumor é raro em cães.

Carcinoma rico em glicogênio

Carcinoma mamário caracterizado por células epiteliais em arranjo predominantemente sólido, com padrão tubular ou papilar ocasional. Células neoplásicas apresentam citoplasma amplo, granular e espumoso e núcleo central redondo a ovoide. A coloração com PAS seguida pela digestão com diástase confirma a presença de glicogênio.

Sarcomas

Fibrossarcoma

Tumor maligno de fibroblastos com variável quantidade de colágeno. Tumores deste tipo são compostos por células fusocelulares que formam fibras reticulares e colágeno. As fibras podem ser arranjadas de maneira paralela ou de modo desorganizado. Os fibrossarcomas e osteossarcomas são os sarcomas mamários mais frequentemente encontrados em cães.

Osteossarcoma

Sarcoma caracterizado pela formação osteoide e/ou óssea pelas células neoplásicas. Estes sarcomas são não combinados (puros) ou combinados. Os tumores combinados são compostos de tecidos ósseo e cartilaginoso malignos. Pleomorfismo e atividade mitótica são, em geral, proeminentes. Entretanto, os sarcomas combinados e suas metástases podem ser altamente diferenciados. Osteossarcomas ocorrem principalmente em cães.

Outros sarcomas

Condrossarcomas puros, lipossarcomas e hemangiossarcomas são muito raros.

Carcinossarcoma

Tumor composto de componentes epiteliais e mesenquimais malignos (Figura 12.6). Associações de todos os tipos de elementos carcinomatosos e sarcomatosos podem ser reconhecidas. As metástases podem ser do tipo carcinomatosa, mista ou sarcomatosa. É um tipo tumoral bastante agressivo associado a menor tempo de sobrevida.

Diagnóstico citológico dos tumores de mama

O diagnóstico inicial de neoplasia mamária é feito com base na idade, no histórico reprodutivo, nos sinais clínicos

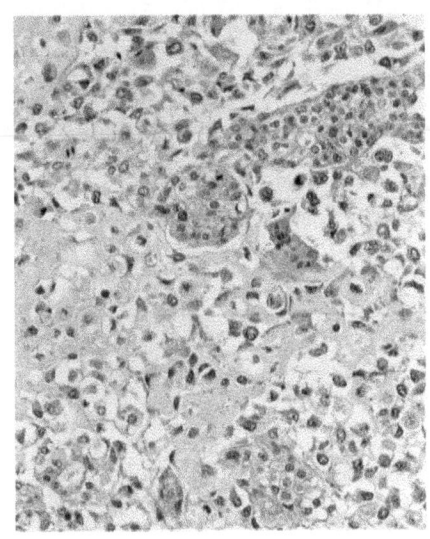

◀ **FIGURA 12.6** Carcinossarcoma em cadela (coloração por hematoxilina-eosina).

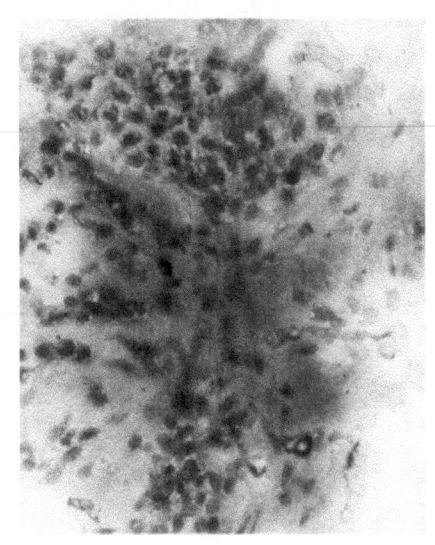

◀ **FIGURA 12.7** Tumor misto em cadela: citologia (punção aspirativa), estroma mixoide (coloração de May-Grünwald-Giemsa).

(massa mamária) e no aumento de volume de linfonodos regionais. Dispneia, tosse e claudicação também podem ocorrer devido a metástases desses tumores.

O exame histopatológico de biopsias incisionais ou excisionais é o método definitivo para diagnóstico. Além de facilitar a classificação da lesão, o exame histopatológico permite avaliar: infiltração da pele, tecidos moles e vasos circunjacentes; detalhes da histomorfologia do tumor, como pleomorfismo, grau de diferenciação, índice mitótico, e presença ou ausência de necrose; e a precisão da excisão (margens cirúrgicas). Embora alguns autores considerem o diagnóstico citológico dos tumores mamários em cadelas pouco preciso, seu uso na clínica de pequenos animais tem aumentado e bons níveis de concordância cito-histopatológica têm sido descritos.

A punção aspirativa com agulha fina (PAAF) é um método utilizado para obtenção de amostras de tecido para diagnóstico citopatológico em diversos órgãos. Quando aplicado à mama, o método mostra boa acuidade diagnóstica, é simples e de fácil execução, com baixo custo financeiro e praticamente sem riscos para o paciente humano. Na área humana, Paget, em 1853 (Hadju & Ehya, 2008), foi o primeiro a empregar amostras de aspirados de tumores mamários para exame microscópico. Em medicina veterinária, o emprego da citologia como método de diagnóstico é bem recente e vem crescendo desde a década de 1980.

A maioria das neoplasias em cães são tumores mistos (benignos ou malignos), caracterizados pela presença de células fusocelulares, mioepiteliais, e elementos condroide e ósseo. Embora células fusocelulares não sejam uma característica citológica definitiva de tumores complexos ou mistos, podem também ser encontradas em alguns tumores do tipo simples. Para o diagnóstico citológico destes tumores é importante a identificação do estroma mixoide e de células mioepiteliais, os quais podem ser mais facilmente visualizados empregando-se a coloração de May-Grünwald-Giemsa (Figura 12.7). Entretanto, o aspecto estrelado das células mioepiteliais pode ser observado com maior facilidade por meio da coloração pelo Papanicolaou (Figura 12.8). Quando possível o emprego

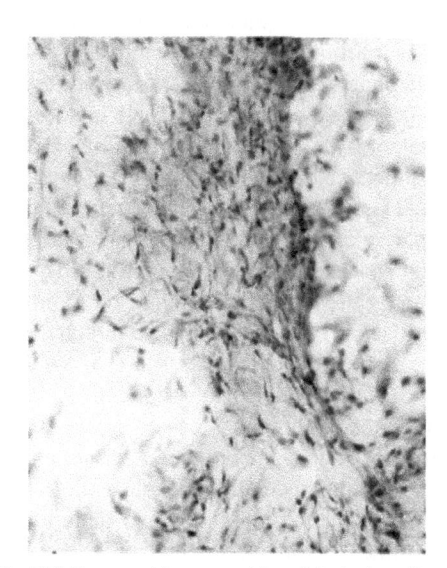

◀ **FIGURA 12.8** Tumor misto em cadela: citologia (punção aspirativa); grande quantidade de células fusiformes (método Papanicolaou).

das duas colorações, elas devem ser utilizadas por serem complementares.

As neoplasias epiteliais malignas caracterizam-se, citologicamente, em esfregaços corados pelas técnicas de Papanicolaou e/ou May-Grünwald-Giemsa, por agrupamentos celulares tridimensionais, pouco coesos, apresentando células isoladas com citoplasma preservado e variável grau de atipia celular (Figura 12.9).

A citologia representa um dos métodos mais interessantes de proporcionar aos clínicos um diagnóstico rápido e orientador dos passos subsequentes. Em muitos casos, a PAAF é realizada em linfonodos, que apresentam alterações em volume, forma e consistência ao exame clínico, para verificar a presença de metástase, que tem impacto no estadiamento clínico e na abordagem do tratamento. Entretanto, é muito importante o cuidado na obtenção de boas amostras e no treinamento do citologista, que deve ter experiência em histopatologia. Este certamente é um dos fatores limitantes para maior utilização da PAAF em medicina veterinária.

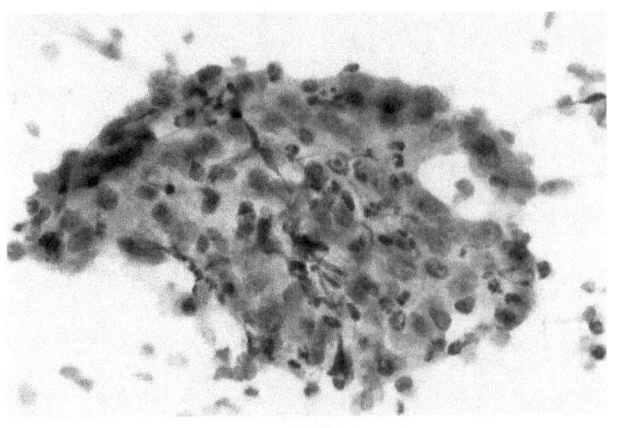

◀ **FIGURA 12.9** Carcinoma em cadela: citologia (punção aspirativa) (método Papanicolaou).

Estadiamento e graduação dos tumores da glândula mamária

Na patologia humana, o papel do patologista na avaliação dos tumores transcende aquele de simplesmente caracterizar corretamente o tipo tumoral. No carcinoma de mama, os oncologistas necessitam conhecer não somente a variante histológica do carcinoma, mas também os indicadores prognósticos que incluem características anatomopatológicas clássicas como tamanho do tumor, tipo e grau histológico, e nuclear, e metástase em linfonodos. E ainda marcadores moleculares como receptores de estrógeno e/ou progesterona, índice proliferativo do tumor e Cox-2. Essas informações são importantes na tentativa de prever o comportamento biológico dos tumores e por influenciarem na escolha de esquemas terapêuticos.

O estadiamento do câncer baseia-se no tamanho da lesão primária (T), na extensão de sua disseminação para linfonodos regionais (N) e na presença ou ausência de metástases (M). Classificar cada caso segundo o sistema TNM (tumor, linfonodo, metástases), proposto pela Organização Mundial da Saúde, permite: estabelecer um prognóstico e planejar um tratamento; dar indicações precisas aos anatomopatologistas sobre o material enviado para análise e comparar as observações clínicas oriundas de diferentes fontes (Tabelas 12.1 e 12.2).

A graduação de um câncer baseia-se no grau de diferenciação das células tumorais e no número de mitoses presentes no tumor como supostos correlatos da agressividade da neoplasia. Assim, os cânceres são classificados em graus I a III com anaplasia crescente. Os critérios de graduação têm sido gradativamente incorporados ao resultado do exame histopatológico das neoplasias mamárias em medicina veterinária. Lagadic *et al*. (1990) foram pioneiros na utilização dos critérios histológicos descritos por Bloom e Richardson (1957) para os tumores da mulher (diferenciação tubular, pleomorfismo nuclear e número de mitoses) e encontraram resultados similares quanto ao comportamento biológico, ou seja, maior tempo de sobrevida para tumores de baixa malignidade.

Novos potenciais métodos prognósticos e preditivos, alguns deles já estabelecidos na área humana, têm sido atualmente estudados em medicina veterinária, principalmente envolvendo marcadores imuno-histoquímicos que determinam com maior precisão a presença de receptores hormonais (receptores de estrógeno e de progesterona),

◀ **TABELA 12.1** Estadiamento clínico (TNM) dos carcinomas mamários em cães.

T1	Tumor < 3 cm T1a – não fixo T1b – fixo à pele T1c – fixo ao músculo
T2	Tumor de 3 a 5 cm T2a – não fixo T2b – fixo à pele T2c – fixo ao músculo
T3	Tumor > 5 cm T3a – não fixo T3b – fixo à pele T3c – fixo ao músculo
T4	Tumor de qualquer tamanho (carcinoma inflamatório)
N0	Sem evidência de envolvimento de linfonodo regional (axilares ou inguinais)
N1	Linfonodo ipsolateral envolvido N1a – não fixo N1b – fixo
N2	Linfonodos bilaterais envolvidos N2a – não fixo N2b – fixo
M0	Sem evidência de metástase a distância
M1	Metástase a distância, incluindo linfonodos não regionais

T: tamanho; N: linfonodo; M: metástase.

◀ **TABELA 12.2** Estadiamento clínico (TNM) dos carcinomas mamários em gatos.

T1	Tumor < 2 cm T1a – não fixo T1b – fixo à pele T1c – fixo ao músculo
T2	Tumor de 2 a 3 cm T2a – não fixo T2b – fixo à pele T2c – fixo ao músculo
T3	Tumor > 3 cm T3a – não fixo T3b – fixo à pele T3c – fixo ao músculo
T4	Tumor de qualquer tamanho (carcinoma inflamatório)
N0	Sem evidência de envolvimento de linfonodo regional (axilares ou inguinais)
N1	Linfonodo ipsolateral envolvido N1a – não fixo N1b – fixo
N2	Linfonodos bilaterais envolvidos N2a – não fixo N2b – fixo
M0	Sem evidência de metástase a distância
M1	Metástase a distância, incluindo linfonodos não regionais

T: tamanho; N: linfonodo; M: metástase.

taxa de proliferação celular (Ki-67), angiogênese (CD31, CD34), produtos de oncogene (Her-2) e expressão de Cox-2. A expressão dos receptores hormonais (estrógeno e progesterona) mostra uma relação inversa aos marcadores de proliferação celular (Ki-67). Normalmente, os tumores malignos bem diferenciados apresentam maior imunomarcação para os receptores hormonais (Figura 12.10), e nos menos diferenciados ou de maior malignidade, observam-se altos índices de imunomarcação para Ki-67 (Figura 12.11). Já a superexpressão de Cox-2 nas neoplasias mamárias malignas está relacionada com maior angiogênese tumoral e menor tempo de sobrevida (Figura 12.12).

Apesar de algumas evidências desses marcadores apresentarem correlação com o comportamento do tumor (benigno ou maligno), a graduação histológica ou a evolução das neoplasias, a sua aplicabilidade ainda é restrita, principalmente pelo alto custo dos exames e também pelos poucos centros de tratamento de tumores que utilizam a quimioterapia no Brasil, restando ainda, muitas vezes, como uma possibilidade de tratamento apenas a extirpação cirúrgica. Entretanto, este cenário tem mudado nos últimos anos, principalmente em grandes centros e regiões metropolitanas pela demanda do tutor que busca um tratamento melhor e mais específico para o seu *pet*.

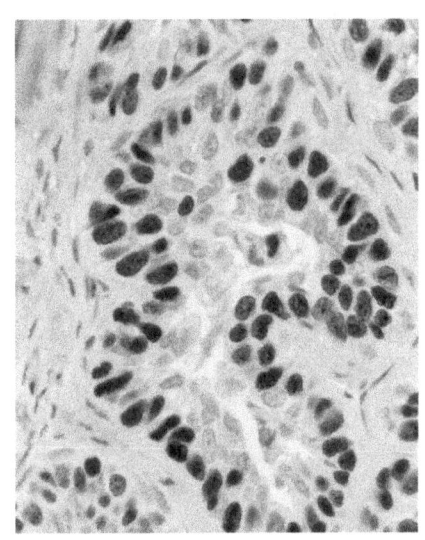

◀ **FIGURA 12.10** Papiloma em cadela: imuno-histoquímica para receptor de progesterona (marcação nuclear).

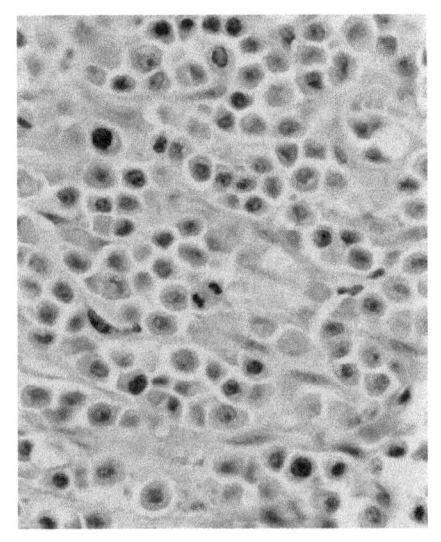

◀ **FIGURA 12.11** Carcinoma sólido em cadela: imuno-histoquímica para MIB-1 (marcação nuclear).

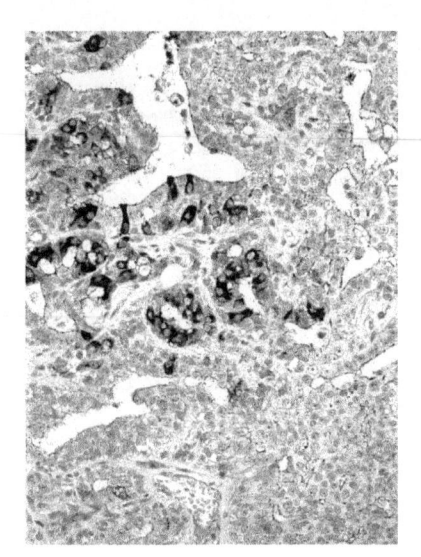

◀ **FIGURA 12.12** Carcinoma em tumor misto em cadela: imuno-histoquímica para Cox-2 (marcação citoplasmática).

DOENÇAS SISTÊMICAS ASSOCIADAS À GLÂNDULA MAMÁRIA

◀ Isoeritrólise neonatal

A isoeritrólise neonatal é uma afecção hemolítica que acomete mais frequentemente potros recém-nascidos após ingestão de colostro contendo anticorpos antieritrócitos. Durante a gestação, se o potro tiver tipo sanguíneo diferente da mãe e houver contato da circulação materna com o sangue fetal que é portador de antígenos diferentes aos da mãe, haverá estímulos para a formação de anticorpos antieritrócitos que se concentram no colostro. Em consequência, ao ingerir o colostro o potro desenvolve episódio hemolítico agudo.

◀ Hipocalcemia pós-parto

A hipocalcemia pós-parto é uma disfunção neuromuscular resultante de grande mobilização do cálcio sanguíneo para a glândula mamária no início da lactogênese. Geralmente, a vaca acometida não apresenta febre, mas está anoréxica, com depressão, tremores musculares e paralisia flácida. É mais comum em vacas leiteiras, especialmente naquelas de alta produção.

REFERÊNCIAS BIBLIOGRÁFICAS

Bloom HJG, Richardson WW. Histological grading and prognosis in breast cancer. Br J Cancer. 1957;11:359-77.

Bostock DE. Canine and feline mammary neoplasms. Br Vet J. 1986;142(6): 506-15.

Cassali GD. Eficácia das provas indiretas para diagnóstico da mastite bovina em comparação com o exame bacteriológico. A Hora Veterinária. 1985;5(25):13-6.

Cassali GD. Estudo morfológico, imuno-histoquímico e citométrico de tumores mamários da cadela – Aspectos comparativos com neoplasias da mama humana. Tese (Doutorado em Ciência Animal). Belo Horizonte: Escola de Veterinária da UFMG; 2000. 73p

Cassali GD et al. Consensus for the diagnosis, prognosis and treatment of canine mammary tumors-2013. Braz J Vet Pathol. 2014;7(2):38-69.

Cassali GD, Silva P, Rema A et al. A new methodology for the improvement of diagnostic immunohistochemistry in canine veterinary pathology: automated system using human monoclonal and polyclonal antibodies. Arq Bras Med Vet Zootec. 2001;53(3):326-31.

Collier RJ. Lactation, non human. In: Knobil E, Neil JD (Eds.). Encyclopedia of reproduction. Vol. 2. Academic Press San Diego; 1999. pp. 973-86.

Dyce KM, Sack WO, Wensing CJG. Tratado de anatomia veterinária. Rio de Janeiro: Guanabara Koogan; 1990. 567p.

Gärtner F, Geraldes M, Cassali GD *et al.* DNA measurement and immunohistochemical characterization of epithelial and mesenchymal cells in canine mixed mammary tumours: a putative evidence for a common histogenesis. Vet J. 1999;158:39-47.

Goldschmidt MH, Peña L, Zappulli V. Tumors of the mammary gland. In: Meuten DJ. Tumors in domestic animals. Hoboken: John Wiley & Sons; 2016. pp. 723-65.

Gouvêa AP. Punção aspirativa com agulha fina da mama: avaliação da acuidade do método e das características citológicas em casos de carcinoma, fibroadenoma e lesões benignas não neoplásicas. Dissertação (Mestrado em Medicina). Belo Horizonte: Faculdade de Medicina UFMG; 1996. 99p.

Hajdu, SI, Ehya H. Foundation of diagnostic cytology. Ann ClinLab Sci. 2008; 38(3), pp. 296-9.

Heidrich HJ, Renk W. Enfermedades de las glándulas mamárias en los animales domésticos. Barcelona: Editorial Labor; 1969. 502p.

Jones TC, Hunt RD, King NW. Patologia veterinária. 6. ed. São Paulo: Manole; 2000. 1415p.

Lagadic M, Estrada M, Camadro JP *et al.* Tumeurs mammaires de la chienne: critères du pronostic histologique et intérêt d'un grading. Rec Méd Vét. 1990;166(11):1035-42.

Lakhani SR, Ellis IO, Schnitt SJ *et al.* (Eds.). WHO Classification of tumours of the breast. Lyon: IARC; 2012. 240p.

Misdorp W, Else RW, Hellmén E *et al.* Histological classification of mammary tumors of the dog and the cat. Armed Forces Institute of Pathology; 1999. 58p.

Nunes FC, Campos CB, Teixeira SV *et al.* Epidemiological, clinical and pathological evaluation of overall survival in canines with mammary neoplasms. Arq Bras Med Vet Zootec. 2018;70(6):1714-22.

Peleteiro MC. Tumores mamários na cadela e na gata. Rev Port Ciência Vet. 1994;89:10-34.

Tripathi BN. Diseases of the mammary glands of goats and sheep. Veterinary Bulletin. 2000;70(11):1117-42.

Patologia Espermática

13

Patologia Espermática

Vicente Ribeiro do Vale Filho, Guilherme Ribeiro Valle e Ernane Fagundes do Nascimento

INTRODUÇÃO

A andrologia tem o importante papel de fornecer subsídios para a principal estratégia usada no melhoramento genético dos animais domésticos, sejam plantéis de produção (bovinos, bubalinos, ovinos, caprinos, suínos e outros) ou de lazer, esporte e trabalho (equinos, caninos, felinos e outros). Esta estratégia baseia-se na introdução de novos reprodutores, geneticamente superiores, para uso em monta natural ou por meio da inseminação artificial com sêmen fresco, resfriado ou congelado, bem como em técnicas de fertilização *in vitro*. Além disso, a simples multiplicação de animais de interesse afetivo, como ocorre com animais de companhia, sem a intenção de melhorar geneticamente a espécie, torna-se mais eficiente ao se utilizarem os conhecimentos de andrologia.

A andrologia bovina, a mais expressiva entre as espécies animais, remonta aos anos 1930 a 1970 na utilização de técnicas de seleção de reprodutores, especialmente na Suécia (Lagerlof e Settergreen) e Dinamarca (Blom). A avaliação clínica do aparelho genital masculino teve impulso entre 1960 e 1990 nos EUA (Roberts e McEntee). Já a biotecnologia de criopreservação de sêmen desenvolveu-se entre 1950 e 1980 na França (Jondet) e EUA (Foote). Entre os anos de 1970 e 1990 (Austrália – Chenoweth; EUA – Ball), surgiu o protocolo *Breeding Soundness Evaluation* (BSE) para raças bovinas europeias; e, no Brasil (Vale Filho), na mesma época, o protocolo Classificação Andrológica por Pontos (CAP), desenvolvido para raças indianas e europeias, criadas no Brasil.

A análise do sêmen e a identificação de reprodutores de alta fertilidade, ou baixa, é fundamental. No primeiro caso, para se trabalhar com alta eficiência de fertilização e, consequentemente, obtenção de melhor desempenho reprodutivo e econômico no caso de animais de produção. Já o uso de reprodutores de baixa fertilidade, além de dificultar o processo de fertilização, aumentando a taxa e retorno ao cio ou simplesmente frustrando o desejo de gestação de determinada fêmea, pode ainda transmitir a subfertilidade aos descendentes masculinos e femininos. No entanto, métodos de análise seminal, desde os mais tradicionais até aqueles mais modernos, são capazes apenas de estabelecer um prognóstico para a fertilidade do reprodutor, mas não estabelece categoricamente sua fertilidade, o que só é conseguido após avaliação *in vivo* do resultado de acasalamento com grande número de fêmeas. Entretanto, sêmen de má qualidade é um bom indicador de subfertilidade.

Os distúrbios seminais podem ter origem nos testículos, durante a fase inicial de formação embrionária, devido a falhas na migração dos gonócitos primordiais do mesoderma, precursores das espermatogônias, ou na sua multiplicação na fase de organogênese gonadal. Já na fase puberal, as alterações no sêmen podem ocorrer quando as células germinativas iniciam divisões mitóticas e meióticas, desde as espermatogônias até os espermatócitos secundários (espermatocitogênese). Posteriormente, problemas podem ocorrer durante as transformações morfológicas, com a condensação de ácido desoxirribonucleico (DNA) nuclear e formação da cabeça espermática, do acrossoma e da peça intermediária (espermiogênese), até a espermiação (liberação dos gametas totalmente formados no lúmen do túbulo seminífero).

Nos epidídimos, ocorrem maturação e estocagem dos espermatozoides, nas suas porções proximal (cabeça) e distal (cauda), respectivamente, permitindo aos espermatozoides adquirirem sua condição fecundante pelas proteínas e enzimas agregadas que propiciam eficientes motilidade e vigor espermáticos. Na passagem pela cabeça do epidídimo, proteínas e enzimas são agregadas às membranas espermáticas, sendo imprescindíveis para que tenham capacidade de penetração na zona pelúcida do ovócito. Portanto, além dos testículos, também os epidídimos podem ser o foco de transtornos andrológicos como, por exemplo, malformações congênitas dos dúctulos eferentes que, "cegos", resultam em estase espermática, com uma progressiva compressão da sua parede, ruptura e formação de granulomas espermáticos, com contato de espermatozoides com o sistema imune do animal, gerando formação de anticorpos específicos – as imunoglobulinas M e G (IgM/IgG). Isso pode conduzir o animal a orquite autoimune e consequente degeneração testicular grave e irreversível, seguida de fibrose testicular.

Processos inflamatórios traumáticos ou infecciosos no aparelho genital podem ocorrer, nestes casos com presença de piócitos no ejaculado. Agentes infecciosos como *Brucella* spp., *Trueperella* (*Arcanobacterium*) *pyogenes*,

Mycoplasma spp., *Chlamydophila* spp., protozoários, vírus e outros podem ocasionar distúrbios prejudiciais à eficiência reprodutiva, levando o animal a infecções das glândulas anexas (vesículas seminais, próstata e bulbouretrais), dos epidídimos ou mesmo dos testículos, podendo ser de caráter agudo (com grande sensibilidade do órgão à palpação), ou crônico, neste último caso, geralmente com alguma fibrose estabelecida. Deve-se considerar, também, a possibilidade de transmissão venérea de alguns agentes infecciosos por cópula ou inseminação artificial.

O plasma seminal, parte líquida do sêmen, é produzido pelas glândulas anexas do aparelho genital, e pode também interferir diretamente na condição de alta ou baixa fertilidade do sêmen. Além de ser fonte de energia (frutose, ácido cítrico, sorbitol e outros), o plasma carreia ainda proteínas e enzimas ativadoras do metabolismo destas substâncias energéticas, por meio do ciclo de Krebs, nas mitocôndrias da peça intermediária, imprescindíveis para haver alta motilidade e vigor nos espermatozoides. Transtornos funcionais das vesículas seminais, da próstata ou mesmo das bulbouretrais causam prejuízos essencialmente a motilidade e vigor espermáticos.

Após capacitação no reservatório espermático, em diferentes locais do aparelho genital feminino, a depender da espécie, mas principalmente no istmo das tubas uterinas, os espermatozoides adquirem hipermotilidade, que os permite chegar até a ampola da tuba uterina e ao ovócito. Adquirem capacidade de reação acrossômica, que, associada à hipermotilidade, possibilita a penetração da zona pelúcida e a entrada no ovócito para efetivar a fertilização.

Distúrbios nos processos descritos podem ter origem genética, de aberrações cromossômicas, de efeitos deletérios originados no meio ambiente estressante, ou de agentes infecciosos contaminantes, podendo haver interferência em uma ou mais fases destes processos, com perda total ou parcial de eficiência na produção espermática quantitativa e/ou qualitativa.

O exame andrológico apresenta 3 etapas fundamentais: (1) avaliação comportamental do reprodutor, verificando sua libido por meio de testes específicos ou não, dependendo da espécie; (2) avaliação clínica do animal como um todo, buscando identificar sua capacidade física para monta natural e/ou coleta de sêmen para inseminação artificial, bem como sinais clínicos relacionados com disfunções genitais, endócrinas ou gerais; e, finalmente, (3) espermograma, que consiste na avaliação do ejaculado. Especialmente quando se pretende utilizar um reprodutor para monta natural, todos os aspectos do exame andrológico devem ser observados. No entanto, para uso em inseminação artificial, apenas o espermograma poderá ser suficiente.

O espermograma é composto da análise física do sêmen, que inclui volume, coloração, aspecto e pH do ejaculado; avaliação de características relacionadas com a movimentação dos espermatozoides, como motilidade total e progressiva, vigor e turbilhonamento; quantificação dos espermatozoides no ejaculado, composta por concentração (espermatozoides/mL), número total (espermatozoides/ejaculado) e número de espermatozoides móveis/ejaculado (motilidade *versus* espermatozoides/ejaculado); avaliação morfológica dos espermatozoides; e presença de outros elementos celulares.

Além disso, testes complementares podem ser realizados, como avaliação da resistência metabólica dos espermatozoides, teste de termorresistência (TTR); testes de integridade de membrana plasmática, como o hiposmótico (HO) e sondas fluorescentes para determinar a normalidade de membranas plasmática e acrossomal, como as que utilizam iodeto de propídio, g-clorometil, corante Hoechst-342, FITC-PSA e fluoresceína, e citometria de fluxo. Por outro lado, há testes específicos para a avaliação da capacidade dos espermatozoides para enfrentar diferentes condições de ambiente no aparelho genital feminino, como sua capacidade de responder às mudanças de pressão osmótica, de se ligar ao epitélio da tuba uterina, e de capacitação e habilidade de se ligar à zona pelúcida. Recentemente, a análise computadorizada de sêmen (CASA, *computer-assisted semen analysis*) introduziu uma avaliação objetiva do movimento espermático, revelando novos parâmetros de movimento a serem avaliados; e a avaliação computadorizada da morfologia espermática da cabeça do espermatozoide traz mais objetividade a esta avaliação espermática. A microscopia eletrônica de transmissão e de varredura permite a identificação de defeitos não verificados por microscopia óptica de luz, mesmo se associada à análise computadorizada. Recentemente (Kanakasabapathy *et al.*, 2017), um aplicativo desenvolvido para *smartphones* apresentou 98% de acurácia na avaliação da concentração e da motilidade espermáticas do sêmen humano.

Deve-se considerar que, durante o processo espermatogênico, muitas células espermáticas são normalmente produzidas com defeitos, e muitas destas sofrem apoptose ainda nos testículos, outras são fagocitadas pelas células de Sertoli, e outras ainda aparecerão no ejaculado. Portanto, a presença de espermatozoides com defeitos no ejaculado é normal até determinada proporção. Considerando, ainda, o período da espermatogênese associado ao período de trânsito epididimário (cerca de 56 dias + 9 = aproximadamente 65 dias no cavalo, por exemplo), o ejaculado é, portanto, resultado de uma composição de eventos ocorridos nos últimos 2 meses.

É importante considerar que, apesar da gama de conhecimento acumulado e de técnicas a cada dia mais sofisticadas de avaliação seminal, o espermograma oferece uma avaliação do potencial de fertilidade do reprodutor, haja vista que a fertilidade de um acasalamento, de fato, depende da concorrência de diversos fatores, como fertilidade da fêmea; condições ambientais do momento; condições fisiológicas e patológicas pelas quais o animal esteja passando no momento do acasalamento e que podem não corresponder às mesmas do momento da avaliação andrológica; condições de manejo geral e reprodutivo dos animais; e eventuais outras relevantes características intrínsecas ao ejaculado que ainda não tenham sido detectadas na atual fase de conhecimento científico. Além disso, diferentes espécies apresentam diferentes graus de conhecimento científico acumulado que permitem estabelecer, com maior ou menor segurança, padrões andrológicos de fertilidade. Neste momento, sem dúvida, a espécie bovina é a mais desenvolvida neste aspecto.

A Figura 13.1 ilustra alguns aspectos da avaliação clínica/andrológica do touro normal e daquele com distúrbios.

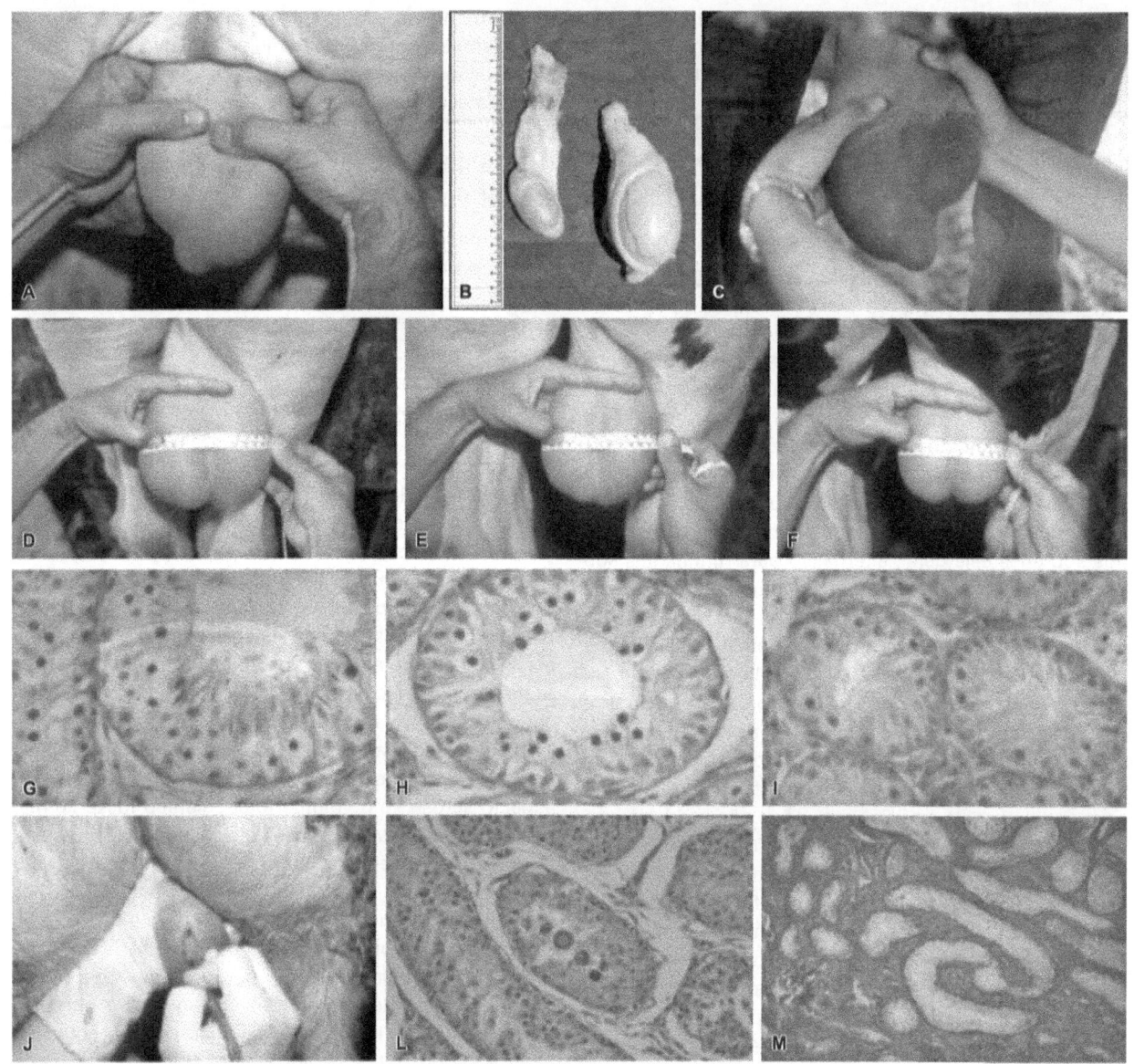

◀ **FIGURA 13.1** Avaliação clínica/andrológica do touro normal e daquele com distúrbios. **A.** Nelore subfértil com assimetria testicular observada à inspeção. **B.** Testículo esquerdo com hipoplasia testicular. **C.** Mobilidade testicular e consistência normais à palpação. **D** a **F.** Circunferência escrotal (CE) para seleção de touros jovens para reprodução – touro Holandês de 1 ano de idade com CE = 36 cm (**D**); touro Holandês de 1 ano de idade com CE = 31 cm (**E**); touro Holandês de 1 ano de idade com CE = 28 cm (**F**). **G** a **I.** Túbulos seminíferos normais (coloração por hematoxilina-eosina) – touro Nelore de 2 anos de idade com maturidade sexual (**G**); touro Nelore com 1,5 ano de idade em fase puberal, havendo mitoses, mas não meioses no epitélio seminífero (**H**); touro Nelore de 1 ano de idade em fase pré-puberal (**I**). **J.** Procedimento de biopsia testicular para processamento histológico e análises qualitativa e quantitativa da gametogênese. **L.** Túbulos seminíferos em fase pré-puberal de tourinho ainda sem espermatozoides no ejaculado (coloração por hematoxilina-eosina). **M.** Túbulos seminíferos de touro com azoospermia, havendo atresia acentuada e fibrose intersticial, indicativas de hipotrofia testicular avançada (H&E).

ESPERMOGRAMA

◀ Coleta do sêmen

Para avaliação, o sêmen deve ser coletado e processado de forma que seja a representação mais fiel possível daquele que seria naturalmente ejaculado durante a cópula com a fêmea. Para tanto, deve-se ter especial atenção, inicialmente, com as condições de coleta.

Adequada estimulação sexual e tranquilidade devem ser proporcionadas ao reprodutor, a fim de que não haja falhas totais ou parciais em ejacular. Falha completa refere-se à incapacidade de obtenção do ejaculado; e falha parcial pode ser responsável por uma redução do número de espermatozoides ejaculados (oligospermia) e até sua ausência (azoospermia); ou redução do volume ejaculado, por exemplo, quando há falha na obtenção da fração prostática do sêmen em cães, podendo comprometer a eficiência do processo de inseminação artificial. A redução e a ausência de espermatozoides no ejaculado, devido à produção testicular insuficiente, caracterizam oligospermia e azoospermia verdadeiras, respectivamente. Já as mesmas condições, se decorrentes de falha na ejaculação, são denominadas falsas, como consequência de distúrbios obstrutivos no aparelho genital masculino, falha na eliminação da fração epididimária do sêmen por estimulação sexual insuficiente, ou retroejaculação, quando os espermatozoides se dirigem para o interior da bexiga urinária em vez de irem em direção ao pênis. Um exemplo típico é o do animal deferentectomizado, que, apesar de ter os testículos funcionais, apresenta azoospermia falsa, por obstrução (neste caso proposital) dos ductos deferentes. A falha em eliminar a segunda fração seminal (epididimária/espermática) é frequente em cães estressados durante a coleta. Níveis de fosfatase alcalina menores que 5.000 UI no sêmen de cães e inferiores a 90 UI no sêmen de garanhões são indicativos de falha na ejaculação da fração epididimária. Por outro lado, excessiva estimulação sexual pode aumentar o volume de fluido seminal ejaculado, como no garanhão, o que pode levar a excessiva diluição dos espermatozoides, dificultando a preparação do sêmen para resfriamento e congelação.

Na coleta de sêmen, deve-se evitar que o equipamento utilizado cause desconforto ao animal, como a vagina artificial muito quente em equídeos, manipulação peniana inadequada em cães, piso e manequim desconfortáveis para equídeos, bovinos e suínos. A coleta com vagina artificial é um método de rotina utilizado em ruminantes e equídeos, e a masturbação por manipulação peniana é utilizada rotineiramente em cães e suínos. A eletroejaculação é o método utilizado para animais silvestres e felinos sob anestesia geral, alternativo para ruminantes sob contenção apenas física. Por este último método, não se pretende que o animal seja estimulado sexualmente para que haja a ejaculação, mas esta será obtida artificialmente por meio de estimulação elétrica lombossacral, mimetizando o reflexo ejaculatório. Em bovinos, apesar da possibilidade de coleta com vagina artificial, a eletroejaculação, sistema prático e rápido, é utilizada para avaliações de triagem ou naqueles touros em que não se tem sucesso com uso da vagina artificial, mas pode não produzir uma representação fiel da qualidade seminal. A indução farmacológica da ejaculação é uma alternativa em algumas espécies, como em equinos, caninos e felinos. Massagem das glândulas anexas, como em bovinos, pode ser uma alternativa para animais em que não se consegue obter sêmen por meios tradicionais, como a vagina artificial e a eletroejaculação. Já a massagem perigenital através da parede celomática/abdominal é um método utilizado em peixes, aves e alguns mamíferos, como no coelho.

Até que o sêmen coletado seja colocado em banho-maria à temperatura de 37 a 38°C, é preciso que o ejaculado tenha sua temperatura mantida, especialmente em espécies cujo espermatozoide é muito sensível a variações de temperatura e choque térmico, como nos suínos, ou cuidar para que não atinja temperaturas abaixo de 20°C, como nos equídeos. Naturalmente, a redução da temperatura irá causar redução no metabolismo espermático, com redução da motilidade, vigor e turbilhonamento, mas, se não ocorrer choque térmico, ao ser reaquecido em banho-maria, seu metabolismo anterior é recuperado, não havendo prejuízo na avaliação do sêmen. Em todos os procedimentos do espermograma em que serão utilizados espermatozoides vivos, deve-se atentar para a manutenção da temperatura de 37 a 38°C para que a qualidade seminal não seja subestimada, seja por redução do metabolismo espermático ou por provocar alterações morfológicas e funcionais devido ao choque térmico. Além disso, todo o equipamento que tiver contato com o sêmen deve estar absolutamente limpo e seco, não havendo necessidade de ser esterilizado.

Considerando as diversas causas ditas de redução da qualidade seminal por eventuais falhas nos procedimentos de coleta e avaliação, é prudente considerar a necessidade de reavaliação do sêmen quando se obtém má qualidade no espermograma, uma vez que pode ter sido decorrente de falhas procedimentais inadvertidas durante a execução dos procedimentos, e que poderiam levar à subestimação da qualidade do sêmen do animal.

◀ Volume, coloração, aspecto e pH do sêmen

O volume ejaculado, apesar de seguir padrão de normalidade para cada espécie, é menos importante que o número de espermatozoides contido nele, a não ser que extremos de volume possam indicar distúrbios ejaculatórios. Em cães, por exemplo, o volume coletado pode ser maior ou menor, dependendo da quantidade obtida da terceira fração do ejaculado, que não contribui para o número total de espermatozoides, assim como a separação das frações gelatinosas do sêmen equino e suíno no momento da coleta.

A coloração do sêmen obtido pode indicar a presença de substâncias contaminantes, como sangue (hemospermia), urina (urospermia), pus (piospermia) e sujidades do pênis e do prepúcio. Nesse sentido, as colorações esperadas, com variações entre espécies, são a branca e a acinzentada. Já o aspecto do sêmen, variando do seroso (transparente) ao cremoso, é indicativo subjetivo da concentração espermática, mas não do número de espermatozoides no ejaculado. Por exemplo, um cão com 1 bilhão de espermatozoides no ejaculado poderia ter sêmen com aspecto seroso se o volume total coletado fosse 20 mL, mas leitoso se o volume coletado fosse 3 mL. O aspecto do sêmen poderá ser um bom indicativo de qual será a melhor diluição para quantificar espermatozoides por contagem em câmara de Neubauer.

Sêmen de coloração rósea ou avermelhada é indicativo de hemorragia em algum ponto do aparelho reprodutor, como nas lesões uretrais em equinos e penianas em cães. Já nas lesões de glândulas anexas, como na hiperplasia prostática benigna do cão, a coloração pode variar de rósea a amarronzada, dependendo se a hemorragia ocorreu no momento da ejaculação ou anteriormente a ela, respectivamente. Da mesma forma, lesões inflamatórias podem contribuir para a presença de pus no ejaculado, dando-lhe a coloração amarelada e o aspecto grumoso, como nas orquites, epididimites, prostatites e vesiculites seminais bacterianas.

O pH do sêmen é normalmente na faixa de 7,2 a 7,7 em diversas espécies domésticas, à exceção do cão, por exemplo, no qual o pH fisiológico é de 6,5. Processos inflamatórios podem causar elevação do pH seminal, e contaminação com urina pode elevar em herbívoros ou diminuir em carnívoros o pH seminal, resultando em modificações na motilidade e no vigor espermáticos.

◀ Concentração espermática

A quantificação de espermatozoides no ejaculado pode ser feita por contagem em câmara hematimétrica, como a de Neubauer, ou por espectrofotometria; no entanto, a primeira é a forma mais confiável, já que contaminantes do sêmen podem influenciar no resultado da espectrofotometria. Em medicina humana, é comum o uso da câmara de Makler; alguns profissionais a utilizam em equinos.

A contagem dos espermatozoides se faz após adequada diluição do sêmen em solução formol-salina, ou mesmo água, com o objetivo de matar os espermatozoides, assim imobilizando-os, e diluí-los para facilitar sua identificação e contagem na câmara de Neubauer. Após contagem na câmara, o número de espermatozoides obtido é multiplicado por um fator de correção (dependente da diluição utilizada), obtendo-se o número de espermatozoides/mL de sêmen (concentração espermática), que, multiplicado pelo volume do ejaculado, fornecerá o número total de espermatozoides/ejaculado. Para detalhes, recomenda-se consultar Colégio Brasileiro de Reprodução Animal (CBRA, 2013).

O número de espermatozoides/ejaculado é indicativo da produção e da liberação de espermatozoides pelo animal, o que deve ser interpretado com cautela. Animais em repouso sexual tendem a ter este valor aumentado, mas diminuído naqueles em atividade sexual intensa. Da mesma forma, animais cujas condições de coleta foram inadequadas podem apresentar oligospermia/azoospermia falsa, por falha na ejaculação. A condição ideal de coleta é a do animal adaptado ao procedimento, com estimulação sexual adequada, mínimo estresse e repouso sexual de 5 a 7 dias, a fim de estimar sua real produção espermática. Oligospermia/azoospermia verdadeiras são consequência de falhas na produção de espermatozoides pelos testículos, em condições fisiológicas, como na imaturidade sexual e na senilidade, e em condições patológicas, como no criptorquidismo, monorquidismo, fibrose/hipotrofia testicular, hipoplasia testicular e degeneração testicular. Nos dois últimos casos, associam-se a elevado percentual de defeitos espermáticos (teratozoospermia). Na fibrose/hipotrofia testicular, há redução da produção espermática devido à substituição de túbulos seminíferos por tecido conjuntivo; na hipoplasia, por insuficiente desenvolvimento do epitélio dos túbulos seminíferos devido à falha na sua formação; e na degeneração, por insuficiente qualidade de epitélio dos túbulos seminíferos devido à sua degeneração por causas ambientais e internas diversas.

A produção espermática diária (PED) de um animal é o resultado da quantidade de espermatozoides produzidos por grama de tecido testicular por dia (própria de cada espécie, geneticamente determinada), multiplicada pelo peso dos testículos em gramas. No entanto, a liberação espermática diária (LED) é resultado da PED menos as perdas ocorridas até a ejaculação. A biometria testicular (largura escrotal total ou circunferência escrotal (CE), a depender da espécie avaliada) tem correlação alta e positiva com a PED, sendo utilizada como parâmetro clínico para estimá-la subjetivamente, associada à consistência testicular. No entanto, determina-se a LED por meio do esgotamento das reservas extragonádicas do reprodutor, ao se realizarem coletas diárias de sêmen durante 7 dias consecutivos, quando a quantidade de espermatozoides liberados no ejaculado passa a ser aquela produzida diariamente (PED), menos as perdas por absorção epididimária e pela urina. Esta avaliação é útil para se estimar o potencial reprodutivo do animal quanto ao número de fêmeas que ele poderá cobrir (monta natural ou inseminação artificial) por dia, obviamente considerando-se a libido, ou estimar a produção de doses de sêmen (fresco, resfriado ou congelado) por ejaculado, considerando-se um intervalo definido entre coletas de sêmen.

◀ Movimento espermático

A avaliação das características do movimento dos espermatozoides (motilidade, vigor e turbilhonamento) é indicativa da habilidade metabólica da peça intermediária em fornecer energia para o movimento da cauda, associada à normalidade morfológica da cauda, incluindo colo, peça intermediária, peça principal e peça terminal.

A motilidade total indica o percentual de espermatozoides que estão se movimentando, independentemente de sua direção e velocidade. Já a motilidade progressiva expressa o percentual de espermatozoides que se movimentam para a frente e retilíneo. Movimentos estático vibratório, retrógrado e circular, aberto ou fechado não são considerados progressivos, à exceção dos equídeos, cujo movimento circular aberto é considerado progressivo, devido ao formato da cabeça espermática e à implantação eventualmente abaxial da cauda nestas espécies. Em geral, a baixa motilidade progressiva é resultado de elevado percentual de defeitos relacionados com o colo, a peça intermediária e a peça principal.

O vigor espermático, no entanto, é indicativo da capacidade metabólica da peça intermediária em produzir movimento da cauda, repercutindo na velocidade de batimento da cauda e, consequentemente, na velocidade de deslocamento do espermatozoide. Portanto, baixo vigor não está, necessariamente, relacionado com elevados percentuais de defeitos morfológicos de cauda dos espermatozoides.

Turbilhonamento, ou movimento de massa, é uma característica do movimento dos espermatozoides que associa elevada motilidade, vigor e concentração do sêmen. Por essa razão, é uma característica avaliada no sêmen de ruminantes, por exemplo, cuja concentração é fisiologicamente alta o suficiente para que haja turbilhonamento. Nos equídeos, suínos e cães, por exemplo, não se espera que haja turbilhonamento no sêmen, embora este possa ser observado em alguns casos.

Disfunções testiculares e epididimárias podem ser causa de baixo vigor e motilidade, por falhas na formação e/ou maturação dos espermatozoides. Por outro lado, falhas no processo de armazenamento nas caudas dos epidídimos, bem como repouso sexual prolongado, podem também levar à baixa motilidade devido a lesões de colo e separação da cauda da cabeça. Cães com leishmaniose visceral, por exemplo, apresentam epididimite subclínica, associada a sêmen com baixa motilidade e elevado percentual de cabeças isoladas normais. Agentes infecciosos específicos, como a *Brucella* spp., podem causar epididimites e orquites em diversas espécies.

Em bovinos, as disfunções epididimárias podem surgir por transtornos funcionais, sem alterações clínicas e morfologicamente detectadas nestes órgãos, mas simplesmente pelos espermatozoides com caudas dobradas (sem fratura), consequência dos desníveis de sódio e potássio nas caudas epididimárias e bloqueio da movimentação normal progressiva, tornando-a circular e lenta, levando o animal a subfertilidade ou infertilidade. Pode ainda haver desníveis de zinco nas cabeças epididimárias, com distúrbios de lisossomos e destruição parcial da bainha mitocondrial, conduzindo a fraturas (parcial ou total) da peça intermediária e, do mesmo modo, impossibilidade de motilidade progressiva normal, podendo ocorrer em 5 a 95% dos gametas ejaculados.

Morfologia espermática

A avaliação morfológica dos espermatozoides é parte essencial do espermograma. Deve-se obter uma amostra significativa que represente a população de espermatozoides do ejaculado. Para tanto, uma amostra do ejaculado é colhida sempre após sua homogeneização e o mais rapidamente possível após a ejaculação, analisando-se pelo menos 100 espermatozoides por amostra. O mesmo espermatozoide pode apresentar mais de um defeito morfológico, assim, além da contabilização do número de ocorrência de cada defeito deve-se também contabilizar quantos espermatozoides têm apenas um e quantos têm mais de um defeito. Com isso, ao se fazer o cálculo percentual de defeitos, a soma de todos eles e os normais poderá ser maior que 100%, mas o número de espermatozoides com defeitos somado aos morfologicamente normais resultará 100%.

Até a década de 1980, muitos corantes eram utilizados para a identificação de espermatozoides normais e anormais (carbol-fuccina-eosina, vermelho Congo, eosina-nigrosina e outros) e para remoção de muco ou plasma seminal (compostos à base de cloro) em esfregaços de sêmen, sendo a qualidade do esfregaço essencial para se ter visão nítida dos espermatozoides. Com a evolução da qualidade das lentes de contraste de fase, do contraste com interferência diferencial e a redução dos custos de sua aquisição, sugere-se que toda a análise da morfologia espermática seja feita em preparações úmidas nas soluções denominadas formol-salina. A solução de Hancock ainda é a mais utilizada, totalmente segura em fixar os espermatozoides e mantê-los em condições para avaliação morfológica por longo período (até anos), desde que a solução seja tamponada. Entretanto, para que os defeitos espermáticos de acrossoma, cabeça, peça intermediária e de cauda, bem como a presença de gotas citoplasmáticas do tipo proximal (GCP) e distal (GCD) sejam identificados claramente, a preparação de pequena gota de solução de sêmen/formol-salina deve ser mantida entre lâmina e lamínula, retirando-se com auxílio de um papel-filtro o excesso de líquido das bordas após ligeira pressão central dessa lamínula, protegendo-a e fixando-a com esmalte de unhas para evitar a desidratação ou sua movimentação durante a avaliação em óleo de imersão e aumento microscópico de 1.000×. Para localizar os melhores campos microscópicos para a avaliação, faz-se a escolha com aumento de 200×, para maior comodidade e segurança.

A melhor definição e caracterização para os diversos tipos de defeitos espermáticos do ejaculado do touro, bem como a classificação para a interpretação e diagnóstico de um distúrbio, quando presente, foi publicada em 1973 por Blom. Foi bem aceita internacionalmente e genericamente utilizada para diagnósticos de touros normais e anormais quanto à qualidade de sêmen, embora alguns autores possam ter preferências por outras formas de classificação. Entretanto, a definição de defeitos primários e secundários proposta por Blom em 1950, para defeitos espermáticos respectivamente de origem testicular ou pós-testicular, hoje ainda persiste, mesmo após a proposta de classificação dos defeitos em "maiores e menores", em 1973.

Os defeitos morfológicos dos espermatozoides podem, portanto, ser classificados de 4 formas diferentes: (1) quanto à localização do defeito em acrossomal, de cabeça (núcleo), de colo, de peça intermediária e de cauda (peça principal e peça terminal); (2) em compensáveis ou não compensáveis; (3) quanto à origem do defeito em primário (testicular), secundário (pós-testicular) e terciário (pós-ejaculação, decorrente de procedimentos laboratoriais); e em (4) defeitos denominados maiores ou menores, de acordo com seu impacto sobre a fertilidade.

A avaliação quanto à localização do defeito permite, a partir do conhecimento das funções de cada parte do espermatozoide no processo de fertilização, estimar o impacto de tais defeitos sobre o potencial fertilizante daquele sêmen.

Defeitos compensáveis são aqueles cujo espermatozoide portador não interfere na possibilidade de outro espermatozoide, normal, realizar a fertilização, já que não provoca reação cortical no ovócito nem impedimento da entrada desse espermatozoide que chegou depois e com potencial fecundante. Os não compensáveis, por outro lado, são aqueles cujo espermatozoide portador provoca reação cortical no ovócito, impedindo a fertilização por um espermatozoide normal, não sendo capaz de produzir embrião viável. Exemplos de defeitos compensáveis são os de acrossoma, e de não compensáveis são os de cabeça (nucleares).

A avaliação quanto à origem do defeito espermático em primário ou secundário auxilia no diagnóstico das causas dos defeitos, a partir do conhecimento de como se dá a formação das organelas espermáticas ao longo da espermatogênese, e conhecimento dos processos ocorridos na maturação espermática durante o trânsito epididimário, no armazenamento extragonadal (principalmente nas caudas dos epidídimos) e na ejaculação. A classificação de defeitos terciários é utilizada por alguns para denominar aqueles defeitos resultantes de efeitos deletérios causados pela manipulação *in vitro* dos espermatozoides, durante a execução do espermograma e tecnologia de sêmen, como resfriamento, congelação e sexagem. Há defeitos que serão sempre primários, como os de cabeça (nucleares), malformações de peça intermediária, formas duplas e outros. No entanto, há defeitos que podem ser primários ou secundários, como a GCP e as cabeças isoladas; e primários, secundários ou terciários, como as dobras de peça intermediária e peça principal. Portanto, a interpretação desses achados deve basear-se no conjunto do exame andrológico, considerando-se os achados do exame físico dos órgãos genitais e outros aspectos físicos do sêmen, como coloração e aspecto, pH, motilidade, vigor, turbilhonamento e concentração espermática.

A avaliação quanto ao impacto real de cada defeito espermático na fertilidade, inicialmente avaliada por meio de observações a campo de touros, diferencia os defeitos, independentemente das classificações anteriores, em menores ou maiores, respectivamente como de pequeno e grande impacto negativo na fertilidade. Em geral, com variação entre espécies e objetivos de uso do sêmen, considera-se normal aquele que apresenta até 30% de defeitos totais, sendo o máximo de 20% de defeitos maiores. Esta classificação está bem estabelecida para touros, uma vez que foi desenvolvida para esta espécie, mas há restrições à sua utilização em outras espécies, como a equina, por exemplo; portanto, o uso da classificação em qualquer espécie, que não a bovina, deve ser considerado com cautela.

Apesar de os espermatozoides ficarem armazenados no aparelho genital masculino, principalmente nas caudas dos epidídimos, o sêmen não é armazenado em nenhum local dos órgãos genitais, pois ele se forma exclusivamente no momento do orgasmo, na ejaculação. Assim sendo, não há "sêmen velho" no corpo do animal. De modo geral, nos animais domésticos são necessários de 40 a 60 dias para os gametas se formarem (espermatocitogênese + espermiogênese), aproximadamente mais 12 dias para maturarem. Entretanto, não ocorrendo ejaculação, os espematozoides podem permanecer viáveis na cauda epididimária por até 60 dias. Assim sendo, o período de formação e vida máximo do espermatozoide será de 50 a 70 dias para sua formação e maturação e outros 60 dias de estocagem. Não havendo ejaculações frequentes, poderá haver elevada decaptação de espermatozoides "velhos", já formados há muito tempo, e elevada perda destes pela urina ou nos primeiros jatos da primeira ejaculação após repouso sexual prolongado. Deve-se atentar para o fato de que animais em repouso sexual podem apresentar anormalidades seminais decorrentes disso.

Recentemente, a avaliação morfológica de espermatozoides conta com técnicas computadorizadas que reduzem a subjetividade da análise, como a *computer aided sperm morphology analysis* (CASMA). Entretanto, a CASMA restringe-se à análise morfológica da cabeça do espermatozoide, mas possibilita a potencial identificação de defeitos no DNA espermático que modificam o formato da cabeça do espermatozoide, não detectáveis pela análise morfológica tradicional.

Outros elementos

Além dos espermatozoides, a presença de outros elementos no ejaculado pode ser avaliada, como medusas, células primordiais e células gigantes (todas indicativas de degeneração testicular); leucócitos (indicativos de inflamação/infecção); hemácias (indicativas de hemorragia); e células epiteliais descamativas (sem significado clínico).

A aglutinação de espermatozoides é sinal de presença de anticorpos antiespermatozoide no fluido seminal. Isso pode ser resultado do rompimento da barreira hematotesticular formada pelas células de Sertoli no epitélio seminífero, que impede o contato de células haploides, as quais ficam no compartimento adluminal do túbulo seminífero, com o sistema imune do reprodutor. O rompimento dessa barreira por trauma testicular físico, orquite infecciosa ou mesmo em casos de ruptura de dúctulos eferentes ou do ducto epididimário induz a formação de anticorpos antiespermatozoide e a aglutinação destes pela cabeça, visto no espermograma. A infecção por *Brucella* sp. é uma causa comum de formação de anticorpos antiespermatozoide em diversas espécies, e a presença de aglutinação espermática faz suspeitar desta infecção.

A Figura 13.2 ilustra diversos defeitos espermáticos encontrados nos espermatozoides bovino, canino, equino e suíno.

SÊMEN BOVINO

A coleta de sêmen bovino pode ser realizada pelo uso de vagina artificial, com auxílio de manequim, ou por eletroejaculação. A coleta por vagina artificial propicia sêmen de melhor qualidade, porém, a eletroejaculação é o sistema mais prático e rápido para uma primeira avaliação de triagem, ou mesmo de rotina, para touros de corte antes do início da estação de monta, ou para elaborar seu espermograma. Repetição de coletas subsequentes, semanais ou 2 vezes/semana, estabelece a curva de produção gamética individual do reprodutor. Apesar de ter sido desenvolvido com base em estudos em touros, esse conceito pode ser transposto para as demais espécies, com a devida cautela quanto às características próprias de cada uma.

A Tabela 13.1 mostra o modelo de espermograma para o touro proposto por Blom (1973), modificado por Vale Filho (1988, 1989) e Vale Filho *et al.* (2010), e as características dos principais distúrbios andrológicos. A Figura 13.3 ilustra os principais quadros espermáticos observados no touro.

O sêmen normal do touro deve apresentar, no mínimo, 60% de espermatozoides com motilidade progressiva retilínea e vigor (1 a 5) igual a 5. Blom (1973) propôs não mais que 15% de espermatozoides com defeitos maiores e até 24% com defeitos menores. O CBRA sugere não mais de 5% de um mesmo tipo de defeito maior, não mais de 10% de um mesmo tipo de defeito menor e não mais de 30% do total de defeitos. A concentração espermática pode variar de 0,6 a 1,2 bilhão/mL, dependendo do tipo de coleta de sêmen utilizada, se por eletroejaculação ou por vagina artificial, respectivamente. O volume de 5 a 10 mL, obtido em vagina artificial pode ser maior em coletas por eletroejaculação, resultando em 7 a 10 bilhões de espermatozoides por ejaculado (Figura 13.3 A e B).

A eficiência da gametogênese pode ser prejudicada por fatores genéticos (hipoplasia testicular, espermiogênese imperfeita, maturidade sexual tardia), por aberrações cromossômicas (translocação Robertsoniana 1/29, homozigoto: 58,XY; ou heterozigoto: 59,XY; por touros gêmeos dizigóticos tipo quiméricos macho/macho, ou macho/fêmea: 60,XY e/ou 60,XY/60,XX), ou por estresses de meio ambiente desfavorável. Havendo prejuízo na eficiência da gametogênese por qualquer destas causas, os marcadores fenotípicos no sêmen serão sempre os mesmos, com apresentação de baixa concentração espermática (CONC), baixa motilidade (MOT) e baixo vigor e alta prevalência de defeitos espermáticos (PAT), principalmente do tipo maior, na cabeça e no acrossoma ($\downarrow$CONC/$\downarrow$MOT/$\uparrow$PAT). Entretanto, com o uso da curva de produção gamética pode-se verificar que, em casos de degeneração testicular, o animal já teria tido gametogênese normal anterior a algum fator desfavorável de estresse, e, na remoção deste fator a gametogênese voltará à sua anterior normalidade. No segundo caso, por outro lado, na maturidade sexual tardia, o animal mesmo sendo bem alimentado demorará a atingir sêmen de boa qualidade após a fase de adolescência, indicando maturidade sexual retardada. Neste caso, o animal nunca teria apresentado sêmen normal anteriormente, mas, em um determinado momento, o sêmen começaria a melhorar progressivamente, até atingir a normalidade com $\uparrow$CONC/$\uparrow$MOT/$\downarrow$PAT. Em um terceiro caso, o animal com hipoplasia testicular em nenhuma hipótese teria tido sêmen normal anteriormente, apresentando-se sempre com o mesmo quadro de $\downarrow$CONC/$\downarrow$MOT/$\uparrow$PAT, sendo incapaz de mudar este quadro. Nos três casos, apesar das afecções estarem ligadas a distúrbios da gametogênese, pelo uso da curva de produção gamética é possível diferenciá-los, coadjuvado por histórico e aptidão clínica/andrológiá dos órgãos genitais (Figura 13.3 C a E).

Touros com espermiogênese imperfeita apresentam quadros de defeitos espermáticos únicos e em percentual acentuado. Acrossomas anormais do tipo *knobbed sperm*, em que há uma condensação acentuada e

anormal no aparelho de Golgi, de origem genética; acrossomas incompletos; acrossomas com membrana acrossomal e membrana plasmática enrugadas e malformadas; ou ainda vesículas infletidas transversais no terço inferior da cabeça espermática (*pouch formation*), podem às vezes se apresentar com quadro de ↑CONC/↑MOT/↑PAT, já que estes defeitos não interferem em nada na peça

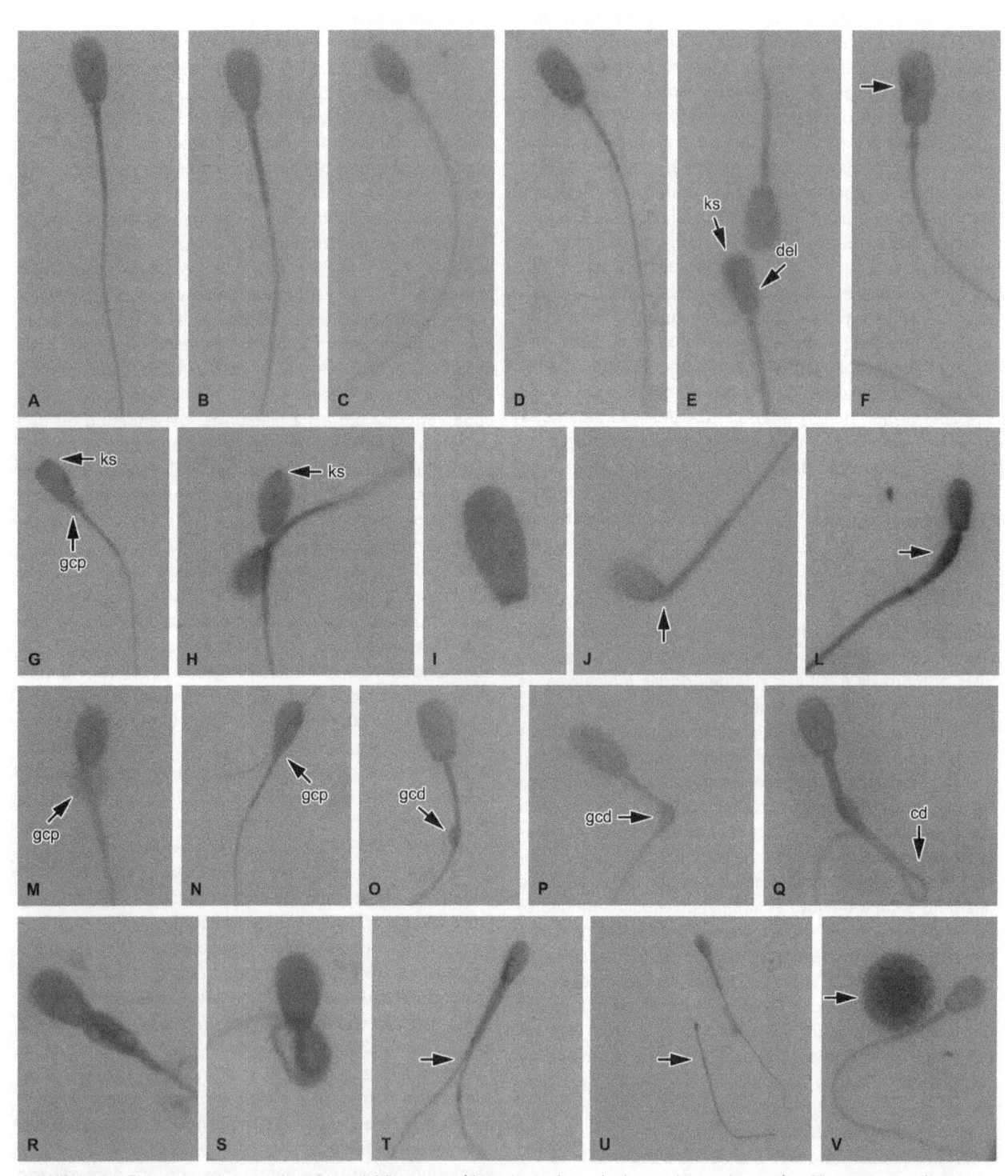

◀ **FIGURA 13.2** Espermatozoides normais e alguns defeitos espermáticos observados no bovino, canino, equino e suíno. São preparações úmidas em formol-salina e coradas com Rosa Bengala a 3%, entre lâmina e lamínula examinadas em microscopia de contraste de fase. **A.** Espermatozoide normal bovino. **B.** Espermatozoide normal canino. **C.** Espermatozoide normal equino. **D.** Espermatozoide normal suíno. **E.** Cabeça delgada (del) com acrossoma anormal do tipo *knobbed sperm* (ks) em cão. **F.** Cabeça com membrana anormal em cão. **G.** Acrossoma anormal do tipo ks e gota citoplasmática proximal (gcp) em bovino. **H.** Acrossoma anormal do tipo ks no bovino. **I.** Cabeça isolada normal no bovino. **J.** Fratura de colo (*seta*) em cão. **L.** Cabeça pequena normal e peça intermediária espessa (*seta*) em cão. **M.** GCP no equino. **N.** Gota citoplasmática proximal (gcp) no bovino. **O.** Gota citoplasmática distal (gcd) no bovino. **P.** Fratura parcial de peça intermediária com GCD no suíno. **Q.** Cauda fortemente dobrada (cd) em cão. **R** e **S.** Cauda fortemente enrolada em cão. **T.** Cauda dupla (*seta*) em cão. **U.** Espermatozoide subdesenvolvido (*seta*) em cão. **V.** Célula primordial (*seta*) e espermatozoide morfologicamente normal em cão.

intermediária, podendo haver espermatozoides defeituosos, mas com a motilidade aparentemente normal. Nestes casos, principalmente quando a avaliação morfológica do sêmen for processada sem o uso de microscopia de contraste de fases, a observação e a detecção destes defeitos espermáticos e sua avaliação poderão ser deficientes e errôneas (Figura 13.3 F a H).

Nas denominadas disfunções epididimárias, sem marcadores histológicos detectáveis no órgão, diferente dos casos em que há epididimite ou formação de granulomas espermáticos, mas alterações funcionais crônicas, metabólicas e/ou bioquímicas, alterações no espermatozoide somente serão detectadas após passagem no epidídimo. Podem ocorrer somente na cabeça epididimária ou na cauda epididimária, ou em ambas as regiões.

Na disfunção da cabeça do epidídimo, apesar de os dúctulos eferentes e epididimário serem morfologicamente normais nos cortes histológicos, estes não oferecem condição para a maturação espermática normal, verificando-se a condição de elevado número de espermatozoides com GCP no ejaculado, indicativo de incompetência para a fecundação. Esta GCP nada mais é que resquício do citoplasma da célula gametogênica, que em condição fisiológica passa da região proximal para a distal da peça intermediária durante o processo de maturação espermática. Nos touros de maturidade espermática normal, todos os espermatozoides têm GCP quando estão na cabeça do epidídimo, e todos deverão ter a GCD quando estiverem na cauda do epidídimo. Assim, quando no ejaculado há número elevado de espermatozoides com GCP, significa

◀ **TABELA 13.1** Modelo do espermograma de Blom (1973) para o touro, modificado por Vale Filho (1988, 1989) e Vale Filho *et al.* (2010), com os principais tipos de distúrbios andrológicos.

Fazenda:					Local:				Data: / /			
Quadro espermático*	Nor	Ims	Msr	Dtl	Dtg	Hpt	Eia	Eip	Dic	Did	Mta	Dec
Idade (meses)	24	18	24	48	48	36	36	36	36	36	36	36
Peso (kg)	450	350	400	800	800	700	700	700	700	700	700	700
Raça	Nelore											
Aspectos físicos do sêmen												
Volume (mL)	7,1	5,2	8,4	7,5	6,8	5,7	8,2	9	6,5	7,5	5,2	5,7
Motilidade de massa (1 a 5)	5	1	1	1	0	0	4	4	2	1	1	1
Motilidade individual (%)	70	50	50	40	30	40	60	60	50	40	50	50
Vigor (1 a 5)	5	4	4	4	3	4	5	5	5	5	5	4
Concentração ($\times 10^{66}$)	900	250	400	450	200	350	700	850	900	950	850	850
Aspectos morfológicos												
Defeitos maiores (%)	9	48	52	27	79	39	32	38	51	13	42	12
Delgado na base	2	3	2	5	4	2	3	2	2	3	3	2
Cabeça piriforme	2	13	11	12	14	11	4	3	3	2	4	2
Contorno anormal	1	5	4	2	9	4	1	2	2	2	–	1
Cabeça pequena anormal	–	–	–	2	7	1	–	–	–	–	3	–
Cabeça isolada anormal	–	–	–	–	3	–	–	1	–	–	–	1
Subdesenvolvido	–	2	3	–	9	3	–	–	–	–	–	–
Formas duplas	–	–	–	–	–	–	–	–	–	1	–	1
Gota citoplasmática proximal (GCP)	1	23	27	4	4	11	1	2	21	1	32	1
Acrossoma defeituoso	1	–	3	–	10	2	21	2	–	2	–	2
Diadema (*pouch formation*)	–	–	–	–	11	1	–	24	–	–	–	–
Defeitos na peça intermediária	2	2	2	2	8	4	2	2	23	2	–	2
Defeitos menores (%)	5	7	8	8	9	8	4	6	8	49	5	31
Cabeça delgada; pequena; gigante; curta; larga; perda da membrana acrossomal	–	–	2	3	–	2	1	–	1	1	1	2
Implantação abaxial	–	–	–	–	–	–	–	–	–	–	–	1
Gota citoplasmática distal	–	4	3	2	4	3	2	4	2	1	2	–
Cabeça isolada normal	3	2	–	–	3	–	–	–	2	2	–	28
Cauda dobrada ou enrolada	2	1	3	3	2	3	1	2	3	45	2	–
Circunferência escrotal (cm)	35,0	28,0	30,5	38,5	42,0	28,5	41,5	39,5	37,0	36,0	37,5	38,0
Leucócitos e outras células	–	–	–	–	–	–	–	–	–	–	–	–

*Nor: normal; Ims: imaturidade sexual; Msr: maturidade sexual retardada; Dtl: degeneração testicular leve ; Dtg: degeneração testicular grave; Hpt: hipoplasia testicular; Eia: espermiogênese imperfeita com defeitos de acrossoma; Eip: espermiogênese imperfeita do tipo *pouch formation* (Eip); Dic: disfunção da cabeça epididimária; Did: disfunção da cauda epididimária; Mta: maturação espermática anormal com GCP elevada e baixa patologia de cabeça; Dec: decaptação espermática.

◀ **FIGURA 13.3** Alguns dos principais quadros espermáticos do sêmen do touro normal e com distúrbios andrológicos, examinados em microscopia de contraste de fase (mcf), ou microscopia convencional de luz brilhante (mlb). **A.** Espermatozoides morfologicamente normais e gotas citoplasmáticas livres. Preparação úmida sem corante, fixada em solução de formol-salina e examinada em mcf. **B.** Espermatozoides morfologicamente normais e gotas citoplasmáticas livres. Coloração pela carbol-fuccina-eosina em esfregaço de sêmen processado imediatamente após a ejaculação e examinado em mlb. **C.** Quadro espermático do touro com degeneração testicular grave. Espermatozoides morfologicamente anormais com defeitos do tipo cabeça piriforme (pir), com invaginações da membrana plasmática do tipo *pouch formation* (pf), presença de gota citoplasmática proximal (gcp) e defeito do acrossoma do tipo *knobbed sperm* (ks). Preparação úmida sem corante, fixada em solução de formol-salina e examinada em mcf. **D.** Outro quadro espermático de touro com degeneração testicular muito grave. Espermatozoides anormais com caudas enroladas na cabeça (cec), cabeça isolada patológica do tipo piriforme (pir) e presença de formas abortivas (ab) (espermatozoides bloqueados em diferentes fases do processo de formação gamética), espalhados por todo o campo microscópico. Coloração pela carbol-fuccina-eosina em esfregaço de sêmen processado imediatamente após a ejaculação e examinado em mlb. **E.** Quadro espermático de degeneração testicular, com presença de debris celulares (dc), predominância de espermatozoides anormais do tipo piriforme (pir), com invaginações da membrana plasmática do tipo *pouch formation* (pf). Preparação úmida sem corante, fixada em solução de formol-salina e examinada em mcf. **F.** Quadro espermático de espermiogênese imperfeita, com vários espermatozoides com malformações nas membranas plasmáticas e acrossomais (enrugamento) nas

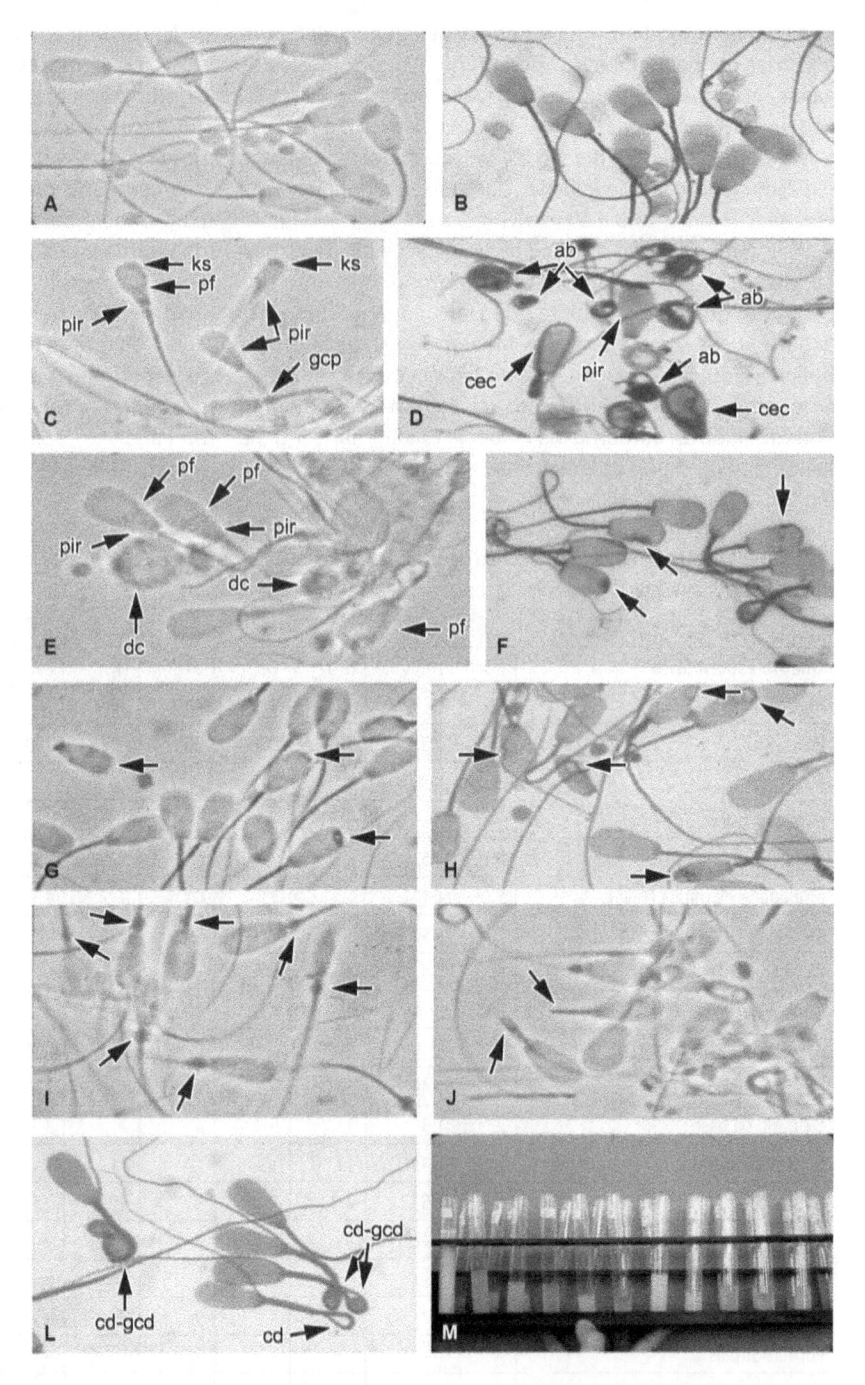

cabeças dos espermatozoides (*setas*). Quadro permanente durante a vida do animal, às vezes observado em touros de mesma linhagem, podendo ocorrer em *B. taurus taurus* e *B. taurus indicus*. Coloração pela carbol-fuccina-eosina em esfregaço de sêmen processado imediatamente após a ejaculação e examinado em mlb. **G.** Quadro espermático de espermiogênese imperfeita, com o ks (*setas*) como defeito predominante, visualizado como uma mancha escura no acrossoma, muitas vezes presente em uma proporção elevada dos gametas, como neste campo microscópico. Preparação úmida sem corante, fixada em solução de formol-salina e examinada em mcf. **H.** Outro quadro de espermiogênese imperfeita em que há predominância de espermatozoides ejaculados com membranas espermáticas defeituosas e membranas acrossômicas rompidas (*setas*). Coloração pela carbol-fuccina-eosina em esfregaço de sêmen processado imediatamente após a ejaculação e examinado em mlb. **I.** Quadro espermático com predominância de espermatozoides com gota citoplasmática proximal (*setas*), denotando falta de maturidade dos gametas ejaculados, podendo ser um quadro constante na vida do animal acometido, relacionado com disfunção da cabeça do epidídimo. Pode ser condição hereditária, descrita na raça Gir (Vale Filho, 1975; Vale Filho *et al.*, 1978). Preparação úmida sem corante, fixada em solução de formol-salina e examinada em mcf. **J.** Espermatozoides com fratura da peça intermediária (*setas*), com ou sem desfibrilação da mesma, em grande número no ejaculado, relacionada com a presença de lisossomas na gota citoplasmática proximal e ocorrência da primeira movimentação forte da peça intermediária, quando os espermatozoides encontram o plasma seminal no momento da ejaculação (Vale Filho, 1978). Preparação úmida sem corante, fixada em solução de formol-salina e examinada em mcf. **L.** Quadro típico de ejaculado de touro com disfunção da cauda epididimária. Espermatozoides com caudas dobradas sem fratura, sem (cd) ou com presença de gota citoplasmática distal (cd-gcd). Coloração pela carbol-fuccina-eosina em esfregaço de sêmen processado imediatamente após a ejaculação e examinado em mlb. **M.** Teste de exaustão no touro: após 15, 20 ou 30 ejaculações subsequentes, com pequenos intervalos entre elas (15 a 30 minutos). O número de espermatozoides com cauda dobrada tende a diminuir nos ejaculados (ver quadro L). O touro apresenta-se continuamente com elevada proporção de gametas com caudas dobradas, com presença geralmente da gota citoplasmática distal e motilidade progressiva retilínea prejudicada. Este quadro é geralmente observado durante toda a vida do animal, de origem genética (Vale Filho, 1975). Amostras em tubos de ensaio com o conteúdo de ejaculações subsequentes de um mesmo touro. Observar diversas concentrações espermáticas entre as amostras.

que os espermatozoides deste animal ainda estão imaturos, sendo o sêmen impróprio para a fecundação, não devendo a presença de GCP passar de 5% no ejaculado para que este seja considerado um sêmen de bom potencial fecundante. Pode haver desníveis de zinco no plasma/fluido da cabeça do epidídimo com consequente distúrbio de lisossomos presentes na GCP e ação destes sobre a bainha mitocondrial dos espermatozoides. Na passagem desta de proximal para distal, há um ataque enzimático-bioquímico sobre a bainha mitocondrial, que forma a própria peça intermediária do espermatozoide e, no momento da primeira "rabanada" do espermatozoide, quando este encontra o plasma seminal, à ejaculação, pode ocorrer fratura total ou parcial da peça intermediária, prejudicando drasticamente a movimentação normal do espermatozoide. Pode acometer em 10 a 90% dos espermatozoides ejaculados, conduzindo a forte subfertilidade ou infertilidade, dependendo do caso, com prevalência maior em *Bos taurus indicus*. Este quadro espermático tem sido descrito em várias raças de bovinos e, principalmente, em algumas linhagens da raça Gir padrão, neste caso de transmissão genética. Na disfunção da cabeça do epidídimo, o quadro espermático seria de ↑CONC/↓MOT/↑PAT, sendo esta patologia principalmente de peças intermediárias fortemente dobradas ou enroladas, geralmente com GCPs anexas e fraturas totais ou parciais (Figura 13.3 I e J).

Na disfunção da cauda do epidídimo, apesar de não se detectarem anormalidades aparentes nos cortes histológicos, há desníveis de sódio e potássio e aparecimento de elevado número de espermatozoides com caudas dobradas, decorrentes do enrugamento da membrana espermática, principalmente, na porção mais caudal da peça intermediária, próxima e geralmente envolvendo a GCD. Forma-se uma dobra, embora sem fratura, não interferindo na motilidade espermática total em si, mas com a progressão retilínea do gameta, que passa a exercer motilidade curvilínea aberta, impossibilitando a fecundação. Caudas dobradas nos gametas ejaculados ocorrem em proporção elevada, variando de 10 a 90%, podendo conduzir a subfertilidade ou infertilidade. Uma das formas de caracterizar este distúrbio é a resposta ao teste de exaustão, quando um número grande de ejaculações é obtido subsequentemente no animal acometido, em curto espaço de tempo (horas). Desta forma, há uma exaustão das reservas epididimárias, com retirada de grande número de espermatozoides estocados e menor exposição dos recém-chegados ao ambiente da cauda do epidídimo. Se o ambiente epididimário é inadequado, os gametas passam a não se apresentar mais com a cauda dobrada, havendo diminuição progressiva destes ao longo das ejaculações, e nos últimos ejaculados o número de espermatozoides com cauda dobrada é baixo. A motilidade, que nestes casos inicialmente era baixa, por exemplo, de 40%, passa progressivamente para 50%, 60% e até 70%. Esta afecção também é de origem genética. Quadro simultâneo de espermatozoides ejaculados com fraturas de peça intermediária e caudas dobradas significa que todo o órgão está comprometido, na cabeça (no processo de maturação) e na cauda (no processo de armazenamento). Na disfunção da cauda do epidídimo, tem-se ↑CONC/↓MOT/↑PAT, mas o principal defeito espermático é de caudas dobradas, sem fraturas, geralmente com presença de GCD anexa (Figura 13.3 I a M).

Outros distúrbios também podem ser observados, como aqueles em que o plasma seminal é deficiente em açúcares ou em que há baixa atividade metabólica da bainha mitocondrial, relacionada com o ciclo de Krebs, insuficiente para a metabolização normal dos açúcares, quando estes são normais. O quadro é de ↑CONC/↓MOT/↓PAT, com espermatozoides com peças intermediárias fenotipicamente normais, mas de pouca atividade metabólica.

Em casos de monorquidismo e criptorquidismo unilateral, não há distúrbios qualitativos ou quantitativos na produção de espermatozoides na gônada normalmente localizada no escroto, mas sim uma redução na quantidade total de espermatozoides produzida pelo animal. Isso poderia comprometer sua fertilidade até determinado ponto, já que a quantidade de espermatozoides é cerca da metade da que normalmente seria produzida, embora estudos tenham demonstrado aumento de produção compensatório pelo testículo normalmente localizado no escroto, mas quase sempre suficiente para fertilizar uma fêmea. O monorquidismo congênito e o criptorquidismo são características genéticas e indesejáveis, não devendo estes animais serem utilizados para reprodução. No entanto, em casos de orquiectomia unilateral por quaisquer razões, deve-se avaliar a viabilidade de utilização deste animal para reprodução por outros aspectos, mas não pela possibilidade de transmissão genética da condição, neste caso, adquirida. Como não há interferência na produção do plasma seminal, sua composição é normal e não há variação no volume do ejaculado, levando ao quadro seminal de ↓CONC/↑MOT/↓PAT.

Deve também ser mencionado que as proteínas do plasma seminal também participam da eficiência reprodutiva do touro, podendo interferir na qualidade espermática. O plasma seminal, parte líquida do ejaculado, é constituído de secreções originárias das glândulas sexuais anexas acessórias (vesículas seminais, bulbouretrais e próstata), dos epidídimos e dos testículos, rico em lipídios, carboidratos, minerais e proteínas. Assim, a baixa fertilidade de um touro pode estar relacionada diretamente com a qualidade e a constituição do seu plasma seminal, independentemente da qualidade morfológica dos seus espermatozoides.

Dentre os elementos do plasma seminal que participam das modificações espermáticas, destacam-se algumas proteínas cuja abundância no ejaculado pode variar de acordo com idade (fase do desenvolvimento sexual), nutrição e condições de bem-estar animal. Além de participarem da proteção das membranas espermáticas e interferirem na motilidade, também atuam na reação acrossômica e na capacitação espermática. Proteínas do grupo das glutationas, a lactoferrina, a albumina, a osteopontina e as *Binder of Sperm Proteins* (BSPs) estão envolvidas neste contexto. As BSPs têm sido relacionadas com touros da raça Holandesa de alta fertilidade, usados como doadores de sêmen em central de inseminação artificial.

As proteínas do plasma seminal constituem-se em excelente material para exploração técnico-científica, porém, não têm sido ainda usadas mais intensamente na rotina como marcadores moleculares para controle de aspectos reprodutivos do touro, ou de reprodutores em outras espécies, devido ao fato de padrões biotecnológicos (e metodológicos) de fácil execução e interpretação ainda não estarem bem estabelecidos.

SÊMEN SUÍNO

A criteriosa avaliação físico-química do sêmen de suínos, tanto para utilização em inseminação artificial como em monta natural, objetiva essencialmente garantir a qualidade fertilizante dos espermatozoides.

A coleta do sêmen suíno é realizada agarrando-se firmemente a glande peniana quando o varrão monta em um manequim, mantendo-a pressionada e direcionando o ejaculado para um frasco de coleta, que deve mantê-lo aquecido.

O sêmen suíno é o de maior volume e número de espermatozoides por ejaculado entre os animais domésticos, tendo também motilidade e vigor espermáticos de grande intensidade. A avaliação morfológica é de fácil resolução, facilitada pelo maior tamanho do espermatozoide comparado a outras espécies, tornando todos os defeitos espermáticos mais facilmente detectáveis, com grande correlação entre eles e a fertilidade. Pode-se dizer que o varrão ideal é aquele que, entre 12 e 36 meses de idade, produz 270 mL de sêmen com 70 a 80 bilhões de espermatozoides por ejaculado, motilidade de 70%, vigor (1 a 5) igual a 3 e 80% de espermatozoides morfologicamente normais. Isso lhe permite produzir de 1.500 a 2.000 doses de sêmen por ano, capazes de gerar mais de 6.000 leitões por ano, considerando-se a dose inseminante de 3 bilhões e 3 inseminações por ciclo em cada porca. A GCD não deve ser considerada na contagem total de defeitos espermáticos para o suíno, normalmente encontrada no ejaculado.

Durante a avaliação de motilidade e vigor do sêmen suíno, deve-se atentar para o fato de que há uma queda muito rápida destes padrões após confeccionada a lâmina para a leitura, resultado da condição de anaerobiose e resfriamento do sêmen entre lâmina e lamínula. Portanto, a leitura imediata e rápida desses parâmetros deve ser realizada, sob pena de serem os resultados subestimados.

Diversos fatores são capazes de afetar a qualidade do sêmen do suíno, comprometendo sua fertilidade. Dentre eles, destacam-se a temperatura ambiente elevada, fotoperíodo curto, deficiências nutricionais, alojamento inadequado do varrão, elevada frequência de coleta de sêmen, doenças infecciosas e individualidade dos varrões devido a fatores genéticos. Existem variações individuais na fertilidade e no período de conservação do sêmen entre diferentes varrões, o que torna a seleção de machos pela qualidade física do sêmen um importante fator para o sucesso no resfriamento e na congelação do sêmen.

O sêmen do varrão começa a perder qualidade, sobretudo a motilidade, quando a temperatura do ambiente externo é muito elevada, principalmente no clima tropical, aumentando o número de formas patológicas, especialmente GCP.

Varrões não devem ser alojados em baias coletivas por causa da ocorrência de agressões físicas entre eles. Quando criados em grupo, há diminuição da concentração e da motilidade espermáticas. Por outro lado, até a fase da pré-puberdade os machos devem ser criados em baias coletivas, manejo que os torna mais dóceis e mais socializados, levando a melhor comportamento sexual quando adultos.

A concentração espermática diminui à medida que se aumenta a frequência de ejaculações, sendo o intervalo ideal de coleta de 5 a 7 dias. Entretanto, quando o intervalo de coletas é superior a 10 dias há comprometimento bioquímico do plasma seminal e dos espermatozoides.

Além da motilidade e da morfologia espermáticas, outras análises podem ser realizadas, dentre elas destacam-se aquelas que permitem a avaliação da integridade e da funcionalidade da membrana plasmática dos espermatozoides, como o teste HO, que avalia a capacidade funcional dos espermatozoides. Assim, quanto maior o número de espermatozoides reagentes (cauda dobrada, fortemente enrolada etc.), melhor é classificado o varrão quanto à sua fertilidade, permitindo caracterizar um varrão como de alta, média ou baixa fertilidade.

O uso da inseminação artificial em suínos proporciona resultados semelhantes aos da monta natural, porém limita-se pelo tempo de conservação do sêmen resfriado, em média 72 horas após a coleta, e à sua baixa congelabilidade. O uso de machos de alta fertilidade e alto potencial genético pode permitir a diminuição do número de espermatozoides por dose inseminante, com menores concentração e volume de diluidor (1,5 bilhão de espermatozoides em 50 mL), sem comprometer a produtividade, a taxa de parto e o número de leitões nascidos, aumentando o número de doses por ejaculado, especialmente para utilização na técnica de inseminação artificial intrauterina profunda.

Os espermatozoides do suíno são muito sensíveis ao choque térmico, especialmente a temperaturas inferiores a 15°C. Por isso, ao resfriamento deve haver estabilização entre 16 e 18°C, mantendo a capacidade fecundante dos espermatozoides. Espermatozoides recém-ejaculados são mais sensíveis ao choque térmico do que aqueles incubados à temperatura de 25 a 30°C por 2 a 4 horas antes de atingir a temperatura final de resfriamento. Atualmente são utilizados dois grupos de diluidores para resfriamento do sêmen suíno: os de curta e aqueles de longa duração. Os diluidores de curta duração, mais utilizados no Brasil, preservam o sêmen por até 72 horas; já os de longa duração preservam o sêmen por até 7 dias, mais utilizados para transporte em longas distâncias.

SÊMEN EQUINO

A coleta de sêmen equino é realizada utilizando-se vagina artificial com auxílio de manequim artificial ou égua em cio devidamente contida. Ao desviar o pênis do garanhão em direção à vagina artificial, o sêmen total é recolhido em um frasco, preferencialmente protegido da luz direta e com isolamento térmico, especialmente caso a temperatura ambiente esteja abaixo de 20°C. A fração gelatinosa do sêmen pode ser separada no momento da coleta, utilizando-se filtro, ou posteriormente, do volume total coletado. A qualidade do sêmen coletado com monta em manequim artificial ou égua no cio é semelhante; o primeiro caso oferece maior segurança para os animais e profissionais envolvidos. Garanhões que tenham dificuldade de monta podem ser treinados para coleta em vagina artificial mesmo sem monta, mediante estímulo pela presença de égua no cio à sua frente, contidos em tronco. A indução farmacológica da ejaculação pode ser conseguida com diferentes protocolos terapêuticos.

O sêmen equino apresenta-se muitas vezes com motilidade e vigor espermáticos baixos, associados a reduzido poder fecundante. Isso pode ser resultado de baixa pressão de seleção genética para fertilidade nesta espécie, ocorrendo extremos de qualidade seminal e fertilidade, de um lado raças como a Hannoveriana com testículos grandes e alta eficiência de fecundação, e, de outro, raças como a Puro Sangue Inglês (PSI). A escolha de um garanhão como reprodutor é, na maioria das vezes, baseada em atributos fenotípicos que não incluem fertilidade, sendo apenas excluídos aqueles que não apresentam fertilidade mínima, o que mantém os subférteis no rebanho. O resultado é a baixa taxa de concepção por ciclo; média em equinos de 50%, com grande variação individual entre garanhões (30 a 90%). A intensa utilização de técnicas de reprodução assistida, visando melhorar as taxas de fertilidade nesta espécie, contribui para a manutenção deste quadro.

Considera-se valores de referência para sêmen equino o volume médio de 60 mL, vigor (1 a 5) igual a 3,9 bilhões de espermatozoides por ejaculado, 70% de motilidade e 70% de espermatozoides normais no ejaculado. A avaliação da motilidade e do vigor pode ser realizada após diluição do sêmen com diluidor adequado, a fim de facilitar a visualização dos espermatozoides.

A sazonalidade reprodutiva na espécie equina também se manifesta na qualidade do sêmen dos garanhões, havendo menor volume da fração gelatinosa, menor volume total, menor concentração, maior índice de defeitos espermáticos e menores motilidade e vigor durante os meses de outono/inverno em comparação com os meses de primavera/verão, o que acompanha menores concentrações plasmáticas de testosterona no outono/inverno. Desta forma, pode-se esperar que no início da estação de monta haja cerca de 50% de espermatozoides viáveis no ejaculado do garanhão em relação ao que haverá no pico da estação. No entanto, à medida que se aproximam do equador, reduzem-se os efeitos da sazonalidade.

A produção espermática do cavalo não é um fator limitante para sua fertilidade, a não ser em casos extremos, mas apenas mostra a quantidade de fêmeas que podem ser cobertas por dia pelo mesmo garanhão, considerando que apenas 300 a 500 milhões de espermatozoides móveis são necessários para cada cobrição/inseminação. Garanhões ejaculam, em média, de 5 a 10 bilhões de espermatozoides por ejaculado. Entretanto, deve-se levar em consideração que garanhões em repouso sexual submetidos a duas coletas de sêmen intervaladas de 60 minutos apresentam, no segundo ejaculado, cerca de 50% do total de espermatozoides do primeiro, e que se isso não ocorre, pode ser indicativo de: (1) ejaculação incompleta, devendo-se rever as adequadas condições de coleta de sêmen; (2) animal com anormalmente menor reserva extragonadal de espermatozoides; (3) ou o garanhão é imaturo ou apresenta disfunção testicular.

Espermatozoides equinos têm características peculiares quando comparados aos de outras espécies domésticas, como cabeça pequena e assimétrica, pequeno acrossoma e implantação abaxial da cauda. Devido à assimetria da cabeça e à implantação abaxial, considera-se tanto o movimento retilíneo como o circular aberto como motilidade progressiva nesta espécie.

A maioria dos estudos de morfologia espermática do garanhão mostra percentual de 50 a 60% de espermatozoides normais no ejaculado. Normalmente, apenas o total de espermatozoides defeituosos é considerado em um espermograma, sendo o uso de contagem diferencial de defeitos espermáticos no garanhão ainda discutido. A American Society of Theriogenology a considera simplesmente da seguinte forma: espermatozoides normais, cabeça/acrossoma anormal, cabeça isolada, GCP, GCD, peça intermediária anormal, cauda dobrada/enrolada.

Correlações razoáveis com fertilidade têm a motilidade e morfologia espermáticas, podendo-se considerar como valores-limite para comprometimento da fertilidade, 40% de motilidade progressiva e 40% de normalidade morfológica. Entretanto, não há estudos que estabelecem níveis toleráveis de determinados defeitos espermáticos relacionados com fertilidade no garanhão, dificultando a utilização de critérios como defeitos maiores e menores para esta espécie. A American Society of Theriogenology, por exemplo, no seu *BSE Stallion Guidelines*, não estabelece o percentual de espermatozoides normais que deve apresentar o sêmen do garanhão, mas estabelece que 2 ejaculados coletados com intervalo de 1 hora devem ter cerca de 2 bilhões de espermatozoides móveis morfologicamente normais.

Alguns padrões espermáticos típicos para diferentes condições clínicas são descritos para garanhões (Card, 2005):

- *Puberdade*: ↓CONC/↑PAT, com patologias como GCP, cabeça e peça intermediária, além de aumento de células germinativas no sêmen
- *Espermiostase*: apresentação intermitente de concentração espermática elevada anormalmente, intercalada com episódios de baixa concentração, com alto nível de cabeças isoladas
- *Degeneração testicular*: ↓CONC/↑PAT, com patologias de cabeça e peça intermediária, além do aumento de células germinativas no sêmen
- *Baixa fertilidade de origem genética*: ↓CONC/↑PAT, porém havendo defeitos espermáticos específicos no sêmen
- *Insulto pontual*: aumento da incidência de GCP, seguido de defeitos de cabeça e peça intermediária durante 2 meses, com retorno gradual à normalidade
- *Estresse de longa duração*: aumento progressivo de defeitos espermáticos. A hemospermia nesta espécie é geralmente resultado de duas condições patológicas: uma delas é a vesiculite seminal, quando estão associadas a presença de leucócitos no ejaculado e, eventualmente, dor à ejaculação; a outra condição é geralmente resultado de hemorragia uretral no momento da ejaculação, resultante do aumento da pressão vascular à ereção e da perda sanguínea por lesões uretrais.

A utilização do resfriamento de sêmen para transporte é bastante comum em equinos por até 48 horas, havendo taxas de concepção semelhantes às de monta natural e inseminação artificial a fresco, se não ocorrer choque térmico. No entanto, o sucesso depende da grande individualidade dos garanhões quanto à resistência ao choque térmico. Da mesma forma, a congelabilidade do sêmen equino é dependente desta individualidade, apresentando taxas de concepção menores que 50%.

Poucos são os estudos sobre garanhões de raças miniatura, mas eles apresentam menores volume seminal e número de espermatozoides por ejaculado, entretanto, com concentração semelhante à de garanhões de raças com porte padrão, assim como os padrões de movimento e morfologia espermáticos.

SÊMEN CANINO

A coleta do sêmen canino é realizada por meio de masturbação, preferencialmente utilizando-se uma cadela no cio como estímulo sexual, não sendo necessária a monta na cadela para a coleta, embora esta possa ocorrer. Em animais acostumados com a coleta de sêmen pode ser dispensada a presença da cadela.

Nesta espécie, a ejaculação ocorre em 3 frações facilmente distinguíveis, podendo ser separadas, se necessário. A primeira fração é constituída por secreção prostática e ocorre rapidamente após o início do procedimento de coleta, assim que se inicia a ereção peniana. A segunda fração, ejaculada em continuidade com a primeira, normalmente sem interrupções entre elas, é constituída de fluido epididimário, constituindo a fração espermática do sêmen. Em seguida, normalmente com um pequeno intervalo após o final da segunda fração, é ejaculada a terceira fração, novamente constituída de fluido prostático. Esta última é responsável pela maior parte do volume seminal do cão, assim como do tempo total de cópula/ejaculação.

Durante a coleta de sêmen, deve-se atentar para que o cão esteja tranquilo e adequadamente estimulado sexualmente, sob pena de haver falhas na ejaculação, completas ou parciais. No primeiro caso, nenhuma das frações seminais é obtida, e, no segundo caso, poderão ocorrer: ejaculação apenas de primeira fração; ejaculação da primeira e terceira frações; ejaculação da primeira, parcial da segunda e total da terceira; ejaculação apenas da primeira e segunda; e ejaculação apenas da segunda, de forma parcial ou total. Normalmente não é necessário coletar todo o ejaculado para realizar o espermograma, sendo bastante colher toda a segunda fração e parcialmente da terceira. A segunda é importante para se avaliar completamente toda a população espermática ejaculada, e parte da terceira para avaliar o fluido prostático. Durante a coleta, deve-se procurar evitar a luz direta sobre o frasco coletor, assim como protegê-lo termicamente se a temperatura ambiente estiver abaixo de 20°C.

Em geral, quando se obtém sêmen de boa qualidade não é necessária nova coleta para concluir o exame, mas, quando o sêmen é de má qualidade, devem ser realizadas novas coletas, a fim de eliminar a possibilidade de que o estresse do procedimento tenha influenciado negativamente o sêmen. Dessa forma, coletas realizadas em consultórios veterinários devem, muitas vezes, ser substituídas por coletas realizadas em canil, residência do tutor ou outro ambiente mais familiar e agradável para o cão.

Algumas características seminais normais do cão são bastante variáveis de acordo com a raça, em função do peso corporal. O volume, considerando o ejaculado completo, é de 2 a 30 mL, e o número total de espermatozoides de 200 milhões a 2 bilhões. Portanto, diante desta grande variação, aliada à prática de coleta apenas parcial da terceira fração seminal, o número de espermatozoides/mL de sêmen não é importante, mas sim o número total de espermatozoides/ejaculado é importante nesta espécie, sendo considerado normal o cão que ejacula pelo menos 20 milhões de espermatozoides por quilo de peso corporal. Este índice elimina, portanto, o porte físico do cão e o volume de sêmen ejaculado como fatores que podem interferir na avaliação do sêmen. Além disso, deve ser considerado como padrão a motilidade de 80%, vigor (1 a 5) igual a 3, e 80% de espermatozoides morfologicamente normais no ejaculado.

Defeitos espermáticos associados à infertilidade no cão são, na maioria das vezes, associados à peça intermediária e ao colo, embora a maioria dos defeitos descritos para outras espécies tenha sido identificada nesta espécie. Um dos trabalhos que associa características morfológicas seminais do cão com a fertilidade é o de Oettlé (1993), no qual se verificou uma significativa redução da fertilidade em cadelas quando o sêmen do cão tinha percentual de espermatozoides normais inferior a 60% e correlação negativa com a fertilidade quando havia elevados percentuais dos seguintes defeitos: cabeça, peça intermediária, cauda, GCP e implantação abaxial da cauda. Tem sido associada a presença de espermatozoides com GCP no ejaculado canino a distúrbios de maturação espermática epididimária e pior capacidade de adesão dos espermatozoides à zona pelúcida dos ovócitos, bem como maior suscetibilidade a crioinjúrias. Além disso, cães intensamente utilizados como reprodutores tendem a apresentar maior quantidade de GCP nos espermatozoides ejaculados, assim como cães senis. A hereditariedade está envolvida em algumas patologias espermáticas, como na síndrome acrossomo-nuclear (Hrudka, 1982), que inclui a presença de inclusões acrossomais e nucleares, GCP, relacionada com criptorquidismo, e outros relatos.

O uso da CASMA mostrou haver uma discreta variação nas dimensões da cabeça do espermatozoide canino entre raças, entre indivíduos de mesma raça, entre ejaculados de um mesmo indivíduo e entre espermatozoides de um mesmo ejaculado, bem como entre espermatozoides submetidos ou não à criopreservação. Portanto, sugere-se cautela ao se classificarem espermatozoides quanto à normalidade das dimensões da cabeça durante a avaliação subjetiva da morfologia espermática.

Problemas com a espermatogênese geralmente provocam variedade de defeitos no mesmo ejaculado, não sendo comum, embora possa ocorrer, a alta incidência de apenas um determinado defeito no ejaculado. Lesões testiculares são bastante associadas a defeitos de cabeça e de peça intermediária, assim como alterações epididimárias são relacionadas com a alta incidência de GCP e cabeças isoladas normais. Alguns autores consideram adequada a utilização da classificação de defeitos maiores e menores nesta espécie, porém, não se utilizando a mesma classificação proposta para o touro, mas uma adaptação dela.

Os cães são bastante suscetíveis ao hipotireoidismo, que, nos machos, causa frequentemente baixa libido e subfertilidade. Observa-se quadro de degeneração testicular com motilidade e vigor espermáticos baixos, reduzida contagem de espermatozoides/ejaculado e alto índice de defeitos espermáticos, podendo chegar a 80% dos espermatozoides. A reposição hormonal com L-tiroxina reverte o quadro de degeneração testicular. Entretanto, por ser uma condição possivelmente hereditária em cães, deve-se ponderar se o tratamento do hipotireoidismo não deve ser associado à castração do cão.

A hemospermia ocorre com frequência em cães. O método de coleta de sêmen, que pode ser traumático se o cão realiza vigorosos movimentos pélvicos ou se há manipulação peniana exagerada na tentativa de se obter sêmen em cães com menor libido, pode causar hemorragia da superfície peniana, e, neste caso, tingimento vermelho do sêmen. Em casos de lesões prostáticas, pode haver coloração rósea do sêmen, principalmente na terceira fração, ou mesmo amarronzada, além de poder haver redução do volume dessa fração seminal em casos de hiperplasia prostática benigna. Prolapso de uretra também é causa de hemospermia, e animais com hemoparasitoses, como babesiose, erlichiose e leishmaniose podem apresentar hemospermia. Além disso, hemorragias idiopáticas podem ocorrer, sendo mais comuns em raças de grande porte.

Lesões epididimárias subclínicas em cães ocorrem em animais acometidos por leishmaniose visceral, provocando redução da motilidade espermática, aumento de cabeças isoladas normais e caudas fortemente dobradas e enroladas no sêmen. A fertilidade desses animais parece ser reduzida.

De forma semelhante ao que ocorre na espécie equina, em cães não há uma preocupação dos criadores com o melhoramento genético para aspectos de fertilidade, sendo o cão apenas afastado da reprodução quando não tem condições mínimas de ser utilizado. Diante disso, são considerados passíveis de utilização para reprodução aqueles cães que possuem pelo menos 200 milhões de espermatozoides móveis morfologicamente normais no ejaculado, o que parece ser o mínimo para fertilizar uma cadela em condições normais. No entanto, técnicas de reprodução assistida, como a inseminação artificial intrauterina, ou a concentração de várias cobrições/inseminações artificiais no momento de fertilidade máxima da cadela, permitem a utilização de cães até mesmo com qualidade seminal inferior a esta.

Embora ainda pouco utilizado no Brasil – mais comum em outros países –, o resfriamento de sêmen canino permite obter taxas de concepção semelhantes à monta natural e à inseminação a fresco, chegando a 80%, desde que não haja choque térmico dos espermatozoides e a cadela esteja no seu momento de fertilidade máxima. Esta técnica permite manutenção da qualidade seminal por até 72 horas após a coleta, se preservado entre 10 e 5°C, apesar de haver a possibilidade de até cerca de 1 semana em condições especiais de resfriamento. Da mesma forma, a congelação de sêmen canino é pouco utilizada no Brasil, mas permite taxas de concepção médias de 50% e tamanhos de ninhada de cerca de 50% do tamanho normal para cada raça, utilizando-se inseminação intrauterina.

ALTERAÇÕES SEMINAIS RELACIONADAS COM RESFRIAMENTO, CONGELAÇÃO/ DESCONGELAÇÃO E SEXAGEM DE ESPERMATOZOIDES

A manutenção do ejaculado em temperatura ambiente (desde que não se atinja a temperatura de choque térmico) faz com que haja gradativas perdas de motilidade e de vigor espermáticos e, consequentemente, alterações metabólicas nas células, provocadas pela exposição prolongada ao fluido seminal, gasto das fontes de energia disponíveis e efeitos deletérios do acúmulo de catabólitos no meio, bem como pela redução do metabolismo celular inerente à redução da temperatura. A utilização de diluidores adequados pode prolongar a motilidade e o vigor por períodos maiores, como até 6 horas em cães e em equinos, mas com grande variação entre indivíduos. Geralmente, não se observam modificações morfológicas em decorrência disso.

Técnicas de resfriamento de sêmen permitem prolongar a viabilidade de espermatozoides por períodos de até 1 semana, em cães, e 48 horas, em equinos, mantendo-se a temperatura mínima de 5°C. Nestas espécies, quanto menor a temperatura maior a longevidade do sêmen, obtendo-se taxas de concepção semelhantes à monta natural e à inseminação artificial com sêmen fresco. O choque térmico ocorre na espécie equina em temperaturas abaixo de 20°C, o que parece ser semelhante para cães. Já no suíno a temperatura de manutenção mínima é 16°C, devido à grande sensibilidade desta espécie ao choque térmico, mas pode se estender a até 72 horas.

O choque térmico é caracterizado por lesões irreversíveis que ocorrem nos espermatozoides quando submetidos a baixas temperaturas, resultado de modificações nas membranas plasmática, mitocondriais e nuclear, causando perda da motilidade e aumento da incidência de caudas fortemente dobradas. A utilização de resfriamento lento, à taxa de pelo menos 0,3°C por minuto, e utilização de diluidores adequados, contendo fontes de energia, protetores de membranas, tampões e antibióticos, permite o resfriamento dos espermatozoides com redução do choque térmico a níveis aceitáveis, viabilizando a utilização do sêmen por até poucos dias após a coleta e em fêmeas distantes geograficamente do macho.

Segundo preconizado pelo CBRA, para o suíno a qualidade mínima desejável para o sêmen resfriado deve ser de, no momento da inseminação, pelo menos 50% de motilidade progressiva e menos que 20% de defeitos totais (excluindo-se a GCP), considerando uma dose inseminante com o mínimo de 2,5 bilhões de espermatozoides. Para equinos, a motilidade progressiva mínima de 30%, vigor (1 a 5) igual a 3, defeitos totais máximos de 40% e defeitos maiores máximos de 20%, considerando-se o mínimo de 200 milhões de espermatozoides móveis no momento da inseminação. Para cães, não há um padrão mínimo estabelecido, mas acredita-se que seja necessário o mínimo de 200 milhões de espermatozoides móveis no momento da inseminação artificial. Em bovinos, embora não tenha sido prática comum a utilização de sêmen resfriado, com crescente utilização atualmente, não há padrões estabelecidos.

Na congelação de sêmen, além de os espermatozoides passarem pela fase de choque térmico durante as fases iniciais de queda da temperatura, passam também pelas fases de cristalização e choque osmótico, durante o processo de congelação, abaixo de 4°C, até atingirem −196°C, temperatura mínima a que são submetidos. Para tanto, além da retirada do plasma seminal, diluidores específicos devem ser utilizados, contendo, além dos mesmos componentes de resfriamento, substâncias crioprotetoras, como o glicerol e a metilformamida, por exemplo.

Em média, há morte de 50% dos espermatozoides ao serem submetidos ao processo de congelação/descongelação, o que causa grande perda da motilidade do sêmen, variável entre espécies e indivíduos, de acordo com seu grau de congelabilidade. Bovinos têm boa congelabilidade, assim como os cães, os equinos, congelabilidade mediana, e os suínos, ruim. Em todas estas espécies, as lesões morfológicas mais comuns observadas nos espermatozoides após a congelação/descongelação são as de acrossoma, peça intermediária e cauda dobrada/enrolada. Há indícios de que lesões no DNA causadas pela congelação/descongelação, não morfologicamente detectadas, também estejam relacionadas com a composição das protaminas no material genético, dando maior ou menor resistência a este procedimento às diferentes espécies.

A congelação do sêmen equino normalmente é realizada apenas como forma de estocagem de sêmen (material genético) por longo período, devido à, ainda, baixa qualidade do sêmen congelado, obtendo-se taxas de concepção também baixas (30 a 40%). Boa qualidade seminal não significa boa congelabilidade para o sêmen equino. Ejaculados com baixa motilidade são de prognóstico ruim para congelabilidade, mas boa motilidade não garante sucesso na congelação. Baixa motilidade pós-descongelação é indicativa de baixa fertilidade, mas boa motilidade não garante boa fertilidade. Garanhões de raças nacionais não costumam apresentar bons resultados na congelação.

Há uma relação direta entre a qualidade do processo de congelação, a preservação das membranas plasmática e acrossomal e da função mitocondrial. Pode-se lançar mão de outros testes menos convencionais, como: o HO e as sondas fluorescentes, para avaliar a integridade de membranas; o TTR, para avaliar a eficiência metabólica da peça intermediária; e a CASA, para avaliação qualitativa e quantitativa da motilidade dos espermatozoides. No entanto, é muito importante o controle do índice de prenhez das fêmeas inseminadas, que caracteriza a real capacidade fecundante do sêmen.

No HO, os espermatozoides são expostos a uma solução com baixa osmolaridade em relação ao seu citoplasma, propiciando a entrada de água no citoplasma através da membrana plasmática. Se esta membrana estiver intacta, o aumento da pressão de líquido dentro da célula faz com que os espermatozoides sofram um enrolamento na cauda, o que não ocorre com os demais. Sondas fluorescentes também podem ser utilizadas para a determinação da normalidade das membranas plasmática e acrossomal dos espermatozoides, sendo possível estimar o nível de lesões destas, e assim estimar, com ainda maior segurança, a real capacidade fecundante do sêmen submetido à sexagem e à congelação, principalmente quando será utilizado para a fertilização *in vitro*.

No processo de sexagem de espermatozoides, o sêmen é submetido ao citômetro de fluxo para separação dos espermatozoides que carregam o cromossomo X dos que carregam o Y, com eficiência de separação de cerca de 90%. No entanto, durante esta separação, ocorrem lesões nas membranas espermáticas, o que resulta em menor capacidade fecundante do sêmen sexado.

As técnicas computadorizadas mencionadas, hoje em disponibilidade para avaliação espermática e da eficiência do sêmen para fecundação, como o CASA (1), para a motilidade espermática e vigor; as sondas fluorescentes (2), para o controle de preservação das membranas espermáticas pós-criopreservação; ou a citometria de fluxo (3), na sexagem de gametas do ejaculado, apresentam-se na atualidade com grande eficiência, especificidade e acurácia para o que se destinam, sendo cada vez mais usadas. Entretanto, devido a limitações como custo elevado e necessidade de aferições metodológicas e interpretativas complexas, hoje ainda estão mais restritas aos Centros de Experimentação Científica especializados e às Centrais de Inseminação Artificial mais tecnificadas.

Nos testes para avaliação da resistência metabólica do sêmen congelado/descongelado, o TTR, procede-se ao aumento da temperatura da amostra, ou sua manutenção a 38°C, até a total exaustão fisiológica dos espermatozoides presentes. Nas amostras de sêmen bovino de alto padrão para fecundação, este *status* metabólico pode ser muito alto, como, por exemplo, após sua exposição ao TTR a 38°C por 4 horas, manter a mesma motilidade e vigor do momento inicial (da descongelação). Em outras amostras, de touros de baixa fertilidade, pode-se observar perda total de motilidade com 10, 20 ou 30 minutos após o início do teste, mesmo a 38°C. No TTR, a motilidade espermática a 38°C por 2 e 4 horas também apresenta correlação positiva com a fertilidade de éguas inseminadas com sêmen congelado.

Para obter bons índices de gestação a campo, o sêmen bovino deverá ter, na pré-congelação, 70 a 80% de motilidade e vigor (1 a 5) igual a 5, defeitos totais no máximo de 10% (excepcionalmente 15%) e defeitos maiores máximos de 5%. Pós-congelação deverá ter vigor (1 a 5) igual a 5, motilidade mínima de 40%, excepcionalmente de 30 a 40%, mas, preferencialmente, 50%. No TTR a 38°C por 4 horas, deve ter no mínimo 20% de espermatozoides com motilidade progressiva ao final do teste. As lesões das membranas espermáticas deverão ser as mínimas possíveis, ou de até 10%.

Segundo o CBRA, o sêmen suíno descongelado deve ter motilidade progressiva mínima de 20% e máximo de 50% de defeitos de acrossoma, e pelo menos 5 bilhões de espermatozoides por dose inseminante. Para equinos, estabelece motilidade progressiva mínima de 30%, vigor (1 a 5) igual a 3, máximo de 40% de defeitos espermáticos totais e 20% de defeitos maiores, com mínimo de 200 milhões de espermatozoides móveis por dose inseminante. Para cães, motilidade mínima de 30%, vigor (1 a 5) mínimo de 3, mínimo de 70% de defeitos morfológicos, máximo de 10% de defeitos maiores, e 30 a 50 milhões de espermatozoides móveis na dose inseminante utilizada obrigatoriamente por via intrauterina.

CLASSIFICAÇÃO ANDROLÓGICA POR PONTOS EM TOUROS CLINICAMENTE NORMAIS

Há vários estudos em diferentes raças de *Bos taurus indicus*, assim como em *Bos taurus taurus*, sobre o desenvolvimento testicular normal de touros. Testículos bem desenvolvidos e com consistência clínica normal (5, em uma escala de 1 a 5) podem ser estimados de modo preciso por meio da CE, aferida na porção mediana dos testículos, transversalmente, sendo os dois unidos e medidos lado a lado no escroto, simultaneamente. Por meio de estudos histológicos testiculares sobre o sêmen, envolvendo CE, idade e peso corporal, foi possível definir o perfil andrológico de touros jovens indianos e taurinos, bem como desenvolver o sistema CAP para a classificação de touros criados no Brasil, em diferentes faixas etárias.

Assim, observou-se que a maturidade sexual em tourinhos andrologicamente normais ocorre, para raças indianas, aos 24 meses de idade, e, para raças europeias, aos 12 meses de idade. Notou-se que os mesmos eventos da gametogênese do período da puberdade até a maturidade sexual, avaliados pela qualidade de sêmen, são observados tanto nos animais de raças indianas quanto europeias, porém ocorrem em idades diferentes, sendo os tourinhos *Bos taurus taurus* bem mais precoces.

Apesar de o sistema CAP de classificação de touros ser similar ao BSE (Chenoweth e Ball, 1980), foi desenvolvido para touros de origem indiana criados no Brasil, apesar de atender também aos touros de raças europeias. O principal diferencial entre ambos é a exigência, na proposta da CAP, de que somente animais clinicamente normais sejam submetidos à avaliação, não sendo aceitos touros do tipo questionável (aqueles com qualquer tipo de distúrbio funcional do aparelho genital), principalmente os que apresentam pouca capacidade de adaptação tropical, como na degeneração testicular ou maturidade sexual retardada. Recomenda-se que a CAP seja utilizada tanto na seleção de touros *top bulls* (*high pedigree bulls*), destinados a serem doadores de sêmen em Centrais de Inseminação Artificial, quanto de touros *standard pedigree*, usados em monta natural nos plantéis, desde que antes tenham sido aprovados por índices andrológicos e zootécnicos satisfatórios, ou por meio de Sumário de Touros provados para progênie (ABCZ-Embrapa; USP-Pirassununga; USP-Ribeirão Preto; Paint-CRV Lagoa; Aliança e outros), buscando-se sempre tourinhos com maior precocidade sexual, alta fertilidade, boa congelação de sêmen e que sejam zootecnicamente superiores.

Três elementos são tomados como referência na CAP: a CE, valendo 40 pontos como valor máximo; o percentual de espermatozoides morfologicamente normais, valendo máximo de 40 pontos; e a motilidade espermática (e vigor), valendo máximo de 20 pontos, sendo que, no somatório, um animal excepcional pode atingir até 100 pontos.

Assim, haverá o animal *top 1*, com a maior pontuação e a menor idade; o *top 2*, o *top 3*, e assim sucessivamente. Entre os touros com a CAP > 60 pontos, que são os animais andrologicamente melhores para uso como reprodutores, deve-se dar preferência para aqueles de pontuação mais alta e de melhor desempenho zootécnico, seja no seu desenvolvimento ponderal (no caso do gado de corte, por exemplo), seja na qualidade de sua progênie, com maior performance de produtividade. Estes touros poderão receber um maior número de vacas no processo de acasalamento, se este for o caso. Por outro lado, animais com CAP < 60 pontos não devem ser utilizados como reprodutores, uma vez que, mesmo sendo clinicamente normais, são andrologicamente fracos. Touros com distúrbios andrológicos não devem ser submetidos ao sistema CAP, mas sim eliminados.

A Tabela 13.2 mostra os critérios de pontuação atribuídos a touros submetidos à CAP, segundo Vale Filho (1988, 1989, 2001).

◀ **TABELA 13.2** Classificação Andrológica por Pontos (CAP) para touros, com base na circunferência escrotal e nas características do sêmen.

CAP	Excelente	Bom	Regular	Fraco
Motilidade espermática				
Vigor (1 a 5)	5	4 a 5	4	3
Progressiva (%)	70	60 a 70	50 a 60	50
Pontuação obtida	*20*	*12*	*10*	*3*
Morfologia espermática				
Defeitos maiores (%)	10	10 a 19	20 a 29	29
Total de defeitos (%)	25	26 a 39	40 a 59	59
Pontuação obtida	*40*	*25*	*10*	*3*
Circunferência escrotal (cm)				

Idade (meses)					
B. taurus taurus	*B. taurus indicus*				
6 a 8	12 a 17	26	24 a 26	24	24
9 a 11	18 a 23	30	27 a 30	27	27
12 a 14	24 a 30	34	30 a 34	30	30
15 a 20	31 a 40	36	31 a 36	31	31
21 a 30	41 a 60	38	32 a 38	32	32
30	60	39	34 a 39	34	34
Pontuação obtida		*40*	*24*	*10*	*10*

Fonte: Vale Filho (1988; 1989; 2001).

REFERÊNCIAS BIBLIOGRÁFICAS

Assis VP, Ribeiro VM, Rachid MA *et al*. Dogs with Leishmania chagasi infection have semen abnormalities that partially revert during 150 days of allopurinol and amphotericin B therapy. Anim Reprod Sci. 2010;117(1-2):183-6.

Ball AB. Diagnostic methods for evaluation of stallion subfertility: a review. J Equine Vet Sci. 2008;28(11):650-64.

Barth AD, Oko RJ. Abnormal morphology of bovine spermatozoa. Ames: Iowa State University Press; 1989. 285p.

Blom E. Interpretation of spermatic cytology in bulls. Fertil Steril. 1950;1(3): 223-38.

Blom E. The ultrastructure of some sperm defects and a proposal for new bull spermiogram. Nord Vet Med. 1973;25(7):383-91.

Braga CSR. Fertilidade de fêmeas suínas inseminadas com sêmen diluído e resfriado a 5 ou 17°C. Dissertação (Mestrado). Belo Horizonte: Escola de Veterinária da UFMG; 2007. 172p.

Card C. Cellular associations and the differential spermiogram: making sense of stallion spermatozoal morphology. Theriogenology. 2005;64(3):558-67.

Carrell DT, Aston KI. Spermatogenesis: methods and protocols. Totowa: Humana Press; 2013. 554p.

Celeghini ECC. Efeitos da criopreservação do sêmen bovino sobre as membranas plasmática, acrossomal e mitocondrial, e estrutura da creatina dos espermatozoides, utilizando sondas fluorescentes. Tese (Doutorado). São Paulo: Faculdade de Medicina Veterinária e Zootecnia da USP; 2005. 186f.

Chenoweth PJ, Ball L. Breeding soundness evaluation in bulls. In: Morrow DA. (Ed.). Current therapy in theriogenology: diagnosis, treatment and prevention of reproductive diseases in animals. Philadelphia: Saunders Company; 1980. p. 330-9.

Chlopik A, Wysokinska A. Canine spermatozoa – what do we know about their morphology and physiology? An overview. Reprod Dom Anim. 2020; 55(2):113-26.

Colégio Brasileiro de Reprodução Animal (CBRA). Manual para exame andrológico e avaliação de sêmen animal. 3. Ed. Belo Horizonte: Colégio Brasileiro de Reprodução Animal; 2013. 104p.

Colenbrander B, Gadella BM, Stout TAE. The predictive value of semen analysis in the evaluation of stallion fertility. Reprod Dom Anim. 2003;38(4):305-11.

Corrêa AB, Vale Filho VR, Corrêa GSS *et al*. Características do sêmen e maturidade sexual de touros jovens da raça Tabapuã (Bos taurus inducus) em diferentes manejos alimentares. Arq Bras Med Vet Zootec. 2006;58(5):823-30.

Dias JC, Andrade VJ, Fridrich AB *et al*. Estimativas de parâmetros genéticos de características reprodutivas de touros Nelore, de 2 a 3 anos de idade. Arq Bras Med Vet Zootec. 2006;58(3):388-93.

Diniz AS, Mello MS, Borges AM *et al*. Genital lesions associated with visceral leishmaniasis and shedding of Leishmania sp. in the semen of naturally infected dogs. Vet Pathol. 2005;42(5):650-8.

Emerick LL. Testes funcionais de membranas e índice de prenhes utilizando sêmen criopreservado de tourinhos Tabapuã aos 2 anos de idade, criados a pasto e previamente selecionados pela CAP. Dissertação. (Mestrado). Belo Horizonte: Escola de Veterinária da UFMG; 2007. 43p.

Felipe-Silva AS. Maturidade sexual e congelabilidade do sêmen de tourinhos GIR-L, sob manejo alimentar estratégico. Dissertação (Mestrado). Belo Horizonte: Escola de Veterinária da UFMG; 2007. 42f.

Freneau GE, Guimarães JD, Vale Filho VR *et al*. Pubertal and post-pubertal development of Gyr bulls in Brazil. In: International Congress of Animal Reproduction, 12. 1992. The Hague. Proccedings. The Hague; 1992. pp. 1981-4.

Freneau GE, Vale Filho VR, Marques Jr. AP *et al*. Puberdade em touros Nelore criados em pasto no Brasil: características corporais, testiculares, seminais e de índice de capacidade andrológica por pontos. Arq Bras Med Vet Zootec. 2006;58(6):1107-15.

Guimarães JD, Freneau GE, Vale Filho VR *et al*. Testicular biopsy correlated with testicular growth and seminal characteristics in zebu (Gyr breed) in Brasil. In: International Congress of Animal Reproduction, 12. 1992. The Hague. Proccedings. The Hague; 1992. pp. 1560-2.

Hafez B, Hafez ESE. Reprodução Animal. 7. ed. Rio de Janeiro: Manole; 2004. 513p.

Hancock JL. The morphology of boar spermatozoa. J R Microsc Soc. 1957; 76(3):84-97.

Hrudka F. Acrosomo-nuclear syndrome in canine sperm. Andrologia. 1982; 15(4):310-21.

Johnston SD, Kustritz MVR, Olson PNS. Semen collection, evaluation, and preservation. In: Canine and feline theriogenology. Philadelphia: WB Saunders; 2001. pp. 287-306.

Kanakasabapathy MK, Sadasivam M, Singh A *et al*. An automated smartphone-based diagnostic assay for point-of care semen analysis. Sci Transl Med. 2017;9(382):eaai7863.

Katila T. In vitro evaluation of frozen-thawed stallion semen: a review. Acta Vet Scand. 2001;42(2):199-217.

Kuczmarski AH, Barros MA, Lima LFS *et al*. Urethral catheterization after pharmacological induction for semen collection in dog. Theriogenology. 2020;153:34-8.

McEntee K. Reproductive pathology of domestic mammals. San Diego: Academic Press; 1990. 401p.

McKinnon AO. Squires EL, Vaala WE *et al*. Equine Reproduction. 2ⁿᵈ ed. Philadelphia: Lea & Febiger; 2011. 3132p.

Morrow DA. Current Therapy in theriogenology: diagnosis, treatment and prevention of reproductive diseases. 2ⁿᵈ ed. Philadelphia: WB Saunders Company; 1986. 1143p.

Moura AA, Andrade CR, Souza CEA *et al*. Proteínas do plasma seminal, funções espermáticas e marcadores moleculares de fertilidade. Rev Bras Reprod Anim. 2011;35(2):139-44.

Oettlé EE. Sperm morphology and fertility in the dog. J Reprod Fertil. Suppl. 1993;47:257-60.

Penã FJ, Ortiz Rodriguez JM, Gil MC *et al*. Flow cytometry analysis of spermatozoa: is it time for flow spermetry? Reprod Dom Anim. Suppl. 2018;53:37-45.

Pereira JCC. Melhoramento genético aplicado à reprodução animal. Belo Horizonte: Gradual; 2008. 618p.

Petrunkina AM, Waberski D, Gunzel-Apel AR *et al*. Determinants of sperm quality and fertility in domestic species. Reproduction. 2007;134(1):3-17.

Reis FT. Efeito de diferentes estímulos sexuais sobre o ciclo estral e a perfomance reprodutiva de fêmeas suínas inseminadas artificialmente. Dissertação (Mestrado). Belo Horizonte: Escola de Veterinária da UFMG; 1997. 181p.

Rijsselaere T, van Soom A, Maes D *et al*. Computer-assisted sperm analysis in dogs and cats: an update after 20 years. Reprod Dom Anim. 2012;47(Suppl 6):204-7.

Roberts SJ. Veterinary obstetrics and genital diseases. 3ʳᵈ ed. Ithaca: Edwards Brothers; 1986. 981p.

Rodrigues-Martinez H. Laboratory semen assessment and prediction of fertility: still utopia? Reprod Dom Anim. 2003;38(4):312-8.

Rodrigues-Villamil P, Hoyos-Marulanda V, Martins JA *et al*. Purification of binder of sperm protein (BSP) and its effects on bovine in vitro and embryo development after fertilization with ejaculated and epididymal sperm. Theriogenology. 2016;85:540-54.

Rua MAS, Quirino CR, Pacheco A *et al*. Caracterização fisiológica e seminal de pôneis do norte do estado do Rio de Janeiro-Brasil. AICA. 2013;3:53-8.

Russel LD, Griswold MD. The Sertoli cell. Clearwater: Cache River Press; 1983. 801p.

Senger PL. Pathways to pregnancy and parturition. 2ⁿᵈ ed. Pullman: Current Conception, Inc.; 2003. 368p.

Silva Filho JM, Valle GR, Viana WS *et al*. Utilização de manequim para coleta de sêmen eqüino e sua influência sobre características reprodutivas do garanhão. Arq Bras Med Vet Zoot. 1999;51(5):499-504.

Vale Filho VR. Andrologia no touro: avaliação genital, exame de sêmen e classificação por pontos. Rev Bras Reprod Anim. 1997;21(3):7-13.

Vale Filho VR. Desenvolvimento testicular em touros: manifestações clínicas. In: Congresso Brasileiro de Reprodução Animal, 7. 1987. Belo Horizonte. Anais. 1988. pp. 418-38.

Vale Filho VR. Disfunção de epidídimo em touros Bos taurus e Bos indicus, criados no Brasil. Dissertação (Mestrado). Belo Horizonte: Escola de Veterinária da UFMG; 1975. 82p.

Vale Filho V.R. Padrões de sêmen bovino para o Brasil: análise e sugestões. In: Congresso Brasileiro de Reprodução Animal, 8. 1989. Belo Horizonte. Anais. 1989. pp. 94-118.

Vale Filho VR. Subfertilidade em touros: parâmetros para avaliação andrológica e conceituação geral. Cad Tec Med Vet Zootec. 2001;35:81-7.

Vale Filho VR. Testicular growth and breeding soundness of chimeric bulls. Tese (PHD). Guelph: University of Guelph; 1986. 183p.

Vale Filho VR, Andrade VJ, Azevedo NA. Avaliação andrológica e seleção de tourinhos Zebu para reprodução. In: Simpósio de Produção de Gado de Corte, 7. 2010. Viçosa. Anais. 2010. pp. 363-412.

Vale Filho VR, Andrade VJ, Ferreira MB *et al*. Aspectos andrológicos de touros da raça GIR. Informe Agropecuário. 2008;29(243);125-31.

Vale Filho VR, Andrade VJ, Salvador DF *et al*. Andrologic profile and libido of early mature Young (one year old) Nelore (Bos taurus indicus) in bulls raised under two pasture conditions. In: International Congress of Animal Reproduction, 15. 2004. Porto Seguro. Proccedings. Belo Horizonte, 2004. p. 176.

Vale Filho VR, Leite TG, Arruda RP *et al*. Effect of extender and equilibration time on post-thaw motility of criopreserved dairy GIR-bull semen, using computer-assisted semen analysis (CASA). In: International Congress of Animal Reproduction, 16. 2008. Budapest. Proccedings. 2008. p. 183.

Vale Filho VR, Megale F, Garcia OS. Incidência elevada de defeitos da bainha mitocondrial do espermatozoide e baixa eficiência reprodutiva, em touros da raça Gir. Rev Bras Reprod Anim. 1977;1(2):31-9.

Vale Filho VR, Pinheiro LEL, Basrur PK. Reproduction in Zebu cattle. In: Morrow DA. Current Therapy in Theriogenology: Diagnosis, Treatment and Prevention of Reproductive Diseases. 2ⁿᵈ ed. Philadelphia: WB Saunders Company; 1986. pp. 437-42.

Vale Filho VR, Pinto PA, Megale F *et al*. Fertility of the Bull in Brazil. Study on 1.008 bulls and 17.954 ejaculations of Bos indicus and Bos taurus, raised in tropical conditions, comparatively. In: International Congress on Animal Reproduction, 9. 1980. Madrid. Proccedings. 1980. pp. 545-8.

Veeramachaneni DNR, Moeller CL, Sawyer HR. Sperm morphology in stallions: ultrastructure as a functional and diagnostic tool. Vet Clin North Am Equine Pract. 2006;22(3):683-92.

Índice Alfabético